Manual de
# GASTROENTEROLOGIA
para Clínicos e Residentes

## Gastroenterologia e Hepatologia

*Outros livros de interesse*

A Questão Ética e a Saúde Humana – *Segre*
A Saúde Brasileira Pode Dar Certo – *Lottenberg*
A Vida por um Fio e por Inteiro – Elias *Knobel*
Alimentos - Um Estudo Abrangente – *Evangelista*
Alimentos com Alegação Diet ou Light - Definições, Legislação e Implicações no Consumo – *Freitas*
Aparelho Digestório - Clínica e Cirurgia (2 vols.) 3a ed. – *Júlio Coelho*
Artigo Científico - do Desafio à Conquista - Enfoque em Testes e Outros Trabalhos Acadêmicos – *Victoria Secaf*
Assistência em Estomaterapia - Cuidando do Ostomizado – *Cesaretti*
Atlas de Cirurgia do Fígado – *Saad, Chaib e Luiz Augusto*
Atlas do Abdome Agudo – *Lopes Samuel*
Atualização em Doenças Diarreicas da Criança e do Adolescente – *Dorina Barbieri*
Carcinoma Hepatocelular – *Abraão Saad*
Clínica Cirúrgica - Fundamentos Teóricos e Práticos (2 vols.) – *Marques Vieira*
Como Ter Sucesso na Profissão Médica - Manual de Sobrevivência 4a ed. – Mário Emmanual *Novais*
Condutas em Cirurgia - Gástrica, Biliar, Hepática, Pancreática, Endócrina e Esofagiana – *Marques Vieira*
Cuidados Paliativos – Diretrizes, Humanização e Alívio de Sintomas – *Franklin Santana*
Dicionário de Ciências Biológicas e Biomédicas – *Vilela Ferrari*
Doenças do Fígado e Vias Biliares (2 vols.) – *Gayotto*
Ecoendoscopia – *Forero Maluf*
Epidemiologia 2a ed. – *Medronho*
Fome Oculta - Bases Fisiológicas para Reduzir Seus Riscos através de Alimentação Saudável – *De Angelis*

Gastroenterologia e Hepatologia – *Laudanna*
Guia de Consultório - Atendimento e Administração – *Carvalho Argolo*
Importância de Alimentos Vegetais na Proteção da Saúde – *De Angelis*
Imunologia da Mucosa Intestinal - Da Bancada ao Leito – *D'Elia*
Integração Hormonal do Metabolismo Energético – *Poian e Alves*
Manual de Diagnóstico e Tratamento das Doenças do Fígado – Edison Roberto *Parise* e Gilda *Porta*
Manual de Hepatologia Pediátrica – Adriana Maria Alves de Thommaso e Gilda *Porta*
Manual do Clínico para o Médico Residente – *Atala – UNIFESP*
Memórias Agudas e Crônicas de uma UTI – *Knobel*
Nem só de Ciência se Faz a Cura 2a ed. – *Protásio da Luz*
Nutrição Dietética em Clínica Pediátrica – *Ancona e Brasil*
Nutrição Humana - Autoavaliação e Revisão – *Olganê*
Nutrição Oral, Enteral e Parenteral na Prática Clínica 4a ed. (2 vols.) – Dan Linetzky Waitzberg
O Fígado Sofre Calado 2a ed. – *Caetano*
Politica Públicas de Saúde Interação dos Atores Sociais – *Lopes*
Prescrição de Medicamentos em Enfermaria – *Brandão Neto*
Proteses Endoscópicas do Sistema Digesttório – *Sakai*
Série Atualizações Pediátricas – *SPSP (Soc. Ped. SP)*
  Vol. 4 - Gastroenterologia e Nutrição – *Palma*
Tabela de Composição Química dos Alimentos 9ª ed. – *Franco*
Tabela para Avaliação de Consumo Alimentar em Medidas Caseiras 5a ed. – *Benzecry*
Tratado de Endoscopia Digestiva, Diagnóstica e Terapêutica – *Sakai, Ishioka e Maluf*
  Vol. 1 - Esôfago (2a ed.)
  Vol. 2 - Estômago e Duodeno
  Vol. 3 - Vias Biliares e Pâncreas
  Vol. 4 - Cólon
Tratado de Gastroenterologia – da Graduação à Pós-Graduação – *FBG – Federação Brasileira de Gastroenterologia*

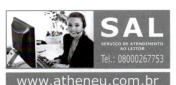

Facebook.com/editoraatheneu   Twitter.com/editoraatheneu   Youtube.com/athenueditora

# Manual de
# GASTROENTEROLOGIA
## para Clínicos e Residentes

**Editores**

**ORLANDO AMBROGINI JÚNIOR**

**ROBERTO JOSÉ DE CARVALHO FILHO**

**ANA CRISTINA DE CASTRO AMARAL**

**SARAH RODRIGUES PILON FARIA**

**RAFAELA RICHA CAMPOS**

**MARIANA ALVES DE MOURA LIMA**

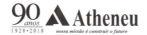

**EDITORA ATHENEU**

| São Paulo | Rua Jesuíno Pascoal, 30 |
| | Tel.: (11) 2858-8750 |
| | Fax: (11) 2858-8766 |
| | E-mail: atheneu@atheneu.com.br |
| Rio de Janeiro | Rua Bambina, 74 |
| | Tel.: (21)3094-1295 |
| | Fax: (21)3094-1284 |
| | E-mail: atheneu@atheneu.com.br |
| Belo Horizonte | Rua Domingos Vieira, 319 — conj. 1.104 |

CAPA: Paulo Verardo

PRODUÇÃO EDITORIAL: MKX Editorial

**CIP-BRASIL. Catalogação na Publicação**
**Sindicato Nacional dos Editores de Livros, RJ**

M251

    Manual de gastroenterologia para clínicos e residentes / Orlando Ambrogini
Júnior ...[et al.]. - 1. ed. - Rio de janeiro : Atheneu, 2018.
    il.

Inclui bibliografia
ISBN 978-85-388-0871-8

    1. Gastroenterologia. 2. Aparelho digestivo - Doenças. I. Título.

18-48114

CDD: 616.3
CDU: 616.3

AMBROGINI, O. JR.; CARVALHO, R.J. FILHO; AMARAL, A.C.C.; FARIA, S.R.P.;
CAMPOS, R.R.; LIMA, M.A.M.

Manual de Gastroenterologia para Clínicos e Residentes

© EDITORA ATHENEU

São Paulo, Rio de Janeiro, Belo Horizonte, 2018.

# Editores

### Orlando Ambrogini Junior
Professor Afiliado da Disciplina de Gastroenterologia da Escola Paulista de Medicina da Universidade Federal de São Paulo (EPM/Unifesp).

### Roberto José de Carvalho Filho
Professor Adjunto da Disciplina de Gastroenterologia da Universidade Federal de São Paulo (Unifesp).

### Ana Cristina de Castro Amaral
Médica Assistente da Disciplina de Gastroenterologia da Universidade Federal de São Paulo (Unifesp).

### Sarah Rodrigues Pilon Faria
Médica Gastroenterologista pela Universidade Federal de São Paulo (Unifesp). Residência em Clínica Médica pela Unifesp. Especialista em Clínica Médica pela Sociedade Brasileira de Clínica Médica (SBCM). Mestre em Tecnologias e Atenção à Saúde pela Unifesp.

### Rafaela Richa Campos
Residência Médica em Clínica Médica pela Universidade Federal do Espírito Santo (UFES). Residência Médica em Gastroenterologia pela Escola Paulista de Medicina da Universidade Federal de São Paulo (EPM/Unifesp).

### Mariana Alves de Moura Lima
Mestre em Tecnologias e Atenção à Saúde pela Escola Paulista de Medicina da Universidade Federal de São Paulo (EPM/Unifesp). Residência Médica em Gastroenterologia pela EPM/Unifesp. Residência Médica em Clínica Médica pelo Hospital Regional do Gama/Secretaria de Estado de Saúde do Distrito Federal (HRG/SESDF).

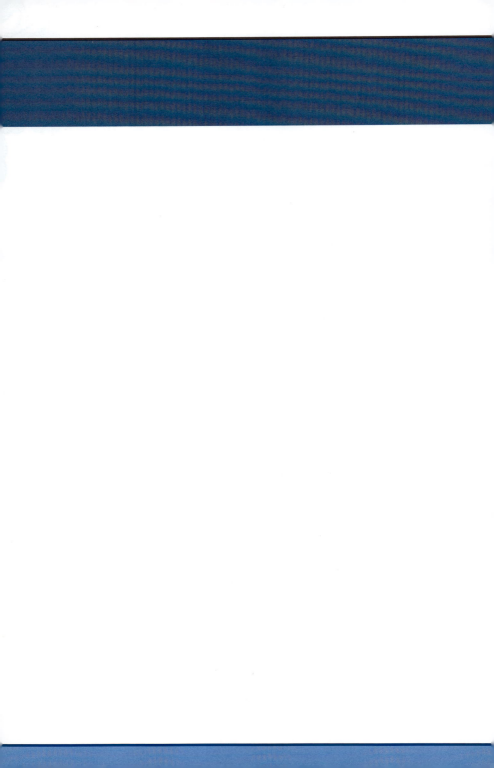

# Colaboradores

### Andrea Oliveira Mondolfo

Médica Gastroenterologista graduada pela Faculdade de Medicina do ABC (FMABC). Residência em Clínica Médica pela FMABC. Residência em Gastroenterologia pela Escola Paulista de Medicina da Universidade Federal de São Paulo (EPM/Unifesp). Pós-graduanda em Gastroenterologia pela EPM/Unifesp.

### Ariane Hisaye Raasch Takamoto

Graduação em Medicina e Residência em Clínica Médica na Universidade Estadual Paulista "Julio de Mesquita Filho" (UNESP). Residência em Gastroenterologia pela Escola Paulista de Medicina da Universidade Federal de São Paulo (EPM/Unifesp).

### Bruna dos Santos Silva Azevedo

Médica Gastroenterologista pela Universidade Federal de São Paulo (Unifesp). Pós-graduação em Nutrologia pela Associação Brasileira de Nutrologia (ABRAN).

### Carlos Fischer de Toledo

Professor Adjunto da Disciplina de Gastroenterologia Clínica do Departamento de Medicina da Universidade Federal de São Paulo (Unifesp).

### Carmelia Maria Noia Barreto

Graduação em Medicina pela Universidade Federal de Sergipe (UFS). Residência em Clínica Médica no Hospital Espanhol (RSEB), BA. Residência Médica em Cancerologia Clínica na Universidade Federal de São Paulo (Unifesp). Membro da American Society of Clinical Oncology (ASCO). Membro da European Society for Medical Oncology (ESMO). Membro da International Association for the Study of Lung Cancer(IASLC). Oncologista da Sociedade Brasileira de Oncologia Clínica (SBOC). Oncologista Clínica no Instituto Avanços em Medicina (IAM) e no Hospital Beneficência Portuguesa de São Paulo. Parte do Corpo Clínico de Plantonistas de Oncologia Clínica do Hospital Santa Cruz.

### Charliana Uchôa Cristovão

Médica Especialista em Gastroenterologia e Endoscopia. Residência em Clínica Médica, Gastroenterologia e Endoscopia Digestiva pela Escola Paulista de Medicina da Universidade Federal de São Paulo (EPM/Unifesp). Graduação em Medicina pela Universidade Federal do Ceará (UFC).

### Cláudia Utsch Braga

Residência em Gastroenterologia na Universidade Federal de São Paulo (Unifesp). Título em Gastroenterologia pela Federação Brasileira de Gastroenterologia (FBG). Residência em Endoscopia pela Unifesp. Título em Endoscopia pela Sociedade Brasileira de Endoscopia Digestiva (SOBED).

### Eduardo Antonio André

Doutor em Gastroenterologia Clinica pela Faculdade de Medicina da Universidade de São Paulo (FMUSP). Pós-Doutor em Gastroenterologia pela Universidade de Londres, Reino Unido. *Fellow* da American Gastroenterological Association (AGAF).

### Ermelindo Della Libera Júnior

Médico Endoscopista no Hospital São Paulo da Universidade Federal de São Paulo (Unifesp). Doutorado em Medicina na Unifesp. Professor Afiliado na Disciplina de Gastroenterologia da Escola Paulista de Medicina da Unifesp (EPM/Unifesp).

### Estela Tebaldi Batista

Especialista pela Federação Brasileira de Gastroenterologia. Residência em Gastroenterologia e Endoscopia Digestiva pela Universidade Federal de São Paulo (Unifesp). Residência em Clínica Médica pelo Complexo Hospitalar Ouro Verde (CHOV). Graduação em Medicina pela Faculdade Brasileira (UNIVIX).

### Felipe Mafioletti Padilha

Especialista pela Federação Brasileira de Gastroenterologia (FBG). Residência em Gastroenterologia pelo Hospital das Clínicas da Faculdade de Medicina de Ribeirão Preto da Universidade de São Paulo (HCFMRP-USP). Residência em Endoscopia Digestiva pelo Hospital São Paulo da Universidade Federal de São Paulo (Unifesp). Residência em Clínica Médica pelo Hospital Universitário Clementino Fraga Filho da Universidade Federal do Rio de Janiero (UFRJ). Graduação em Medicina pelo Centro Universitário do Espírito Santo (Unesc).

### Felippe Ricardo Estima Jesus

Residente do 3ª ano de Psiquiatria pela Escola Paulista de Medicina da Universidade Federal de São Paulo (EPM/Unifesp).

### Glauco Najas Sammarco

Graduação em Medicina pela Universidade de Marília. Residência em Clínica Médica pela Escola Paulista de Medicina da Universidade Federal de São Paulo (EPM/Unifesp). Residência em Gastroenterologia Clínica pela EPM/Unifesp. Residência em Endoscopia Digestiva pela EPM/Unifesp. Mestrado em Tecnologias e Atenção à Saúde na Área de Gastroenterologia com ênfase em Hepatologia pela EPM/Unifesp. Experiência em Clínica Médica, Medicina de Urgência, Gastroenterologia/Hepatologia e Endoscopia Digestiva.

### Jaime Zaladek Gil

Graduação em Medicina e Residência em Gastroenterologia. Atualmente atua no serviço de Oncologia da Disciplina de Gastroenterologia da Universidade Federal de São Paulo (Unifesp).

### Jéssica Felício Abegão

Psiquiatra pela Escola Paulista de Medicina da Universidade Federal de São Paulo (EPM/Unifesp) e Pós-graduada em Nutrologia pela Associação Brasileira de Nutrologia (ABRAN).

### José Pedro Aerosa Ferreira

Formado em Medicina. Residência Médica em Clínica Médica e Gastroenterologia Clínica. Mestrado em Gastroenterologia e Doutorado em Ciências pela Escola Paulista de Medicina da Universidade Federal de São Paulo (EPM/Unifesp).

### Juliana Ramos Friggi

Graduação em Medicina pela Escola Superior de Ciências da Santa Casa de Misericórdia de Vitória (EMESCAM). Residência em Clínica Médica e Gastroenterologia Clínica pela Escola Paulista de Medicina da Universidade Federal de São Paulo (EPM/Unifesp).

### Juliana Yuka Arai

Gastroenterologista pela Universidade Federal de São Paulo (Unifesp). Residência em Clínica Médica pelo Hospital Universitário do Cajuru (Curitiba-PR).

### Karen Costa Carvalho

Graduação em Medicina pela Universidade do Estado do Pará (UEPA). Residência em Clínica Médica pela Universidade Estadual Paulista (UNESP). Residência Médica em Gastroenterologia pela Universidade Federal da São Paulo (Unifesp).

### Lívia de Almeida Costa

Graduação em Medicina pela Universidade Federal de Juiz de Fora (UFJF). Residência em Clínica Médica pela Santa Casa de Belo Horizonte. Residência em Gastroenterologia pela Universidade Federal de São Paulo (Unifesp). Residência em Endoscopia Digestiva pela Unifesp. Título de Especialista em Gastroenterologia da Federação Brasileira de Gastroenterologia (FBG). Título de Especialista em Endoscopia Digestiva pela Sociedade Brasileira de Endoscopia Digestiva (SOBED). Mestre em Gastroenterologia pela Unifesp. Doutoranda em Gastroenterologia pela Unifesp. Médica Assistente e Preceptora da Residência de Gastroenterologia da UFJF.

### Livia Guimarães Moreira Koga

Médica Gastroenterologista. Graduada em Medicina pela Universidade Federal do Rio de Janeiro (UFRJ). Residência em Clínica Médica pelo Instituto de Assistência Médica ao Servidor Público Estadual (IAMSPE). Residência Médica em Gastroenterologia pela Universidade Federal de São Paulo (Unifesp). Título de Especialista pela Federação Brasileira de Gastroenterologia. Pós-graduanda em Gastroenterologia pela Unifesp.

### Luciana Camacho-Lobato

Graduação em Medicina pela Universidade Federal do Rio de Janeiro (UFRJ). Mestre em Gastroenterologia pela Universidade Federal de São Paulo (Unifesp). Doutor em Gastroenterologia pela Unifesp. Professor Adjunto da Unifesp. Pós-doutorados em Motilidade Digestiva pela Gastrointestinal Science Research Unit, University of London ,Allegheny University of the Health Sciences (Graduate Hospital) e University of Southern California. Experiência na área de Gastroenterologia atuando principalmente em Motilidade Digestiva do Esôfago e Intestino Delgado.

### Luciana Miguel Gomes de Barros

Graduação pela Escola Paulista de Medicina da Universidade Federal de São Paulo (EPM/Unifesp). Residência em Clínica Médica pela EPM/Unifesp. Residência em Gastroenterologia pela EPM/Unifesp.

### Luiz Augusto Cardoso Lacombe

Médico Gastroenterologista. Residência Médica em Medicina Interna pelo Hospital Governador Celso Ramos (HGCR), Santa Catarina. Residência Médica em Gastroenterologia e Endoscopia Digestiva pela Escola Paulista de Medicina da Universidade Federal de São Paulo (EPM/Unifesp). Título de Especialista em Gastroenterologia pela Federação Brasileira de Gastroenterologia (FBG). Título de Especialista em Endoscopia Digestiva pela Sociedade Brasileira de Endoscopia Digestiva (SOBED).

### Luiz Chehter
Professor Adjunto da Disciplina de Gastroenterologia da Escola Paulista de Medicina da Universidade Federal de São Paulo (EPM/Unifesp).

### Luiza Fabres do Carmo
Graduação em Medicina pela Escola Superior de Ciências da Santa Casa de Misericórdia de Vitória. Residência em Clínica Médica pela Universidade Federal do Espírito Santo (UFES). Residência em Gastroenterologia Clínica pela Universidade Federal de São Paulo (Unifesp). Médico Gastroenterologista do Hospital São Camilo – Ipiranga.

### Marcel Higa Kaio
Médico Psiquiatra. Mestre em Ciências pela Escola Paulista de Medicina da Universidade Federal de São Paulo (EPM/Unifesp). Coordenador do Programa de Atenção aos Transtornos Alimentares (PROATA) da EPM/Unifesp. Supervisor do Programa de Residência Médica (R3) no PROATA.

### Marcelo Lócio Bispo
Graduado em Medicina pela Universidade de Pernambuco (UPE). Gastroenterologista pela Universidade Federal da Bahia (UFBA). Endoscopia pela Universidade Federal de São Paulo (Unifesp).

### Mariana Alves de Moura Lima
Mestre em Tecnologias e Atenção à Saúde pela Escola Paulista de Medicina da Universidade Federal de São Paulo (EPM/Unifesp). Residência Médica em Gastroenterologia pela EPM/Unifesp. Residência Médica em Clínica Médica pelo Hospital Regional do Gama/Secretaria de Estado de Saúde do Distrito Federal (HRG/SESDF).

### Marjorie Costa Argollo
Médica Especialista em Gastroenrerologia e Endoscopia pela Escola Paulista de Medicina da Universidade Federal de São Paulo (EPM/Unifesp). Mestre pela Unifesp. Membro Titular do Grupo de Estudo da Doença Inflamatória do Brasil (GEDIIB).

### Matheus Cavalcanti Franco
Especialista em Endoscopia Oncológica no Instituto do Câncer de São Paulo "Octavio Frias de Oliveira" (ICESP). *Advanced Endoscopy Fellowship* na Cleveland Clinic, Ohio, EUA. Mestrado na Escola Paulista de Medicina da Universidade Federal de São Paulo (EPM/Unifesp).

### Naiane de Melo Carvalho

Médica Gastroenterologista. Graduada em Medicina pela Universidade Federal da Bahia (UFBA). Residência Médica em Clínica Médica pelo Hospital Heliópolis. Residência Médica em Gastroenterologia pela Universidade Federal de São Paulo (Unifesp).

### Nathália Ambrozim Santos Saleme

Graduação em Medicina pela Escola Superior de Ciências da Santa Casa de Misericórdia de Vitória (EMESCAM). Residência em Clínica Médica pela Faculdade de Medicina do ABC (FMABC). Residência de Gastroenterologia pela Escola Paulista de Medicina da Universidade Federal de São Paulo (EPM/Unifesp).

### Nora Manoukian Forones

Professor-associado e Livre-docente da Disciplina de Gastroenterologia Clínica. Coordenadora do Setor de Oncologia dos Tumores do Aparelho Digestivo da Escola Paulista de Medicina da Universidade Federal de São Paulo (EPM/Unifesp).

### Orlando Ambrogini Junior

Professor Afiliado da Disciplina de Gastroenterologia da Escola Paulista de Medicina da Universidade Federal de São Paulo (EPM/Unifesp).

### Paula Freire Cardoso

Graduada em Medicina pela Universidade José do Rosário Vellano (UNIFENAS), Alfenas-MG. Residência em Clínica Médica pela UNIFENAS. Residência Médica em Oncologia pela Universidade Federal de São Paulo (Unifesp).

### Paula Roberta Rocha Rodrigues

Graduação em Medicina pela Universidade de Fortaleza (UNIFOR). Residência em Clínica Médica pelo Hospital Heliópolis. Residência de Gastroenterologia pela Escola Paulista de Medicina da Universidade Federal de São Paulo (EPM/Unifesp).

### Pedro Nazareth Aguiar Junior

Mestre em Oncologia pela Universidade Federal de São Paulo (Unifesp). Título de Especialista em Oncologia pela Sociedade Brasileira de Cancerologia (SBC). Doutorando da Faculdade de Medicina do ABC (FMABC).

### Raelson Rodrigues Miranda

Oncologista Clínico e Mestre em Ciências/Medicina Translacional pela Universidade Federal de São Paulo (Unifesp). Médico Preceptor do Ambulatório de Tumores do Aparelho Digestivo da Escola Paulista de Medicina da Unifesp (EPM/Unifesp).

### Rafael Magnanti

Graduação em Medicina pela Universidade do Vale do Itajaí. Residência em Clínica Médica pelo Hospital Governador Celso Ramos. Residência Médica em Gastroenterologia Clínica e Endoscopia Digestiva pela Escola Paulista de Medicina da Universidade Federal de São Paulo (EPM/Unifesp).

### Rafaela Richa Campos

Residência Médica em Clínica Médica pela Universidade Federal do Espírito Santo (UFES). Residência Médica em Gastroenterologia pela Escola Paulista de Medicina da Universidade Federal de São Paulo (EPM/Unifesp).

### Renato Duffles Martins

Doutor em Medicina pela Escola Paulista de Medicina da Universidade Federal de São Paulo (EPM/Unifesp). Médico da Disciplina de Gastroenterologia Clínica.

### Sandra Tuma Khouri-Siyoufi

Medico Gastroenterologista e do Trabalho. Graduada em Medicina pela Pontifícia Universidade Católica de Campinas (PUC-CAMP). Mestre e Doutora em Gastroenterologia pela Universidade Federal de São Paulo (Unifesp).

### Sarah Rodrigues Pilon Faria

Médica Gastroenterologista pela Universidade Federal de São Paulo (Unifesp). Residência em Clínica Médica pela Unifesp. Especialista em Clínica Médica pela Sociedade Brasileira de Clínica Médica (SBCM). Mestre em Tecnologias e Atenção à Saúde pela Unifesp.

### Saulo Santana d'Avila Melo

Médico com formação em Gastroenterologia e Endoscopia Digestiva pela Escola Paulista de Medicina da Universidade Federal de São Paulo (EPM/Unifesp).

### Tárcia Nogueira Ferreira Gomes

Pós-graduanda em Gastroenterologia pela Universidade Federal de São Paulo (Unifesp). Residência de Endoscopia Digestiva e Gastroenterologia pela Unifesp. Título de Especialista em Gastroenterologia pela Federação Brasileira de Gastroenterologia (FBG). Título de Especialista em Endoscopia Digestiva pela Sociedade Brasileira de Endoscopia Digestiva (SOBED). Residência de Clínica Médica e Graduação na Universidade Federal do Ceará (UFC).

### Thatiana Melo Diogo

Graduada em Medicina pela Universidade Federal de São Carlos (UFSCar). Residência em Clínica Médica pela Faculdade de Medicina do ABC (FMABC). Residência em Gastroenterologia Clínica pela Universidade Federal de São Paulo (Unifesp).

### Tiago Pádua

Médico Oncologista Clínico e Preceptor do Ambulatório de Oncologia Clínica da Universidade Federal de São Paulo (Unifesp). Residência em Clínica Médica e Cancerologia Clínica pela Unifesp. Título de Especialista em Cancerologia Clínica pela Associação Médica Brasileira e Sociedade Brasileira de Cardiologia (SBC/AMB).

### Vanessa Paula Lins Porto Mota

Médica Gastroenterologista pela Universidade Federal de São Paulo (Unifesp).

### Virgínia Brasil de Almeida

Médica Gastroenterologista. Graduada em Medicina pela Faculdade de Medicina de Campos (FMC). Residência Médica em Clínica Médica pelo Hospital Federal de Bonsucesso (HFB). Residência Médica em Gastroenterologia pela Universidade Federal de São Paulo (Unifesp). Pós-graduanda em Gastroenterologia na Unifesp.

# Prefácio

As últimas décadas testemunharam transformações que atingiram todas as áreas de atuação do ser humano, com uma velocidade inimaginável.

Nas Ciências da Saúde e, em particular, na Medicina e ramos afins, esse progresso pode ser observado a cada instante. Basta consultar a literatura especializada para reconhecer o que ela traz de novas informações, no sentido de ampliar o conhecimento do médico e, por extensão, a segurança no seu exercício profissional.

Como todas as especialidades, a Gastroenterologia, nos seus diferentes setores, também marcou posição nessa renovação, disponibilizando avançadas tecnologias de diagnóstico e tratamento cada vez mais sofisticadas, oferecendo maiores recursos para os especialistas, mesmo para aqueles que a praticam longe dos grandes centros. Métodos relacionados aos procedimentos de imagem, intervenções terapêuticas no campo da endoscopia, cirurgias menos invasivas, terapêutica antiviral, das neoplasias e das inflamações intestinais, suporte nutricional, crescente refinamento dos exames laboratoriais e transplantes, entre tantos outros, são exemplos desse incessante desenvolvimento.

Por todos esses motivos, a publicação que você está recebendo tem por finalidade principal lhe trazer as diversas doenças gastroenterológicas mais frequentes, abordando aspectos da sua apresentação clínica, os mais recentes métodos para seu diagnóstico e, também, seu tratamento, em um formato objetivo e, acredito, de fácil aplicabilidade.

Para a composição dos textos, é preciso destacar o entusiasmo com o qual um grupo de jovens gastroenterologistas assumiu sua autoria, acompanhados por ilustres professores da Disciplina de Gastroenterologia da Escola Paulista de Medicina da Universidade Federal de São Paulo, com a única intenção de repassar seu aprendizado e vivência para colegas que possam estar iniciando suas carreiras ou para aqueles que não dispõem de condições para sua atualização na especialidade. Não tenho qualquer dúvida que ela será alcançada, pela excelência da sua apresentação.

Cumprimento essa nova classe de escritores pelo lançamento desta edição, desejando que, para vocês, seja o início de uma caminhada vitoriosa. Aos leitores, que aproveitem ao máximo as informações oferecidas, pois refletem as atuais propostas da especialidade. Consultá-las e aplicá-las será a recompensa de todo esforço e dedicação empregados na sua elaboração.

Tenham todos uma boa leitura.

Sender J. Miszputen

# Sumário

## Parte 1 – Pâncreas e Vias Biliares, 1

**1 Pancreatite Aguda, 3**
*Paula Roberta Rocha Rodrigues*
*Renato Duffles Martins*
*Carlos Fischer de Toledo*

**2 Pancreatite Crônica, 15**
*Karen Costa Carvalho*
*Renato Duffles Martins*

**3 Doença Calculosa Biliar, 27**
*Marcelo Lócio Bispo*
*Renato Duffles Martins*

**4 Doença Biliar Alitiásica, Colesterolose, Adenomiomatose e Pólipos de Vesícula Biliar, 33**
*Luiza Fabres do Carmo*
*Renato Duffles Martins*

**5 Neoplasias Císticas do Pâncreas, 39**
*Carmelia Maria Noia Barreto*
*Renato Duffles Martins*

## Parte 2 – Esôfago e Estômago, 45

**6 Doença do Refluxo Gastresofágico e Esôfago de Barrett, 47**
*Luíza Fabres do Carmo*
*Luciana Camacho-Lobato*

**7 Dispepsia Funcional, 59**
*Saulo Santana d'Avila Melo*
*José Pedro Areosa Ferreira*

**8 Esofagites, 67**
*Rafael Magnanti*
*Luciana Camacho-Lobato*

**9 Gastrites e Gastropatias, 77**
*Ariane Hisaye Raasch Takamoto*
*José Pedro Aerosa Ferreira*

**10 *Helicobacter pylori*, 89**
*Felipe Mafioletti Padilha*
*Luiz Chehter*

**11 Doença Ulcerosa Péptica, 97**
*Andrea Oliveira Mondolfo*
*Luiz Chehter*

**12 Disfagia e Odinofagia, 103**
*Luiz Augusto Cardoso Lacombe*
*Luciana Camacho-Lobato*

## Parte 3 – Gastro-Oncologia, 113

**13 Neoplasias do Esôfago,115**
*Pedro Nazareth Aguiar Junior*
*Jaime Zaladek Gil*

**14 Neoplasias Gástricas, 123**
*Pedro Nazareth Aguiar Junior*
*Nora Manoukian Forones*

**15 Neoplasias Colorretais, 133**
*Raelson RodriguesMiranda*
*Nora Manoukian Forones*

**16 Neoplasias Pancreáticas, 141**
*Tiago Costa de Pádua*
*Nora Manoukian Forones*
*Jaime Zaladek Gil*

**17 Tumores dos Ductos Biliares, Vesícula Biliar e Papila Duodenal, 149**
*Raelson Rodrigues Miranda*
*Jaime Zaladek Gil*

**18 Tumores Neuroendócrinos e Síndrome Carcinoide, 157**
*Paula Freire Cardoso*
*Nora Manoukian Forones*

**19 Tumores Estromais Gastrintestinais, 165**
*Pedro Nazareth Aguiar Junior*
*Nora Manoukian Forones*

**20 Linfomas Gastrintestinais, 173**
*Carmelia Maria Noia Barreto*
*Nora Manoukian Forones*

## Parte 4 – Intestino, 179

**21 Diarreias Agudas, 181**
*Nathália Ambrozim Santos Saleme*
*Marjorie Costa Argollo*

**22 Diarreias Crônicas, 189**
*Luciana Miguel Gomes de Barros*
*Marjorie Costa Argollo*
*Orlando Ambrogini Junior*

**23 Doença de Crohn, 195**
*Vanessa Paula Lins Porto Mota*
*Marjorie Costa Argollo*

**24 Retocolite Ulcerativa, 205**
*Rafaela Richa Campos*
*Cláudia Utsch Braga*

**25 Doença Celíaca, 213**
*Lívia Guimarães Moreira Koga*
*Cláudia Utsch Braga*

**26 Síndrome do Intestino Irritável, 221**
*Lívia de Almeida Costa*
*Eduardo Antonio André*

**27 Síndrome do Intestino Curto, 231**
*Naiane de Melo Carvalho*
*Eduardo Antonio André*

**28 Supercrescimento Bacteriano de Intestino Delgado, 239**
*Lívia de Almeida Costa*
*Sandra Tuma Khouri-Siyoufi*

**29** **Diarreia em Pacientes Hospitalizados, 247**
*Sarah Rodrigues Pilon Faria*
*Sandra Tuma Khouri-Siyoufi*

**30** **Infecção por *Clostridium difficile*, 255**
*Sarah Rodrigues Pilon Faria*
*Sandra Tuma Khouri-Siyoufi*

**31** **Constipação Intestinal, 261**
*Marjorie Costa Argollo*

**32** **Isquemia Intestinal, 267**
*Juliana Ramos Friggi*
*Sandra Tuma Khouri-Siyoufi*

**33** **Doença Diverticular do Cólon, 277**
*Juliana Yuka Arai Leme*
*Cláudia Utsch Braga*

**34** **Pólipos Intestinais e Síndromes Polipoides, 283**
*Estela Tebaldi Batista*
*Cláudia Utsch Braga*

**35** **Doenças Anorretais, 291**
*Thatiana Melo Diogo*
*Marjorie Costa Argollo*

**36** **Incontinência Fecal, 299**
*Virgínia Brasil de Almeida*
*Eduardo Antonio André*

## Parte 5 – Nutrição, 307

**37** **Nutrição nas Doenças Inflamatórias Intestinais, 309**
*Bruna dos Santos Silva Azevedo*
*Carlos Fischer de Toledo*

**38** **Obesidade, 317**
*Glauco Najas Sammarco*
*Carlos Fischer de Toledo*

**39** **Transtornos Alimentares, 325**
*Jéssica Felício Abegão*
*Felippe Ricardo Estima Jesus*
*Marcel Higa Kaio*

## Parte 6 – Endoscopia, 333

**40** **Hemorragia Digestiva Alta, 335**
*Cláudia Utsch Braga*
*Matheus Cavalcanti Franco*
*Ermelindo Della Libera Junior*

**41** **Hemorragia Digestiva Baixa, 345**
*Mariana Alves de Moura Lima*
*Ermelindo Della Libera Júnior*

**42** **Sedação em Endoscopia Digestiva, 353**
*Tárcia Nogueira Ferreira Gomes*
*Ermelindo Della Libera Júnior*

**43** **Manejo de Antitrombóticos, 363**
*Charliana Uchôa Cristovão*
*Ermelindo Della Libera Júnior*

**Índice Remissivo, 371**

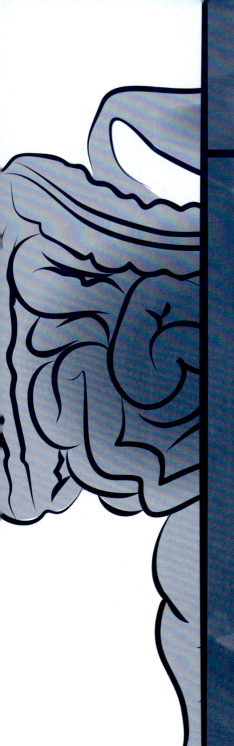

Parte
**1**

*Pâncreas e
Vias Biliares*

Capítulo **1**

# Pancreatite Aguda

Paula Roberta Rocha Rodrigues
Renato Duffles Martins
Carlos Fischer de Toledo

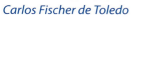

## Introdução

A pancreatite aguda é um processo inflamatório agudo da glândula pancreática, de etiologia variada, patogenia obscura, apresentação clínica incerta e evolução imprevisível. As lesões podem ser locais ou difusas, envolvendo tecidos regionais ou sistemas orgânicos remotos.

A incidência mundial é de aproximadamente 72 casos por 100.000 indivíduos ao ano, com recente tendência de aumento, inclusive em populações pediátricas. Isto decorre principalmente da epidemia mundial de obesidade e incidência crescente de litíase biliar. A pacreatite aguda é uma das causas mais comuns de admissão hospitalar nas enfermarias de gastrenterologia nos Estados Unidos, com taxa de internação três vezes maior em negros. Cerca de 80% dos pacientes admitidos com pancreatite aguda têm doença leve autolimitada e alta hospitalar em poucos dias.

A mortalidade associada à pancreatite aguda vem diminuindo ao longo do tempo; atualmente, a taxa de mortalidade global é de cerca de 2%. Certos subgrupos têm maior probabilidade de evolução desfavorável, tais como idosos, pacientes com comorbidades (sobretudo a obesidade) ou que desenvolvem infecções nosocomiais e aqueles com episódios graves de pancreatite aguda (caracterizados por falência orgânica de um ou mais sistemas ou presença de necrose pancreática infectada). Nos pacientes com persistência de falência orgânica, a mortalidade pode atingir 30%. A insuficiência orgânica persistente e a necrose pancreática infectada (denominada pancreatite "crítica") estão associadas a maior mortalidade. Em média, 50% dos óbitos ocorrem nas primeiras 2 semanas de evolução, principalmente relacionadas à síndrome de resposta inflamatória sistêmica (SIRS) e à falência de múltiplos órgãos e sistemas. Os demais casos de óbito ocorrem tardiamente, após 2 semanas, tipicamente em associação a infecções pancreáticas e extrapancreáticas.

Progressos significativos no diagnóstico e tratamento têm contribuído para a redução na taxa de mortalidade, especialmente nas formas graves da doença.

## Classificação

De maneira simplificada, a pancreatite aguda pode ser dividida em duas categorias:

- **Pancreatite aguda edematosa (ou intersticial):** caracterizada pela inflamação aguda do parênquima e tecidos peripancreáticos, sem necrose tecidual reconhecível;
- **Pancreatite aguda grave (necrosante ou necro-hemorrágica):** caracterizada pela inflamação e necrose do parênquima pancreático e/ou tecido peripancreático associadas a envolvimento sistêmico.

Segundo os critérios revisados de Atlanta (2012), a pancreatite aguda é dividida conforme a sua gravidade em:

- **Pancreatite aguda leve:** quando não há falência de órgãos e de complicações locais ou sistêmicas;
- **Pancreatite aguda moderadamente grave:** caracterizada por complicações locais e/ou sistêmicas, sem falência orgânica persistente, que se resolve em 48 horas. Pode ocorrer exacerbação de comorbidades subjacentes;
- **Pancreatite aguda grave:** ocorre quando há insuficiência de um ou mais órgãos (definida pelo escore de Marshall modificado), persistindo por mais de 48 horas.

Complicações sistêmicas incluem falência de sistema orgânico (respiratório, cardiovascular ou renal) e exacerbação de desordens preexistentes (doença pulmonar obstrutiva crônica [DPOC], insuficiência cardíaca ou doença hepática crônica). Complicações locais compreendem coleções de fluido peripancreático ou pseudocisto e necrose pancreática ou peripancreática, estéril ou infectada.

## Etiologia

A identificação do fator etiológico responsável pela pancreatite aguda é fundamental para o seu tratamento e a sua eliminação pode levar à melhora do quadro clínico ou mesmo à prevenção de um novo episódio.

A litíase biliar é a principal causa de pancreatite aguda, estando envolvida em 30 a 60% dos casos. No entanto, deve-se notar que apenas 3 a 7% dos pacientes com colelitíase desenvolvem pancreatite aguda. O tamanho do cálculo influencia na incidência de pancreatite aguda biliar, sendo que cálculos com diâmetro inferior a 5 mm têm risco quatro vezes maior, quando comparado aos cálculos maiores.

A segunda causa mais comum de pancreatite aguda é a ingestão abusiva de bebidas alcoólicas, embora, na maioria dos casos, a apresentação clínica aguda represente um surto sobreposto à pancreatite crônica subjacente. Admite-se que o álcool seja responsável por 25 a 35% dos casos de pancreatite aguda nos Estados Unidos. História de consumo diário superior a 50 g de etanol, por pelo menos 5 anos, favorece o aparecimento da doença. No entanto, somente 2 a 5% dos etilistas desenvolvem pancreatite aguda, o que sugere a importância de outros fatores associados, como o tabagismo e causas genéticas. O tipo de bebida alcoólica ingerida não afeta o risco e a ingestão etílica abusiva ocasional parece não precipitar pancreatite aguda. Pacientes com pancreatite aguda associada ao álcool que mantêm a ingestão têm alto risco de pancreatite recorrente, o que ocorre em pelo menos metade dos casos. Os mecanismos pelos quais o uso abusivo de álcool causa pancreatite aguda (ou crônica) são complexos e incluem toxicidade direta e mecanismos imunológicos.

Outras etiologias devem ser lembradas, embora sejam bastante raras:

- **Modificações genéticas:** mutações ou polimorfismos dos genes *PRSS1*, *SPINK1, CFTR, CTRC, CASR* e *CLDN2*. Essas mutações servem de cofatores, interagindo com outras causas, como uso abusivo de álcool;
- **Medicamentos:** responsáveis por menos de 5% dos casos. Os mais comumente implicados são azatioprina, 6-mercaptopurina, didanosina, ácido valproico, inibidores da enzima conversora da angiotensina (IECA) e mesalazina;
- **Trauma abdominal** fechado ou penetrante, acidental ou iatrogênico;
- **Alterações metabólicas:** a hipertrigliceridemia é responsável por 2 a 5% dos casos de pancreatite aguda. Neste contexto, pode estar associada a dislipidemias familiares (de causa genética) ou à fatores secundários, tais como diabetes melito, abuso de álcool, gravidez ou uso de certos fármacos (estrógenos, tamoxifeno, isotretinoína etc.). Níveis de triglicerídeos superiores a 1.000 mg/dL são classicamente considerados como fator de risco para pancreatite aguda. Hipercalcemia e hiperparatireoidismo são outros fatores de risco metabólicos;
- **Causas vasculares:** hipotensão, vasculites, distúrbios de coagulação;
- **Infecções:** vírus, bactérias, fungos e parasitas;
- **Fenômenos autoimunes:** forma isolada ou sindrômica;
- **Condições obstrutivas:** obstrução do ducto pancreático durante colangiopancreatografia retrógrada endoscópica (CPRE). Anomalias como pâncreas *divisum* e disfunção do esfíncter de Oddi são causas controversas;
- **Outras causas tóxicas:** veneno de escorpião (*Tityus trinitatis*) e contato com inseticidas organofosforados.

Em alguns casos, a causa da pancreatite aguda não pode ser estabelecida, situação conhecida como pancreatite aguda idiopática e cuja frequência aumenta com a idade. Polimorfismos genéticos não identificados, exposição ao tabagismo, outras toxinas ambientais e efeitos de doenças coexistentes (p. ex.: obesidade e diabetes) podem estar envolvidos. A obesidade mórbida é um fator de risco para pancreatite aguda e para pancreatite aguda grave. Diabetes melito tipo 2 aumenta em cerca de duas a três vezes o risco de pancreatite aguda. Tanto a obesidade quanto o diabetes melito são também fatores de risco para pancreatite crônica e câncer de pâncreas. O tabagismo aumenta em 50 a 70% o risco de pancreatite aguda e duplica o risco de pancreatite alcoólica.

## Diagnóstico

O diagnóstico de pancreatite aguda requer a presença de dois dos três seguintes critérios:

- Dor abdominal compatível com a doença, classicamente de surgimento agudo e no andar superior, com possível irradiação para o dorso;
- Elevações séricas da amilase e/ou lipase três vezes acima do limite superior da normalidade;
- Achados característicos de pancreatite aguda em exames de imagem (tomografia computadorizada [TC] ou ressonância magnética [RM]).

## Prognóstico

É importante estimar qual paciente evoluirá para pancreatite grave a fim de permitir a triagem para cuidados intermediários ou transferir para unidade de cuidados intensivos e iniciar mais precocemente as medidas terapêuticas necessárias. Diversos preditores, incluindo marcadores clínicos e laboratoriais, bem como vários sistemas de pontuação, têm sido desenvolvidos para melhor caracterizar a evolução, conforme será discutido adiante. Entretanto, do ponto de vista clínico, existem algumas características simples que definem um prognóstico potencialmente negativo, tais como:

- Obesidade (indíce de massa corpórea [IMC] superior a 30 kg/m²);
- Idade avançada (igual ou superior a 60 anos);
- Comorbidades graves;
- Ingestão prolongada e abusiva de bebidas alcoólicas.

Certos exames laboratoriais são utilizados como preditores de pior prognóstico, sendo avaliados de forma isolada ou combinados em escores prognósticos multiparamétricos. Os seguintes parâmetros são os preditores mais úteis, principalmente se não retornarem à faixa de normalidade após a ressuscitação volêmica:

- Hematócrito elevado (hemoconcentração);
- Azotemia: ureia e creatinina elevadas;
- Marcadores de inflamação: níveis elevados de proteína C-reativa e de interleucinas 6, 8 e 10.

Outras alterações podem ser usadas como marcadores de mau prognóstico:

- Cálcio sérico diminuído (< 8 mg/dL);
- Tripsinogênio e seu peptídeo ativador na urina elevados;
- Procalcitonina sérica elevada.

É importante ressaltar que o grau de elevação da amilase sérica ou do nível de lipase não tem valor prognóstico.

Apesar de a gravidade ser definida pela presença de falência de órgãos ou de complicações da pancreatite aguda, sistemas de pontuação têm sido desenvolvidos para incorporar achados clínicos, radiográficos e laboratoriais em várias combinações, tais como:

- Escore de Ranson e escore de Ranson modificado (Tabela 1.1);

*Parte 1 • Pâncreas e Vias Biliares*

- Escala BISAP (Bedside Index for Severity in Acute Pancreatitis) (Tabela 1.2);
- Escore de Glasgow;
- Escore de mortalidade estimada APACHE II;
- APACHE combinado com pontuação para obesidade (APACHE-O);
- Escore de pancreatite aguda sem gravidade (HAPS);
- Escore de previsão de desfecho da pancreatite;
- Escore de gravidade PANC 3;
- Escore japonês de gravidade (JSS);
- Índice tomográfico de gravidade (critérios de Balthazar);
- Escores de avaliação de disfunções orgânicas (SOFA e MODS).

Esses sistemas prognósticos de pontuação têm altas taxas de resultados falso-positivos, ou seja, muitos pacientes com escores altos não desenvolvem pancreatite grave. De maneira geral, são de aplicação complexa e alguns requerem até 48 horas para se tornarem acurados. Assim, na prática, esses sistemas de pontuação não são utilizados de maneira rotineira, uma vez que acrescentam pouco às decisões clínicas.

A presença de SIRS é, geralmente, óbvia, embora possa não ser reconhecida. A persistência de SIRS durante 48 horas ou mais após o início dos sintomas é indicativa de mau prognóstico. A SIRS é diagnosticada se houverem dois ou mais dos seguintes parâmetros:

- Temperatura axilar < 36°C ou > 38°C;
- Pulso > 90 batimentos por minuto;
- Frequência respiratória > 20 respirações por minuto (ou pressão parcial de dióxido de carbono arterial [$PaCO_2$] < 32 mmHg);
- Contagem de leucócitos < 4.000 ou > 12.000/mm³.

Os achados tomográficos que evidenciam pancreatite aguda grave aparecem mais tardiamente em relação aos achados clínicos e a realização de uma TC precocemente pode subestimar a gravidade do quadro. Por outro lado, se realizada 3 ou mais dias após o início da dor abdominal e na ausência de melhora clínica, a TC com contraste pode determinar a presença e a extensão de necrose pancreática e de complicações locais com melhor acurácia prognóstica.

Diretrizes recentes utilizam dados demográficos e clínicos na admissão (idade avançada, índice de massa corporal elevado e comorbidades, exames laboratoriais na admissão e durante as 24 a 48 horas seguintes (hematócrito > 44%; ureia sérica > 40 mg/dL; ou nível de creatinina > 1,8 mg/dL) e a presença de SIRS para identificar pacientes que têm maior risco de evolução ruim, os quais mais provavelmente se beneficiariam de atendimento em unidades de terapia intensiva (UTI). Durante as primeiras 48 a 72 horas, elevações de hematócrito, ureia ou creatinina, SIRS persistente após reposição adequada de fluidos ou a presença de necrose pancreática ou peripancreática evidenciada pelos exames de imagem constituem evidências de pancreatite grave.

*Capítulo 1 • Pancreatite Aguda*

**Tabela 1.1.** Escore de Ranson

| Admissão | |
|---|---|
| Idade | Superior a 55 anos |
| Leucócitos | Superior a 16.000/mm$^3$ |
| Transaminase glutâmico-oxalacética (TGO) | Superior a 250 U/L |
| Glicose sérica | Superior a 200 mg/dL |
| Lactato desidrogenase (DHL) | Superior a 350 U/L |
| **48 horas** | |
| p0$_2$ | Inferior a 60 mmHg |
| Déficit de bases | Superior a 4 mEq/L |
| Déficit estimado de fluídos | Superior a 6.000 mL |
| Hematócrito | Queda maior ou igual a 10% |
| Ureia | Aumento maior que 10 mg/dL apesar da ressuscitação volêmica |
| Cálcio sérico | Inferior a 8 mg/dL |

Nota: A presença de até três critérios representa pancreatite leve; a mortalidade aumenta significativamente na presença de quatro ou mais critérios.
Fonte: Adaptado de Ranson JH, Rifkind KM, Turner JW. Prognostic signs and nonoperative peritoneal lavage in acute pancreatitis. Surg Gyne Ob. 143:209, 1976

**Tabela 1.2.** Escore BISAP

| Mneumônico BISAP (inglês) | Adaptação para o Brasil |
|---|---|
| BUN > 25 mg/dL | Ureia superior a 50 mg/dL |
| Impaired mental state | Alteração do nível de consciência (Glasgow inferior a 15 pontos) |
| Systemic inflammatory response syndrome | Síndrome da resposta inflamatória sistêmica (SIRS) |
| Age > 60 years | Idade superior a 60 anos |
| Pleural effusion | Derrame pleural |

Nota: Estes itens são obtidos nas primeiras 24 horas de internação, sendo que a presença de cada um vale 1 ponto. BISAP ≥ 3 representa taxa de mortalidade de 18% (sensibilidade = 71%, especificidade = 83%, valor preditivo positivo = 18% e valor preditivo negativo = 99%), aumento do risco para falência de órgãos (odds ratio 7,4), não reversibilidade da falência de órgãos (OR: 12,7) e necrose pancreática (OR: 3,8). BUN: *Blood Urea Nitrogen* (ureia nitrogenada sérica).
Fonte: Adaptado de Singh VK, Wu BU, Bollen TL, Repas K, Maurer R, Johannes RS, Mortele KJ, Conwell DL, Banks PA. A prospective evaluation of the bedside index for severity in acute pancreatitis score in assessing mortality and intermediate markers of severity in acute pancreatitis. Am J Gastroenterol. 2009; 104(4):966-71

# Tratamento

Os requisitos essenciais para o tratamento da pancreatite aguda são o diagnóstico preciso, triagem adequada, cuidados de alta qualidade, monitorização e tratamento de complicações e prevenção de reagudizações. A base do tratamento consiste em medidas de suporte clínico, com a manutenção da perfusão tecidual por meio de reposição volêmica vigorosa, analgesia e suporte nutricional. Deve-se tratar o choque circulatório, controlar a dor, prevenir ou tratar as alterações hidreletrolíticas e metabólicas, implementar medidas de suporte a órgãos ou sistemas insuficientes, ofertar suporte nutricional adequado e, se necessário, instituir intervenções invasivas mínimas (radiológica, endoscópica e/ou cirúrgica).

## Ressuscitação volêmica

À medida que o processo inflamatório progride, há extravasamento de líquido intravascular rico em proteínas para a cavidade peritoneal, resultando em hemoconcentração e azotemia. A queda da pressão de perfusão pancreática leva a mudanças microcirculatórias que resultam em necrose pancreática. Hematócrito acima de 47% à admissão e a ausência de sua redução após 24 horas são preditores de pancreatite necrosante. Pacientes com pancreatite aguda geralmente apresentam hipovolemia importante, secundária ao sequestro de líquidos, necessitando de hidratação volêmica agressiva para melhorar a perfusão tecidual (pancreática e sistêmica) e tentar evitar o desenvolvimento de necrose pancreática, além de prevenir a evolução para formas graves.

A reposição volêmica contínua e vigorosa é mais importante durante as primeiras 12 a 24 horas após o início dos sintomas e menos eficaz após 24 horas. Recomenda-se a administração de uma solução cristaloide equilibrada em volume de 200 a 500 mL por hora, ou 5 a 10 mL/kg de peso corporal por hora, totalizando 2.500 a 4.000 mL nas primeiras 24 horas. Ensaios clínicos sugerem a superioridade do Ringer-lactato em comparação com a solução salina normal na redução dos marcadores inflamatórios. Entretanto, solução salina a 0,9% é preferível nos casos que apresentam hipercalcemia. A monitorização cardiopulmonar durante a hidratação, o débito urinário e o acompanhamento dos níveis de ureia e hematócrito são formas práticas de avaliar a resposta à terapia de reposição volêmica. Seu principal risco é a sobrecarga de volume. A administração excessiva de fluidos aumenta o risco de síndrome compartimental abdominal, sepse, insuficiência respiratória e óbito. A hidratação deve ser ajustada ao grau de depleção de volume intravascular e à reserva cardiopulmonar de cada paciente.

## Analgesia

A analgesia é essencial para pacientes com pancreatite aguda, sendo classicamente utilizados para esse fim opioides parenterais, como a meperidina, além de outros como codeína, dextrometorfano, fentanil, metadona e tramadol. A morfina deve ser evitada, por aumentar a pressão no esfíncter de Oddi. A dose deve ser ajustada diariamente, de acordo com a necessidade do paciente.

*Capítulo 1 • Pancreatite Aguda*

## Nutrição

A maioria dos pacientes apresenta quadro de pancreatite aguda leve e responde satisfatoriamente ao tratamento clínico, com resolução dos sintomas e normalização dos níveis séricos de amilase e lipase. Nesses pacientes que não apresentam falência orgânica ou necrose, não há necessidade de resolução completa da dor ou normalização dos níveis de enzimas pancreáticas antes de se reiniciar a alimentação oral. Nesses casos, uma dieta pastosa ou sólida, com baixo teor de gorduras, é segura e está associada a hospitalizações mais curtas do que aqueles com reintrodução de dieta líquida com lenta progressão para alimentos sólidos. Assim, a maioria dos pacientes com doença leve pode reiniciar uma dieta com baixo teor de gorduras por via oral (VO) em até 48 horas da admissão, na ausência de dor intensa, náuseas, vômitos e íleo adinâmico.

A necessidade de nutrição enteral pode ser prevista até ao 5º dia de evolução, com base em sintomas que continuam a ser graves ou em uma incapacidade de tolerar a alimentação oral. Embora a alimentação por sonda nasojejunal (além do ângulo de Treitz) seja a mais recomendada, por minimizar a secreção pancreática, os ensaios randomizados e uma metanálise mostraram que as vias nasogástrica e nasoduodenal são clinicamente equivalentes. A via enteral está associada a menos complicações infecciosas por prevenir a translocação bacteriana (por manter íntegra a barreira intestinal e reduzir o estresse oxidativo) e menor mortalidade. O início precoce da alimentação nasoentérica (primeiras 24 horas após a admissão) não é superior a uma estratégia de tentar uma dieta oral em 72 horas. A alimentação por sonda deverá ser utilizada se a alimentação oral não for tolerada durante 2 a 3 dias. Mesmo pacientes com fatores preditivos de evolução grave não se beneficiam de um início muito precoce da nutrição enteral. Alimentação oral geralmente pode ser iniciada quando os sintomas melhoram, com um intervalo de 3 a 5 dias antes da alimentação por sonda ser considerada. Em pacientes que não toleram a alimentação oral após esse tempo, a alimentação enteral pode ser iniciada com o uso de uma sonda padrão nasoduodenal (Dobhoff) utilizando dieta padrão polimérica, sob infusão contínua. Ainda não é conhecida se a fórmula elementar ou semielementar é superior a uma fórmula polimérica no tratamento nutricional desses pacientes. Sabe-se que a nutrição parenteral total (NPT) é mais cara, com maior risco de distúrbios hidreletrolíticos e infecções e não é mais eficaz do que a nutrição enteral em pacientes com pancreatite aguda. Desse modo, a NPT será somente indicada após 5 a 7 dias de insucesso com a nutrição enteral ou nas contraindicações absolutas de utilização da via enteral, como nas fístulas digestivas, e nas relativas como íleo adinâmico, vômitos e dor de difícil controle.

## Antibióticos

A utilização de antibióticos não está indicada nos casos de pancreatite leve e seu uso profilático na pancreatite aguda grave para prevenir complicações é controverso. Entretanto, nos casos com necrose pancreática superior a 30% associada a SIRS, o uso de antibióticos deve ser considerado. No caso de sepse, sua indicação é indiscutível. Sabe-se que a infecção triplica a mortalidade na pancreatite aguda, principalmente quando associada à necrose pancreática e ao longo período de internação.

O surgimento de febre, leucocitose e aumento da dor abdominal sugere infecção do tecido necrótico, mas esses indícios clínicos podem estar ausentes nas fases iniciais. A infecção do tecido necrótico do pâncreas ocorre a partir da 2ª e 3ª semana do evento agudo e a sua incidência varia conforme a extensão da necrose e o tempo de internação. Ocorre em 22,5% dos casos quando há menos de 30% de necrose e em até 46,5% se houver mais de 50% de tecido pancreático necrosado. Com relação ao tempo de internação, ocorre necrose pancreática em 25% dos pacientes com menos de 7 dias de hospitalização; 36% com internação entre 7 e 14 dias; e 71% com 14 a 21 dias de hospitalização. As principais fontes infecciosas são a translocação bacteriana intestinal, a disseminação hematogênica e a via biliar. A infecção geralmente é monomicrobiana e os germes mais frequentes são *E. coli*, *Klebsiella* sp., *S. aureus*, *Enterococcus* sp., *Pseudomonas* sp. e *Proteus* sp. Os demais agentes são outros cocos gram-positivos (20 a 40%), fungos (10 a 40%) e anaeróbios (menos de 10%). Infecções por bactérias multirresistentes são cada vez mais frequentes. A TC pode revelar evidências de bolhas de ar nas áreas necróticas.

Os antibióticos de 1ª escolha são os carbapenêmicos (imipenem, meropenem), dotados de largo espectro contra bactérias gram-negativas, gram-positivas e anaeróbias e com boa penetração no tecido pancreático necrótico. As fluoroquinolonas (ciprofloxacino) constituem a 2ª opção. Aspiração e cultura da coleção não são necessárias. Na prática, são feitos esforços para retardar qualquer intervenção invasiva durante, pelo menos, as primeiras 4 semanas de evolução, com o objetivo de permitir a delimitação entre o tecido da fronteira entre o tecido necrótico e o saudável, suavização e liquefação do conteúdo e formação de uma parede madura em torno da coleção. No caso de evolução não satisfatória, pode-se realizar combinações de antibióticos e acrescentar agentes fungicidas nos casos suspeitos. A duração habitual do uso de antibióticos é de 2 a 4 semanas.

## Outras medidas

A descompressão por sonda nasogástrica deve ser reservada aos casos de vômitos incoercíveis ou distensão abdominal importante secundária ao íleo adinâmico, reduzindo o risco de aspiração.

Está indicada a utilização de bloqueadores H2 ou inibidores da bomba protônica para prevenção das lesões de estresse da mucosa gastroduodenal.

Com o objetivo de manter a oxigenação tecidual, todos os pacientes devem ser monitorados por meio de oximetria de pulso, objetivando uma saturação arterial de oxigênio acima de 95%. Em virtude da natureza comum e indolente da hipoxemia que afeta pacientes com pancreatite aguda, as diretrizes recomendam o uso inicial de oxigênio suplementar em todos os pacientes. A síndrome do desconforto respiratório do adulto (SDRA) é a complicação respiratória mais grave e, geralmente, ocorre entre o 2º e o 7º dia da doença.

Diagnóstico e correção precoce de eventuais distúrbios eletrolíticos e metabólicos devem ser feitos. Nos casos de choque refratário à reposição volêmica (choque sirético ou mesmo séptico), aminas vasoativas devem ser utilizadas.

*Capítulo 1 • Pancreatite Aguda*

## Medidas invasivas

Nos casos de pancreatite de etiologia biliar, os pacientes devem ser submetidos à colecistectomia laparoscópica precoce na mesma internação, logo após sua recuperação e resolução do processo inflamatório agudo, pois previne a pancreatite biliar recorrente. Esses pacientes, se não forem submetidos a colecistectomia, têm risco de recidiva da pancreatite aguda biliar de até 30%. A colecistectomia realizada durante a internação inicial nos casos de pancreatite biliar leve reduz em quase 75% a taxa de complicações relacionadas com cálculos biliares, em comparação com a colecistectomia realizada de 25 a 30 dias após a alta. Nos pacientes com pancreatite grave ou necrotizante, a colecistectomia pode ser retardada para tratar outras condições clinicamente significativas ou proporcionar tempo para que a inflamação pancreática diminua, permitindo uma melhor exposição operatória. Para os pacientes que não são considerados candidatos à cirurgia, a esfincterotomia biliar endoscópica reduz (mas não elimina) o risco de pancreatite biliar recorrente.

Cálculo na via biliar é uma indicação absoluta de CPRE nos casos de pancreatite aguda com coledocolitíase obstrutiva, icterícia progressiva com níveis de bilirrubinas acima de 4 mg/dL ou indícios de colangite aguda. Nesses casos, a realização de CPRE com esficterotomia e retirada do cálculo deve ser realizada em até 72 horas da admissão hospitalar (idealmente, nas primeiras 24 horas).

O papel da cirurgia na pancreatite aguda é restrito a duas situações: debridamento da necrose pancreática (necrosectomia); e na drenagem de abscessos pancreáticos. Nas fases iniciais, a coleção necrótica é uma mistura de tecidos sólido e semissólido. Durante um período de 4 semanas ou mais, a necrose se torna mais líquida e encapsulada por uma parede visível. Nesse ponto, o processo é denominado necrose pancreática delimitada. Necrose estéril não requer terapia, exceto no caso raro de uma coleção que obstrui uma víscera nas proximidades (p. ex.: estômago, duodeno ou ducto biliar).

O desenvolvimento de infecção na coleção necrótica é a principal indicação para a necrosectomia. O uso prévio de antibióticos por 4 semanas facilita a drenagem e o debridamento e reduz o risco de complicações ou morte. A intervenção tardia é possível na maioria dos pacientes cuja condição permanece estável, sem o desenvolvimento de uma síndrome de sepse progressiva. Em pacientes instáveis, preconiza-se a drenagem percutânea com coleta de material para identificação do microorganismo e colocação de um dreno percutâneo. Frequentemente, essa conduta é suficiente para controlar o quadro séptico e permitir a continuidade da antibioticoterapia pré-operatória de 4 semanas; se necessário, debridamento minimamente invasivo poderá ser indicado. Essa abordagem é superior à tradicional necrosectomia aberta, pelo risco de complicações maiores. Várias técnicas minimamente invasivas (abordagem percutânea, endoscópica, laparoscópica e retroperitoneal) estão disponíveis para debridamento de tecido necrótico infectado em pacientes com necrose pancreática delimitada. Uma pequena proporção de indivíduos com necrose infectada pode ser tratada apenas com antibióticos. A terapia cirúrgica da necrose pancreática infectada acarreta uma mortalidade variável, de 15% até 73%, especialmente quando é feita nas primeiras semanas da doença.

As coleções de fluidos peripancreáticos agudos não necessitam de tratamento. Independentemente do tamanho, um pseudocisto assintomático não requer tratamento. Os pseudocistos sintomáticos são tratados principalmente com o uso de técnicas endoscópicas. Pseudocistos podem complicar com infecção, hemorragia intracística ou ruptura, nesse caso levando à ascite pacreática. As abordagens terapêuticas incluem drenagem cirúrgica, radiológica e endoscópica. A mortalidade cirúrgica é igual ou inferior a 6%.

Outras complicações relacionadas com a pancreatite aguda e que necessitam de tratamento cirúrgico incluem sangramento gastrointestinal (lesões mucosas de estresse ou *hemosuccus pancreaticus*); complicações esplênicas (pseudocistos intraesplênicos, necrose do baço, ruptura esplênica e hematoma); e compressão ou fistulização intestinal.

# Bibliografia

Bakker OJ, van Brunschot S, Besselink MG, et al. Early versus on-demand nasoenteric tube feeding in acute pancreatitis. N Engl J Med 2014;371(21):1983-93.

Banks PA, Bollen TL, Dervenis C, Gooszen HG, Johnson CD, Sarr MG, Tsiotos GG, Vege SS. Classification of acute pancreatitis-2012: revision of the Atlanta classification and definitions by international consensus. Gut 2013;62(1):102-11.

Baron T. Managing severe acute pancreatitis. Clev Cl J Med 2013;80(6):354-9.

Busquets J, Fabregat J, Pelaez N, et al. Factors influencing mortality in patients undergoing surgery for acute pancreatitis: importance of peripancreatic tissue and fluid infection. Pancreas 2013;42(2):285-92.

Dellinger EP, Forsmark CE, Layer P, et al. Determinant-based classification of acute pancreatitis severity: an international multidisciplinary consultation. Ann Surg 2012;256:875-80.

Forsmark CE, Vege SS, Wilcox CM. Acute pancreatitis. N Engl J Med. 2016;375(20):1972-81.

Hazra N, Gulliford M. Evaluating pancreatitis in primary care: a population-based cohort study. Br J Gen Pract 2014;64(622):e295-301.

Mounzer R, Langmead CJ, Wu BU, et al. Comparison of existing clinical scoring systems to predict persistent organ failure in patients with acute pancreatitis. Gastroenterology 2012;142:1476-82.

Ranson JH, Rifkind KM, Turner JW. Prognostic signs and nonoperative peritoneal lavage in acute pancreatitis. Surg Gyne Ob. 143:209, 1976.

Singh VK, Wu BU, Bollen TL, Repas K, Maurer R, Johannes RS, Mortele KJ, Conwell DL, Banks PA. A prospective evaluation of the bedside index for severity in acute pancreatitis score in assessing mortality and intermediate markers of severity in acute pancreatitis. Am J Gastroenterol. 2009; 104(4):966-71.

Sun X, Huang X, Zhao R, Chen B, Xie Q. Meta-analysis: tobacco smoking may enhance the risk of acute pancreatitis. Pancreatology 2015;15(3):286-94.

Tenner S, Baillie J, DeWitt J, Vege SS. American college of gastroenterology guideline: management of acute pancreatitis. Am J Gastroenterol 2013;108:1400-15.

Vege SS, Whitcomb DC, Grover S. Clinical manifestations and diagnosis of acute pancreatitis. Up to Date. 2016. Disponível em: <http://www.uptodate.com/contents/clinical-manifestations-and-diagnosis-of-acute-pancreatitis>.

Vege SS, Whitcomb DC, Grover S. Etiology of acute pancreatitis. Up to Date. 2016. Disponível em: <http://www.uptodate.com/contents/etiology-of-acute-pancreatitis>.

Vege SS, Whitcomb DC, Grover S. Management of acute pancreatitis. Up to Date. 2016 Disponível em: <http://www.uptodate.com/contents/management-of-acute-pancreatitis>.

Vege SS, Whitcomb DC, Grover S. Prediction the severity of acute pancreatitis. Up to Date. 2016. Disponível em: <http://www.uptodate.com/contents/predicting-the-severity-of-acute-pancreatitis>.

Yadav D, Lowenfels AB. The epidemiology of pancreatitis and pancreatic cancer. Gastroenterology 2013;144(6):1252-61.

Working Group IAP/APA Acute pancreatitis guidelines. IAP/APA evidence-based guidelines for management of acute pancreatitis. Pancreatology 2013;13:e1-15.

*Capítulo 1 • Pancreatite Aguda*

Capítulo **2**

# Pancreatite Crônica

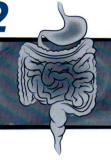

*Karen Costa Carvalho*
*Renato Duffles Martins*

## Introdução

A pancreatite crônica (PC) é uma doença caracterizada por processo inflamatório crônico que acarreta destruição progressiva e irreversível do tecido pancreático. As manifestações clínicas predominantes são dor abdominal, má digestão de gorduras e diabetes tipo 3c.

A incidência mundial da PC é baixa, acometendo de 5 a 12 indivíduos a cada 100.000 habitantes, e a prevalência estimada é de 50 acometidos para cada 100.000 habitantes. Não é comum em indivíduos jovens abaixo de 20 anos, mas o número de casos em crianças está aumentando. Acomete predominantemente homens, negros, na faixa etária entre 40 e 60 anos.

A sobrevida dos pacientes com PC é menor que a da população geral, com taxa de mortalidade de aproximadamente 50% após 25 anos de doença. Parte dessa taxa resulta de outras doenças crônicas decorrentes do consumo abusivo de álcool, do tabagismo (que está frequentemente associado) e de complicações do diabetes.

## Etiologia

Nos países ocidentais, o álcool é o agente etiológico de pelo menos 70% dos casos de PC. Na última década, o número de pacientes não etilistas/tabagistas com PC aumentou. Em alguns países, cerca de 50% das PC são denominadas idiopáticas. Nesses casos, é provável que mutações genéticas sejam responsáveis pela destruição do pâncreas. O principal mecanismo de dano está relacionado com o desequilíbrio no sistema proteases-antiproteases. O TIGAR-O (Toxic-Metabolic, Idiopathic, Genetic, Autoimmune, Recurrent and Severe Acute Pancreatitis, Obstructive) é um sistema de classificação para etiologia e fatores contribuintes para PC (Tabela 2.1).

**Tabela 2.1.** Sistema de classificação TIGAR-O (Toxic-Metabolic, Idiopathic, Genetic, Autoimmune, Recurrent and Severe Acute Pancreatitis, Obstructive)

| Toxicometabólica | Alcoolismo, tabagismo, hipercalcemia, hiperlipidemia, doença renal crônica |
|---|---|
| Idiopática | Tropical, início precoce, início tardio |
| Genética | Mutações nos genes tripsinogênio catiônico, CFTR, SPINK1, quimotripsina C e outros |
| Autoimune | Tipos 1 e 2 |
| Pancreatite aguda grave e recorrente | Alterações pós-necróticas, doenças vasculares/isquemia, pós-irradiação |
| Obstrutiva | Pâncreas *divisum*, disfunção do esfíncter de Oddi, obstrução ductal (tumor, pós-traumática) |

Fonte: Adaptado de Conwell et al., 2014.

## Quadro clínico

### Dor abdominal

É o sintoma mais comum, presente na história natural da doença na maioria dos pacientes. A dor tem caráter bimodal, surgindo em episódios agudos ou pode ser crônica, indolente e constante. Costuma ser mais intensa, com episódios de agudização mais frequentes, nos primeiros anos da doença e tende a arrefecer nas fases mais avançadas. O principal mecanismo da dor é o neuropático. A rica inervação pancreática sofre ação local das enzimas proteolíticas, que atingem o interstício na sua forma ativada. Estas terminações nervosas espessam e aumentam em número, com o consequente aumento da sensação de dor. Hipertensão ductal e isquemia (pela compartimentação tecidual) são outros mecanismos que podem contribuir para a dor. A localização da dor pancreática típica é epigástrica ou em todo o andar superior do abdome ("dor em faixa"), podendo se irradiar para o dorso. É descrita como dor ou desconforto que piora à noite ou após a alimentação. Nos episódios de agudização, pode vir acompanhada de náuseas e vômitos. Fatores de alívio estão relacionados à posição, como ao se sentar com inclinação para frente e na posição genupeitoral ou fetal.

### Esteatorreia

É manifestação de má digestão de gorduras na PC avançada, quando a secreção de lipase é inferior a 10% da capacidade normal. Reflete destruição acentuada do parênquima, com grande perda da massa acinar. A PC com obstrução ductal pode resultar em esteatorreia nos casos em que o fluxo pancreático que atinge o duodeno é muito reduzido. Na PC, há má digestão de gorduras, proteínas e carboidratos. O aspecto das fezes é típico, de coloração mais clara, volumosa e com odor fétido, eventualmente com gotas de óleo. A maioria dos pacientes apresenta três a quatro evacuações por dia. Pode haver redução na absorção das vitaminas lipossolúveis. Com o passar do tempo, as alterações do metabolismo ósseo são frequentes, com osteopenia e osteoporose em 50 a 70% e 20% dos pacientes, respectivamente.

*Parte 1 • Pâncreas e Vias Biliares*

## Diabetes melito

Pacientes que desenvolvem diabetes melito (DM) em estádios iniciais de pancreatite crônica provavelmente tem a etiologia mais relacionada à obesidade e síndrome metabólica, configurando DM tipo 2. O mecanismo do desenvolvimento do DM associado diretamente à PC é mais complexo que apenas a perda de células-beta durante a destruição progressiva das ilhotas de Langerhans. Estudos com administração de GLP-1 (*glucacon like peptide 1*) demonstraram liberação de insulina endógena, confirmando a presença de células-beta funcionantes remanescentes. O fator adicional para a redução da liberação da insulina é a redução da secreção de incretina, devido à má digestão de nutrientes na PC. Portanto, DM secundário à doença pancreática é classificado como diabetes pancreatogênico ou DM tipo 3c. Muitos desses pacientes apresentam níveis plasmáticos baixos de glucagon (destruição das células alfa) e, portanto, maior prevalência de hipoglicemia. Os parâmetros laboratoriais para diagnóstico do DM tipo 3c são os mesmos do DM tipo 1 ou 2 e devem ser pesquisados em todos os pacientes com PC. Nas fases mais precoces, sem alterações estruturais da PC avançada, o teste oral de tolerância à glicose, é mais preciso para detectar essa morbidade.

## Exame físico

Os achados são de pouca especificidade no paciente com PC. Nos surtos agudos, pode haver dor abdominal, náuseas e vômitos. Nos casos de etilismo, podem estar presentes perda de peso, desnutrição e estigmas de doença hepática avançada. Icterícia não é frequente, mas, nos casos em que está presente, sugere compressão do colédoco intrapancreático.

## Exames complementares

Exames para avaliação de função hepática, eletrólitos e glóbulos brancos são geralmente normais. Níveis elevados das enzimas colestáticas (fosfatase alcalina e gama-glutamiltransferase) sugerem compressão da porção intrapancreática do colédoco. O perfil glicêmico pode estar normal ou alterado. As concentrações séricas de amilase e lipase podem estar pouco elevadas; porém, o mais comum é que estejam dentro do limite de normalidade. Por isso, não devem ser utilizadas para o diagnóstico de pancreatite crônica.

Os exames complementares específicos para o diagnóstico se subdividem em avaliação da função e estrutura pancreática.

## Avaliação da função pancreática

### Tripsinogênio sérico e elastase fecal

São os testes da função pancreática mais usados e não necessitam de estimulação hormonal direta do pâncreas. Refletem a capacidade residual de secreção exócrina do pâncreas e não se alteram na fase precoce da doença; portanto, níveis séricos ou fecais abaixo do limite da normalidade são encontrados na PC avançada.

A reposição enzimática não interfere nestes parâmetros. Alguns casos de obstrução ductal por tumor ou cálculos pancreáticos podem resultar em dosagens baixas.

## Dosagem de gordura fecal

Embora seja um bom teste de avaliação da função exócrina do pâncreas, é de difícil realização na prática diária. Mede a quantidade de gordura nas fezes acumuladas de 3 dias após sobrecarga oral com 100 gramas de gordura por dia. Em pacientes saudáveis, menos de 7 gramas de gordura (7% da dose ingerida) devem ser encontrados nas fezes. A pesquisa de gordura fecal (Sudan III) é um teste pouco específico e pouco útil para determinar a origem da perda de gordura.

## Testes de estimulação hormonal direta (teste da secretina-colecistocinina)

É um teste restrito a protocolos de estudo. Tem boa acurácia, com sensibilidade de 67 a 88% e especificidade de 90% quando comparada à histologia, e pode detectar PC em estágios mais precoces que os exames de imagens disponíveis. Necessita de pessoal especializado, é trabalhoso, traz desconforto para o paciente e deve haver comprometimento de 30 a 50% da glândula para que seja possível detectar alterações na concentração do bicarbonato.

## Avaliação da estrutura pancreática

A tomografia computadorizada (TC) do abdome é considerada o exame de imagem inicial de escolha em pacientes com suspeita de PC. Os casos de suspeita clínica da doença sem achados tomográficos compatíveis não afastam a presença da doença em fase mais precoce. Nesses casos, a colangiopancreatografia por ressonância magnética (CPRM) é útil e pode detectar alterações ductais mais discretas. A ultrassonografia endoscópica (USE) pode falhar em confirmar o diagnóstico de PC nesses casos com mínimas ou nenhuma alteração na imagem. A *American Pancreatic Association* publicou em 2014 uma diretriz que classificou as evidências para o diagnóstico da pancreatite crônica (Tabela 2.2). A Figura 2.1 apresenta o fluxograma para o diagnóstico de pancreatite crônica.

## Radiografia simples de abdome

O achado de calcificações na topografia pancreática em radiografia simples de abdome é bastante específico e ocorre em aproximadamente 30% dos pacientes. As calcificações surgem, em média, 10 a 15 anos após o início da doença, sendo mais comuns nas PC alcoólica, tropical e hereditária.

## Ultrassonografia abdominal

Modalidade limitada por dificuldade de visualização do pâncreas. Está indicada no rastreamento de complicações (pseudocistos, obstrução do colédoco) ou na pesquisa de doença calculosa biliar.

**Tabela 2.2.** Evidências para o diagnóstico de pancreatite crônica segundo a *American Pancreatic Association*

| Evidência | Critério |
| --- | --- |
| Definitiva (1 ou mais critérios) | ■ Moderada/acentuada alteração em exame de imagem do pâncreas (alterações do ducto ou do parênquima) |
| | ■ Calcificações pancreáticas |
| | ■ Confirmação histológica |
| Provável (alteração de exames de imagem ou história clínica sugestiva + teste de função pancreática anormais) | ■ Discreta alteração em exame de imagem do pâncreas |
| | Ou |
| | ■ Pancreatite ou pseudocistos recorrentes |
| | Mais |
| | ■ Testes de função pancreática alterados (confirmação de esteatorreia, diabetes, elastase fecal) |
| Insuficiente | ■ Alteração inespecífica em exame de imagem do pâncreas |
| | ■ Dor abdominal com alguns dos seguintes:<br>· Ausência de pancreatite aguda (lipase < 3 vezes o limite superior da normalidade)<br>· Exame de imagem sem alterações<br>· História familiar de pancreatite<br>· Implante prévio de *stent* por CPRE<br>· Presença dos fatores de risco do TIGAR-O (tabagismo, etilismo etc) |

Fonte: Adaptada de Conwell et al., 2014.
CPRE: colangiopancreatografia retrógrada endoscópica.

## Tomografia computadorizada

Apresenta sensibilidade entre 75 e 90% e especificidade igual ou superior a 85%. É considerada o melhor exame de imagem inicial para PC. Os achados clássicos são dilatação do ducto pancreático, atrofia do parênquima e calcificações. É útil como exame diagnóstico, para identificar complicações locais e para excluir outras causas de dor abdominal.

## Ressonância magnética com colangiopancreatografia por ressonância magnética

É o método de escolha para avaliação do sistema ductal biliopancreático. A CPRM tem resultados concordantes com a CPRE em 90% dos casos. Sua realização com estímulo de secretina melhora a acurácia diagnóstica, inclusive para lesões mais precoces.

*Capítulo 2 • Pancreatite Crônica*

**19**

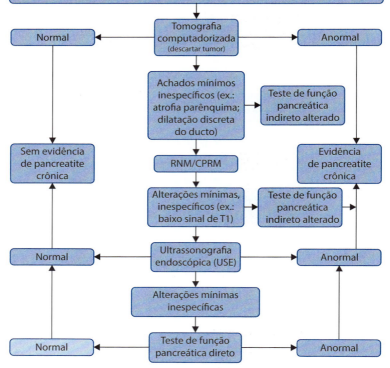

**Figura 2.1.** Fluxograma para o diagnóstico de pancreatite crônica. Fonte: Adaptado de *Forsmark CE, 2013*. RNM: ressonância nuclear magnética; CPRM: colangiopancreatografia por ressonância magnética.

## Colangiopancreatografia retrógrada endoscópica

Embora seja ainda considerada teste padrão-ouro para o diagnóstico de anormalidades ductais na PC, a CPRE apresenta riscos de complicações em torno de 2 a 5% dos exames. Portanto, a CPRE está indicada somente para procedimentos terapêuticos, planejados a partir dos achados de CPRM.

## Ultrassonografia endoscópica

Pode identificar alterações discretas na estrutura pancreática, mas os achados não estão padronizados para o diagnóstico precoce de PC. Além disso, por ser um exame operador-dependente, há limitação na acurácia do método. Apresenta sensibilidade e especificidade de 83% e 57%, respectivamente.

## Diagnóstico

O diagnóstico de pancreatite crônica pode ser um desafio na fase precoce da doença. A tríade clássica de calcificações pancreáticas, esteatorreia e diabetes melito é, geralmente, encontrada apenas na doença avançada. O diagnóstico pode ser particularmente difícil nos primeiros 2 a 3 anos de doença, quando a maioria dos exames de imagem costuma ser normal.

Em pacientes já com diagnóstico de PC, quando há uma mudança significativa no padrão da dor ou sintomas persistentes e refratários, outras causas potenciais de dor devem ser descartadas, como doença ulcerosa péptica, obstrução da via biliar, pseudocistos, câncer de pâncreas, cálculos ou estenoses do ducto pancreático.

A PC está associada ao risco aumentado de câncer de pâncreas. Após 15 a 25 anos de doença, a possibilidade de desenvolvimento de adenocarcinoma de pâncreas aumenta 16 vezes em relação à população normal. Idade avançada, perda ponderal e mudança no comportamento clínico são alertas para o clínico com relação ao possível aparecimento de tumor pancreático. Imagem com lesão focal, estenose ductal superior a 10 mm de extensão e aumento dos marcadores tumorais CA 19-9 e CA 72-4 são elementos que indicam a necessidade de investir no diagnóstico para não retardar um possível tratamento cirúrgico.

## Tratamento

Os objetivos do tratamento incluem controle da dor, correção da insuficiência pancreática e manejo das complicações. A terapia é a mesma na PC adquirida ou hereditária.

### Dieta

Antigamente, uma dieta com baixo teor de gordura era recomendada em casos de insuficiência exócrina, para reduzir a esteatorreia. Atualmente, essa recomendação foi abandonada devido ao risco de agravamento da perda de peso e das deficiências nutricionais. Com a otimização da dose na reposição de enzimas pancreáticas, com ou sem uso de inibidores de bomba de prótons, a maioria dos pacientes tolera uma dieta sem excessos e com teor normal de gordura. Refeições fracionadas e frequentes são geralmente mais bem toleradas do que refeições grandes e muito calóricas. Na deficiência de vitaminas lipossolúveis, deve-se iniciar a suplementação.

### Etilismo e tabagismo

A abstinência ao álcool reduz a dor, embora a magnitude desse efeito seja imprevisível. Mais importante, a abstinência retarda a progressão da doença, reduz a possibilidade de complicações (como neoplasia) e aumenta a expectativa de vida. O tabagismo é um fator de risco para o desenvolvimento de PC e de câncer de pâncreas em portadores de PC. A cessação do tabagismo também pode prevenir a progressão da doença.

*Capítulo 2 • Pancreatite Crônica*

## Manejo da dor

O principal mecanismo de dor pancreática é o neuropático. É recomendado usar a estratégia de analgesia progressiva: inicia-se a terapêutica com analgésicos comuns, eventualmente associados a antidepressivos tricíclicos, com progressão para moduladores da dor neuropática, opioides menos potentes até opioides mais potentes, conforme a resposta apresentada pelo paciente. Habitualmente utiliza-se tramadol na dose de 200 mg a 400 mg por dia, gabapentina 300 mg a 600 mg e pregabalina 75 mg duas vezes ao dia. É frequente a necessidade de aumentar a dose para controle da dor. Nesse momento, é importante avaliar se há possibilidade de tratamento endoscópico ou cirúrgico porque esses medicamentos podem causar tolerância e dependência, o que compromete ainda mais a qualidade de vida e a capacidade laborativa desses pacientes. Apesar dos riscos, em alguns casos pode ser necessária a analgesia com opioides por tempo prolongado. Agentes de ação prolongada como sulfato de morfina de liberação prolongada ou adesivos de fentanil são, geralmente, mais efetivos que medicações de ação curta, cujo efeito dura apenas 3 ou 4 horas.

O uso das enzimas para controle da dor não é consensual. Por outro lado, a ausência de efeitos colaterais significativos permite seu uso sem riscos. O resultado é variável; alguns pacientes apresentam melhora, enquanto em outros não há mudanças na intensidade da dor. O objetivo principal é reduzir a secreção pancreática exócrina por mecanismo de *feedback* negativo. Com a oferta enzimática, diminuiria o estímulo para liberação da colecistocinina e, consequentemente, do fluxo pancreático.

## Manejo da dor refratária

Os analgésicos e as enzimas pancreáticas não são capazes de aliviar a dor em todos os pacientes. Além disso, o uso de opioides deve ser limitado, pois traz riscos. Nos indivíduos com dor refratária, há necessidade de se considerar terapêutica endoscópica ou cirúrgica. Manipulação endoscópica por CPRE tende a ser a opção seguinte, principalmente em pacientes com dilatação de ducto. A retirada de cálculos e a dilatação de estenoses podem ajudar a controlar a dor, quando há hipertensão ductal. Entretanto, nem sempre é possível sua realização, a depender das condições do sistema ductal e da experiência do grupo. A litotripsia extracorpórea realizada anteriormente à retirada dos cálculos tem sido usada em alguns centros, com resultados conflitantes. A derivação cirúrgica do ducto pancreático em alça jejunal e suas variações técnicas ainda é o procedimento que tem os melhores resultados de controle da dor em longo prazo, nos casos de falha do tratamento clínico. Quando não há dilatação ductal, o bloqueio do plexo celíaco pela ultrassonografia endoscópica é uma opção razoável, com sucesso temporário em 30% dos casos. A pancreatectomia total resta como último recurso terapêutico.

## Insuficiência exócrina

As enzimas pancreáticas são de origem porcina, administradas na forma de cápsulas com proteção entérica, que resistem parcialmente à ação do suco gástrico e são liberadas ao longo do trajeto intestinal. No interior da cápsula, estão armazenadas microesferas revestidas contendo amilase, lipase e tripsina. Apesar de existirem várias marcas comerciais e diferentes formulações nos Estados Unidos, em nosso meio temos, há muitos anos, apenas uma formulação que é fornecida pelo Sistema Único de Saúde (SUS) em cápsulas de 10.000 UI e 25.000 UI. A dose recomendada da terapia de suplementação de enzimas pancreáticas em adultos é de 25.000 UI a 50.000 UI nas principais refeições e de 10.000 UI a 25.000 UI nos lanches. Recomenda-se iniciar com 25.000 UI até 50.000 UI por refeição conforme a resposta terapêutica. As cápsulas devem ser ingeridas inteiras, durante as refeições e não podem ser amassadas ou mastigadas. Além disso, não devem permanecer na boca porque podem provocar irritação da mucosa e estomatite. Para pacientes que não obtiverem a melhora esperada com a dose máxima, após garantida uma boa adesão ao tratamento, outras medidas devem ser aplicadas. As estratégias mais usadas são o fracionamento das refeições e o uso de antagonistas dos receptores H2 ou de inibidores da bomba de prótons, a fim de se maximizar o efeito enzimático por meio da elevação do pH gástrico e redução da desnaturação das enzimas. O tratamento deve ser contínuo, pelo tempo em que o paciente dele se beneficiar.

## Insuficiência endócrina

Não há consenso, mas é prudente manter níveis de jejum em torno de 150 mg/dL. No início do diabetes, podemos usar os agentes farmacológicos normalmente usados para o DM tipo 2 considerando a produção residual de insulina. Se a hiperglicemia é leve e a resistência à insulina é uma suspeita ou diagnóstico adicional, a terapia com hipoglicemiantes orais pode ser uma boa escolha na ausência de contraindicações. Portanto, muitos DM tipo 3c são tratados com metformina como medicamento de 1ª escolha.

Entretanto, pacientes com diabetes secundário à PC, de modo geral, precisarão de insulinoterapia em algum momento de sua evolução. Todavia, seu uso é diferente do DM tipo 1 habitual, pois as células-alfa pancreáticas, que produzem o glucagon, também são afetadas. Com a deficiência na contrarregulação, aumenta o risco de hipoglicemia, dificultando o controle glicêmico com níveis próximos da normalidade. Em pacientes com desnutrição grave, a terapêutica com insulina é comumente utilizada como uma terapia de 1ª escolha em virtude dos efeitos anabólicos desejados de insulina nesse grupo especial de pacientes.

A metformina pode reduzir a longo prazo o risco de câncer; porém, muitas vezes, é inadequada como agente único para o tratamento do diabetes. Os casos de níveis séricos baixos de insulina e peptídeo C e de baixo índice de massa corporal, provavelmente se beneficiam mais com insulinoterapia, porém têm maior risco de hipoglicemia.

Terapias baseadas em incretinomiméticos e inibidores da DPP-4 também melhoram a secreção de insulina e não causam hipoglicemia com frequência. Ainda a melhor maneira (e provavelmente a mais segura) para estimular o sistema de incretina é a suplementação adequada de enzimas pancreáticas. O sistema incretina pode desempenhar um papel crucial no controle do DM tipo 3c. A regulação da massa de células beta e a secreção de incretina fisiológica são diretamente dependentes da função pancreática exócrina normal e da hidrólise de gordura. A pancreatite

*Capítulo 2 • Pancreatite Crônica*

crônica e a disfunção exócrina têm sido associadas a uma deficiência funcional do sistema de incretina. Uma diminuição na secreção de GLP-1, no entanto, pode ser normalizada pela suplementação de enzima pancreática.

## Complicações

O processo inflamatório crônico e destrutivo do tecido pancreático acarreta muitas complicações locais e sistêmicas. Pseudocistos, fístulas internas, ascite pancreática, trombose da veia esplênica e do sistema portal, colangiopatia portal, compressão do colédoco intrapancreático, osteoporose, sarcopenia e câncer são os mais importantes. A Tabela 2.3 relaciona alguns deles.

**Tabela 2.3.** Complicações da pancreatite crônica

| Complicação | Características | Manejo |
| --- | --- | --- |
| Pseudocisto | Ocorre em cerca de 25% dos pacientes com PC (sendo mais comum na alcoólica) | Excluir neoplasia cística (epidemiologia e USE) |
| | Pode ocorrer em qualquer momento | Pseudocistos assintomáticos não necessitam de tratamento, independentemente do tamanho |
| | Dor abdominal Achados menos comuns: massa palpável, vômitos, icterícia ou sangramentos | Drenagem cirúrgica ou endoscópica são os métodos mais utilizados |
| | Diagnóstico diferencial com neoplasias císticas | |
| Neoplasia de pâncreas | Grupos com maior risco: tabagistas, diabéticos e portadores de pancreatite hereditária | Pode ser difícil identificar uma massa na presença de PC |
| | Piora da dor, perda de peso, icterícia obstrutiva | Combinação de USE com TC ou RNM aumenta acurácia |
| Obstrução duodenal | Mais comumente ocorre em casos de massa inflamatória/fibrose na cabeça do pâncreas | Ressecção da cabeça do pâncreas com preservação do duodeno ou duodenopancreatectomia |
| | Compressão por pseudocisto ou neoplasia pancreática constituem outras causas | |
| Obstrução da via biliar | Mais comumente ocorre em casos de massa inflamatória/fibrose na cabeça do pâncreas | Podem responder a implante endoscópico temporário de *stent* |
| | Compressão por pseudocisto ou neoplasia pancreática constituem outras causas | Ressecção da cabeça do pâncreas com preservação do duodeno, duodenopancreatectomia ou coledocojejunostomia |

Continua

Continuação

| Complicação | Características | Manejo |
|---|---|---|
| Osteopenia e osteoporose | Insuficiência exócrina | Dosagem de vitaminas lipossolúveis e densitometria óssea periódicas |
| | Deficiência de vitaminas lipossolúveis | Suplementação de cálcio e vitamina D |
| Gastroparesia | Causada pela PC e pelo uso de analgésicos opioides | Pode imitar alguns sintomas de PC, incluindo náuseas e desconforto abdominal |
| Supercrescimento bacteriano do intestino delgado | Diarreia, esteatorreia, distensão abdominal | Pode simular sintomas de insuficiência exócrina, tais como má absorção e diarreia |
| | | Antibioticoterapia |

Fonte: Adaptada de Forsmark *CE, 2013*.

PC: pancreatite crônica; USE: ultrassonografia endoscópica; RNM: ressonância nuclear magnética; TC: tomografia computadorizada.

## Bibliografia

Conwell DL, Lee LS, Yadav D, Longnecker DS, Miller FH, Motele KJ, et al. American pancreatic association practice guidelines in chronic pancreatitis: evidence-based report on diagnostic guidelines. Pancreas. 2014; 43(8):1143-62.

Ewald N, Hardt PD. Diabetes mellitus in chronic pancreatitis. World J Gastroenterol. 2013; 19(42):7276-81.

Forsmark CE. Chronic Pancreatitis. In: Feldman M, Friedman LS, Brandt LJ (eds.). Sleisenger and Fordtran's gastrointestinal and liver disease. 9 edition. Philadelphia: Saunders Elsevier; 2010. p. 985-1015.

Forsmark CE. Management of Chronic Pancreatitis. Gastroenterology. 2013; 144:1282-91.

Freedman SD. Clinical manifestations and diagnosis of chronic pancreatitis in adults. UpToDate [internet]. 2016 [acesso em 02 de julho de 2016]. Disponível em: <https://www.uptodate.com/contents/clinical-manifestations-and-diagnosis-of-chronic-pancreatitis-in-adults>.

Freedman SD. Treatment of chronic pancreatitis. UpToDate [internet]. 2016 [acesso em 02 de julho de 2016]. Disponível em: <https://www.uptodate.com/contents/treatment-of-chronic-pancreatitis>.

Ito S, Ishiguro H, Ohara H, Kamisawa T, Sakagami J, Sata N, et al. Evidence-based clinical practice guidelines for chronic pancreatitis 2015. J Gastroenterol. 2016; 51:85–92.

Lindkvist B. Diagnosis and treatment of pancreatic exocrine Insufficiency. World J Gastroenterol. 2013; 19(42):7258-66.

Ministério da Saúde. Protocolo clínico e diretrizes terapêuticas: insuficiência pancreática exócrina. [internet]. 2016. [acesso em 29 de junho de 2016]. Disponível em: <http://portalsaude.saude.gov.br/images/pdf/2016/marco/04/MINUTA-de-Portaria-SAS-PCDT-Insuf-Panc-Ex--crina-01-02-2016.pdf>.

Sikkens ECM, Cahen DL, Kuipers EJ, Bruno MJ. Pancreatic enzyme replacement therapy in chronic pancreatitis Best Pract Res Clin Gastroenterol. 2010; 24(3):337-47.

*Capítulo 2 • Pancreatite Crônica*

Capítulo **3**

# Doença Calculosa Biliar

*Marcelo Lócio Bispo*
*Renato Duffles Martins*

## Introdução

A doença calculosa biliar (DCB) é uma doença de alta prevalência em países ocidentais e asiáticos. Caracteriza-se pela presença de cálculos (maiores que 2 mm), microcálculos (menores que 2 mm) ou barro biliar na vesícula biliar. Estima-se que 500 mil colecistectomias anuais são realizadas nos Estados Unidos em decorrência da DCB. Nesse país, a doença acomete 20 milhões de adultos, com predomínio do gênero feminino (3:1), incidência crescente conforme a idade, com pico aos 50 anos. Acomete principalmente caucasoides ocidentais, hispânicos e populações nativas da América. A menor incidência está na população da África e nos negros norte-americanos. Na América do Sul o Equador, a Bolívia e o Chile são os países com maior incidência da doença e, consequentemente, são os que apresentam maior incidência de câncer de vesícula biliar (VB).

A importância da DCB como problema de saúde pública vem aumentando, devido à epidemia mundial de obesidade associada à resistência insulínica e à síndrome metabólica. A patogênese da doença parece ser multifatorial e envolve interações complexas entre fatores genéticos e ambientais.

A DCB é uma condição silenciosa, mas pode ser sintomática ou manifestar-se com complicações em 20% dos casos, com taxa de mortalidade de 0,12%. Esses pacientes têm risco aumentado de doenças cardiovasculares e vários tipos de câncer.

## Etiologia

A bile é composta por 80% de água, 15% de lipídios e 5% de pigmentos biliares, íons e proteínas. Esses três componentes em equilíbrio geram bile fluida e com saturação ideal, sem precipitação de cristais ou barro biliar (triângulo de Admirand). O processo de litogênese se inicia com o desequilíbrio entre os três principais componentes da bile (colesterol, ácidos biliares e fosfolipídeos), conforme descrito a seguir:

- **Cálculos de colesterol:** são os mais frequentes (75% dos casos), sendo compostos apenas de colesterol (cálculos de colesterol puro) ou de cristais de colesterol em associação com precipitados de bilirrubinato amorfo de cálcio (cálculos mistos). O mecanismo de litogênese envolve bile hipersaturada, hipomotilidade da VB, elevado volume residual intravesicular após contrações e enucleação acelerada da bile na VB. Outros possíveis fatores são a disfunção do esfíncter de Oddi e a ação de cepas litogênicas do *Helicobacter pylori*.
- **Cálculos pigmentares negros:** observados em aproximadamente 20% dos casos. Contêm alto teor de bilirrubinas e baixo teor de colesterol. Predominam em idosos, portadores de doenças hemolíticas e cirróticos. São radiopacos em 50% das vezes.
- **Cálculos pigmentares marrons:** responsáveis por cerca de 5% dos casos. São compostos de bilirrubinato de cálcio e corpos celulares bacterianos, sendo radiotransparentes e resultantes de estase e infecção no sistema biliar por *E. coli*, *Klebsiella* sp. ou infestação por *Ascaris lumbricoides*. Todos os pacientes apresentam alguma estenose das vias biliares, colangite esclerosante ou doença de Caroli.

Os principais fatores de risco para a DCB são descritos na Tabela 3.1.

## Quadro clínico

Em geral, os cálculos biliares são assintomáticos (em torno de 75% dos casos). Estima-se que, entre os pacientes assintomáticos, 2 a 4% manifestarão sintomas a cada ano. O padrão de apresentação clínica varia conforme a presença ou não de complicações:

**Tabela 3.1.** Tipos de cálculos biliares e fatores de risco

| Cálculos de colesterol | Cálculos de pigmento |
|---|---|
| Idade avançada | Idade avançada |
| Sexo feminino | Hemólise crônica |
| Obesidade | Doença hepática alcoólica |
| Rápida perda de peso | Infecção biliar |
| Resistência à insulina | Descendência asiática |
| Inatividade física | Hiperalimentação (estase da vesícula biliar) |
| Descendência de indígenas | Divertículo duodenal |
| Hiperalimentação (estase da vesícula biliar) | Vagotomia troncular |
| Níveis de triglicerídeos elevados | Colangite biliar primária |
| Medicações (p. ex.: derivados do ácido fíbrico, estrogênios e octreotide) | |
| Doença ileal, ressecção ou desvio ileal | |

- **Dor biliar:** quando o infundíbulo da VB ou o ducto cístico são obstruídos por cálculos, a VB torna-se incapaz de executar os processos habituais de contração e esvaziamento, gerando dor em epigástrio ou em hipocôndrio direito, com irradiação frequente para dorso e ombro direito, comumente associada a náuseas. O caráter da dor biliar é do tipo cólica em cerca de 25% dos casos. Geralmente, a dor é dita "trapezoide", com intensidade crescente por aproximadamente 15 minutos, atingindo um platô por 1 a 6 horas, com remissão espontânea dentro de vários minutos ou poucas horas. Após um evento de dor biliar, a taxa de recidiva é de 38 a 50%.
- **Colecistite aguda:** a obstrução do infundíbulo da VB ou do ducto cístico também podem gerar colecistite aguda, com dor tipo biliar persistente (duração tipicamente superior a 6 horas) em hipocôndrio direito, com irradiação para dorso ou ombro direito, frequentemente associada a náuseas, vômitos e febre moderada. Icterícia está presente apenas nos casos que evoluem com síndrome de Mirizzi, na qual o processo inflamatório local (com ou sem erosão para o ducto hepático comum) comprime a via biliar principal. A interrupção da inspiração durante a palpação do hipocôndrio direito, conhecida como sinal de Murphy é altamente sugestiva de colecistite aguda.
- **Coledocolitíase e suas complicações:** a obstrução do ducto colédoco por cálculo biliar pode resultar em dor biliar, icterícia, colúria e acolia fecal. Nesse caso, a presença de icterícia obstrutiva associada à febre e calafrios (tríade de Charcot) exige tratamento imediato, pois indica a presença de coledocolitíase com colangite bacteriana aguda. Pancreatite aguda biliar é outra complicação potencial da migração de cálculo biliar para a ampola duodenal, com alta taxa de mortalidade nas formas graves.
- **Complicações mais raras:** fístula colecistoentérica com ou sem íleo biliar (síndrome de Bouveret, isto é, migração de um cálculo biliar para o intestino, sendo o íleo o local mais comum de impactação) e carcinoma de VB (menos de 0,1% dos casos).

## Exames complementares

Na ausência de complicações, não há alteração laboratorial específica. A icterícia obstrutiva com colangite se apresenta com leucocitose, elevação de aminotransferases e colestase, manifestada por elevação de enzimas canaliculares (fosfatase alcalina e gama-glutamiltransferase) e hiperbilirrubinemia com predomínio de bilirrubina conjugada.

A confirmação da litíase biliar (e suas complicações) é obtida pela realização de exames de imagem:

- **Ultrassonografia (USG) de abdome:** método altamente sensível para colelitíase com cálculos de diâmetro superior a 2 mm, mas pouco sensível para diagnóstico direto de coledocolitíase (cerca de 50%);
- **Ultrassonografia endoscópica (USE):** melhor método para diagnóstico de microlitíase;

*Capítulo 3 • Doença Calculosa Biliar*

- **Colangiopancreatografia por ressonância magnética (CPRM):** tem finalidade diagnóstica de avaliação do sistema ductal;
- **Tomografia computadorizada (TC) de abdome:** útil na avaliação de complicações locais e acometimento de outros órgãos, como o pâncreas;
- **Colangiopancreatografia retrógrada endoscópica (CPRE):** utilizada como recurso terapêutico nos casos de coledocolitíase;
- **Cintilografia hepatobiliar:** bom exame quando houver suspeita de colecistite aguda. É diagnóstica quando o marcador não passa para a vesícula após 30 minutos da injeção do radiofármaco (IDA ou DISIDA marcados com $Tc^{99m}$).

## Tratamento

O tratamento da colelitíase é cirúrgico, com a retirada da VB (colecistectomia), que é a sede da doença. O uso do ácido ursodesoxicólico (8 a 15 mg/kg/dia) por 6 meses a 2 anos pode dissolver cálculos de colesterol menores que 5 mm e sem calcificação. Sua eficácia aumenta quando usado em dose única ao deitar. É necessário ducto cístico pérvio e função contrátil da vesícula preservada. O ezetimibe pode ser usado, pois atua impedindo a formação do precipitado inicial. Contudo, uma vez que a causa da formação dos cálculos se mantém, pela persistência da VB, o grau de recidiva é alto. Antagonistas da secreção do colesterol e agonistas da secreção de ácidos biliares são medicamentos em desenvolvimento para equilibrar a litogênese e estarão disponíveis em médio prazo.

Nas crises de dor biliar, o tratamento é essencialmente sintomático (analgesia).

Em pacientes com colelitíase sintomática e na colecistite aguda, o tratamento de 1ª escolha é a colecistectomia por laparoscopia, microlaparotomia ou por laparotomia. Assim, a colecistite aguda constitui indicação de urgência cirúrgica, em associação ao suporte clínico e antibioticoterapia. Urgência não significa emergência, dado que uma colecistite aguda não complicada pode ser manejada com cautela, evitando aumentar as complicações pós-operatórias. Contudo, protelar excessivamente a retirada da vesícula leva a risco elevado de recorrência do processo, com maior gravidade (principalmente em pacientes diabéticos).

A colecistectomia também está indicada em pacientes com alto risco de complicações, mesmo que assintomáticos: portadores de diabetes melito (pelo risco infeccioso aumentado), indivíduos com "vesícula em porcelana" (pelo maior risco de desenvolvimento de câncer de VB) e aqueles com microlitíase (pelo risco de pancreatite aguda).

Em situações específicas, a indicação de colecistectomia deve ser analisada individualmente, sobretudo em casos sintomáticos com alto risco cirúrgico. Gestantes podem receber analgesia para protelar a cirurgia e a colecistostomia percutânea pode estabilizar a paciente e levar a gestação ao termo. Essa conduta conservadora também se aplica a pacientes assintomáticos/oligossintomáticos cujas comorbidades tornem proibitivo o risco cirúrgico, tais como nos casos graves de insuficiência cardíaca, respiratória ou hepática.

# Bibliografia

Feldman M, Friedman LS, Brandt LJ. Sleisenger and Fordtrans's: gastrointestinal and liver disease. 9 ed. Philadelphia: Saunders Elsevier.

Goral V. Gallstone Etiopathogenesis, Lith and Mucin Genes and New Treatment Approaches. Asian Pac J Cancer Prev 2016;17(2):467-71.

Marschall HU, Einarsson C. Gallstone disease. J Intern Med 2007;261(6):529-42.

Melo MTPT. Litíase Vesicular. Fisiopatologia, diagnóstico e tratamento. Tese [Mestrado Integrado em Medicina] – Faculdade de Medicina do Porto; 2012.

Reshetnyak VI. Concept of the pathogenesis and treatment of cholelithiasis. World J Hepatol 2012;4(2):18-34.

Capítulo **4**

# Doença Biliar Alitiásica, Colesterolose, Adenomiomatose e Pólipos de Vesícula Biliar

*Luiza Fabres do Carmo*
*Renato Duffles Martins*

## Doença biliar alitiásica

A colecistite aguda alitiásica (CAA) é uma inflamação da vesícula biliar sem evidências de cálculos ou obstrução do ducto cístico. Não é uma doença que ocorre de forma isolada, sendo identificada, na maioria dos casos, em associação a outro processo sistêmico grave ou cirúrgico. O diagnóstico baseia-se no quadro clínico e em exames de imagem. Essa condição é a causa de cerca de 2 a 10% dos casos de colecistitite aguda. Trata-se de uma complicação grave, com taxas de morbimortalidade muito acima da colecistite calculosa clássica. Os principais mecanismos de doença propostos incluem lesão por isquemia-reperfusão, resposta inflamatória sistêmica e estase biliar.

Acomete com mais frequência pacientes críticos internados em unidades de terapia intensiva (UTI) e sob ventilação mecânica. Sepse, grandes queimados, choque cardiogênico, traumas graves e nutrição parenteral prolongada são situações em que pode haver esta complicação de difícil diagnóstico. Diabetes, insuficiência cardiaca grave, hepatite por vírus A, tuberculose e infecção por *Salmonella* sp. são alguns fatores de risco, embora não haja consenso sobre o assunto.

### Quadro clínico-laboratorial

A doença comumente manifesta-se com dor em hipocôndrio direito, febre, náuseas, vômitos, leucocitose e elevação das enzimas hepáticas, porém nenhum destes achados é específico da doença, principalmente em doentes graves.

A suspeição clínica da CAA deve estar presente entre as hipóteses diagnósticas, principalmente entre médicos que acompanham pacientes graves.

Após o diagnóstico, a tomada de decisão deve ser rápida, considerando que a intervenção cirúrgica precoce é o principal recurso para melhorar o prognóstico destes pacientes.

## Diagnóstico

A ultrassonografia (USG) abdominal deve ser o exame inicial na suspeita de CAA. É amplamente disponível, pode ser realizada à beira do leito, apresenta boa acurácia diagnóstica, com sensibilidade de 67 a 92% e especificidade acima de 90%.

Os principais achados são:

- Vesícula biliar (VB) com parede espessada (superior a 3-4 mm), na ausência de ascite ou hipoalbuminemia;
- Líquido pericolecístico;
- Sinal de Murphy ultrassonográfico: hipersensibilidade sobre a VB, localizada ultrassonograficamente;
- Ausência de cálculos na VB ou lama biliar.

A radiografia simples de abdome pode demonstrar a presença de ar intramural na topografia de VB.

A combinação dos achados clínico-laboratoriais, muitas vezes inespecíficos, com USG sequencial e, eventualmente, com o auxílio de tomografia computadorizada (TC) e cintilografia hepatobiliar, pode levar ao diagnóstico.

## Tratamento

O tratamento clínico com antibióticos e suporte hemodinâmico (comumente com o uso de drogas vasoativas) é necessário na maioria dos casos. Constitui, assim, o preparo para o tratamento definivo, a colecistectomia. Em virtude do alto risco de evolução rápida para complicações, como grangrena e perfuração da VB, é necessária uma intervenção imediata. A mortalidade pode chegar a 75% se o tratamento for tardio, reduzindo para 30% quando é imediato.

Em pacientes instáveis, procedimentos menos invasivos, como a colecistostomia percutânea ou endoscópica, podem ser realizados inicialmente e a colecistectomia definitiva protelada para após estabilização do quadro. A colecistectomia deve ser realizada prontamente se houver sinais sugestivos de necrose, perfuração ou colecistite enfisematosa.

## Colesterolose

É uma anormalidade histológica adquirida, caracterizada por acúmulo excessivo de ésteres de colesterol e triglicerídeos em macrófagos do epitélio da VB. Baseada em estudos de autópsias, sua prevalência é de cerca de 12% e raramente ocorre em crianças. Até os 60 anos, é mais comum em mulheres, depois dessa idade a diferença entre os sexos se torna menor.

O depósito de lipídeos na VB pode ser classificado em quatro tipos: difuso (80% dos casos), pólipos isolados (10%), forma difusa associada a pólipos (10%) ou focal. Apresenta fatores de riscos semelhantes aos da litíase biliar, entretanto, as duas condições ocorrem independentemente e, em geral, não coexistem.

*Parte 1 • Pâncreas e Vias Biliares*

## Quadro clínico

Frequentemente é assintomática, mas pode estar associada à dor biliar acalculosa.

## Exames complementares

Raramente é suspeitada por meio de USG, sobretudo na forma difusa, que é a mais comum. A sensibilidade do exame é maior nas formas polipoides, dependendo do tamanho do pólipo. Portanto, comumente o diagnóstico é feito apenas após a colecistectomia.

## Tratamento

Nesses casos, não há recomendação de tratamento cirúrgico, a menos que o paciente seja sintomático.

# Adenomiomatose

Trata-se de uma lesão hiperplásica adquirida, caracterizada pela proliferação excessiva do epitélio de superfície, com invaginações até a muscular espessada ou mais profundamente, de etiologia desconhecida. A prevalência é de cerca de 1% dos pacientes submetidos à colecistectomia e é três vezes mais comum em mulheres, sendo que sua frequência aumenta com a idade.

Geralmente é benigna, sem potencial de transformação maligna, não está relacionada a adenomas do epitélio gastrintestinal ou a câncer de VB. Pode envolver toda a VB (forma difusa) ou, mais comumente, localizar-se no fundo da mesma, caso em que é designada como adenomioma. Mais raramente, pode limitar-se a um segmento anular (forma segmentar).

## Quadro clínico

A maioria dos indivíduos é assintomática, mas pode cursar com dor biliar em alguns casos.

## Exames complementares

O diagnóstico costuma ser acidental no pós-operatório, entretanto pode ser realizado no pré-operatório, por meio de exames radiológicos.

Os achados ultrassonográficos apresentam precisão diagnóstica de 66%, com espessamento difuso ou segmentar da parede vesicular (maior do que 4 mm), associado a divertículos intramurais. A precisão diagnóstica é maior com a TC (75%) e ressonância magnética de abdome (93%).

## Tratamento

A colecistectomia está indicada na presença de dor biliar, associação com cálculos biliares, suspeita de lesão tumoral associada, especialmente quando maior que 10 mm, ou na forma segmentar.

*Capítulo 4 • Doença Biliar Alitiásica, Colesterolose, Adenomiomatose e Pólipos de Vesícula Biliar*

# Pólipos de Vesícula Biliar

## Introdução

Os pólipos de vesícula biliar são caracterizados por qualquer projeção da mucosa na luz vesicular. Apresentam etiologia desconhecida e estão presentes em 1 a 4% das USG de abdome e em até 13,8% das colecistectomias. Podem ser benignos ou malignos. Os benignos podem ser subdivididos em neoplásicos e não neoplásicos. A maior parte deles não é neoplásica, mas sim decorrente de depósitos lipídicos (colesterolose), adenomiomatose ou inflamação. Apenas 5% são neoplásicos, sendo o adenoma o mais comum.

A lesão maligna mais comum é o adenocarcinoma de VB, cuja frequência é maior do que a do adenoma. O maior preditor de malignidade é o tamanho do pólipo. Quando maiores do que 1 cm, a possibilidade de malignidade deve ser considerada e quando medem mais do que 2 cm, quase sempre são malignos. Idade acima de 50 a 60 anos, também está mais associada à malignidade.

## Quadro clínico

Em geral, são assintomáticos e diagnosticados acidentalmente durante uma colecistectomia por cálculos biliares ou por exames de imagem realizados por outras razões. Quando são sintomáticos, o quadro clínico assemelha-se ao da dor biliar.

Eventualmente, os pólipos podem se soltar da VB e obstruir o ducto cístico ou o colédoco, causando dor biliar, colecistite, icterícia obstrutiva ou pancreatite, da mesma forma que um cálculo.

## Exames complementares

Exames de imagem, em geral, são insuficientes para excluir a natureza maligna ou pré-maligna dos pólipos. A USG de abdome detecta 80% dos pólipos com mais de 10 mm, mas tem baixa precisão na caracterização do tipo de pólipo. A ultrassonografia endoscópica é o exame mais sensível e específico na avaliação de lesões da VB, possibilitando avaliar a natureza dos pólipos com alta precisão.

## Tratamento

A colecistectomia eletiva está indicada: nos casos sintomáticos; quando há associação com litíase biliar; em pólipos maiores do que 10 mm; e nos portadores de colangite esclerosante primária.

Para os pólipos que medem entre 6 e 9 mm, em que a conduta expectante foi indicada, uma vigilância ultrassonográfica é recomendada inicialmente em 3 a 6 meses e, depois, anualmente após estabilização do tamanho do pólipo. Se houver aumento do tamanho do pólipo durante a vigilância, a cirurgia deve ser considerada.

Pacientes com pólipos de até 5 mm, devem repetir a USG em 1 ano e se o tamanho se mantiver estável, não há necessidade de seguimento.

# Bibliografia

Afdhal NH. Acalculous cholecystitis [acesso em 23 de junho de 2016]. Disponível em: <www.uptodate.com>.

Feldman M, Friedman LS e Brandt LJ. Sleisenger and Fordtran's gastrointestinal and liver disease. 9 ed. Capítulo 72. Philadelphia: Saunders Elsevier, 2010.

Zakko WF e Zakko SF. Gallbladder polyps and cholesterolosis [acesso em 23 de junho de 2016]. Disponível em: <www.uptodate.com>.

# Capítulo 5

# Neoplasias Císticas do Pâncreas

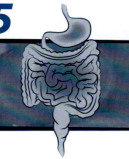

Carmelia Maria Noia Barreto
Renato Duffles Martins

## Introdução

Lesões císticas do pâncreas trazem, com frequência, dificuldades no seu diagnóstico e no manejo terapêutico. Parte das dúvidas que surgem é decorrente das várias possibilidades diagnósticas. Os cistos pancreáticos podem ser inflamatórios ou neoplásicos, mucinosos ou serosos, com ou sem comunicação ductal, ou ainda com ou sem invasão focal. Essas são algumas particularidades que exigem investigação adequada para decidir a melhor abordagem terapêutica. O conjunto de informações, que se inicia com a situação clínica de cada paciente, suas comorbidades e a definição do tipo de lesão, é fundamental para decidir entre abordagem cirúrgica ou conservadora.

O achado de lesões císticas do pâncreas ocorre em cerca de 2% dos exames radiológicos e, destes, mais de 50% são neoplasias císticas pancreáticas. Os principais subtipos histológicos dos tumores são: císticos serosos, císticos mucinosos e mucinosos papilares intraductais. O tumor pseudopapilar (ou tumor de Frantz) é uma lesão solidocística, sendo um subtipo mais raro e que acomete mais o gênero feminino entre a 2ª e a 3ª décadas de vida. As demais neoplasias císticas pancreáticas geralmente ocorrem entre a 5ª e a 7ª décadas.

## Quadro clínico

O quadro clínico varia de acordo com o tipo histológico de cada neoplasia cística:
- Neoplasias císticas serosas (NCS): na maioria dos casos, constitui achado incidental em pacientes assintomáticos. Entretanto, quando aumentam de volume, podem causar dor abdominal ou compressão de estruturas adjacentes (ducto pancreático, ductos biliares ou piloro). São mais frequentes em mulheres, com potencial de degeneração maligna próximo de zero;

- **Neoplasias císticas mucinosas (NCM):** também costumam ser diagnosticadas como achado radiológico incidental (com ou sem indícios de malignidade), mas dor abdominal ou efeito de massa podem incitar o diagnóstico. Ainda, podem ocorrer pancreatite recorrente, obstrução gástrica, icterícia e perda ponderal, sobretudo nas lesões de características malignas. Acometem quase exclusivamente mulheres e o potencial de malignização é moderado;
- **Neoplasias mucinosas papilares intraductais (NMPI ou IPMN):** dor abdominal e perda de peso são as queixas mais comuns; história de pancreatite aguda recorrente e pancreatite aguda ao diagnóstico também são frequentes. Diagnóstico radiológico incidental, com características malignas, ocorre em cerca de 25% dos casos. Os principais sintomas de malignização são dor lombar, anorexia, esteatorreia, icterícia e diabetes de início recente. A NMPI acomete igualmente homens e mulheres; o potencial de degeneração maligna é alto se acometer o ducto principal, porém se acometer ductos acessórios, o potencial é baixo a moderado;
- **Neoplasias pseudopapilares sólidas (NPS):** dor abdominal e massa palpável são os sintomas mais comuns; náuseas, vômitos e perda ponderal também são frequentes; menos comumente, podem ocorrer anemia, icterícia, obstrução gastrintestinal e pancreatite. Pelo menos em 15% dos casos são diagnosticadas como achado incidental. São mais frequentes em mulheres do que em homens, com potencial de malignização moderado a alto.

## Exames complementares

A avaliação radiológica constitui o primeiro e mais importante exame complementar na suspeita de neoplasia cística do pâncreas. O objetivo é identificar lesões com características malignas ou de possível potencial maligno e evitar exames sem a devida indicação clínica. Com exceção dos tumores císticos serosos, os demais cistos apresentam potencial de malignização.

O exame mais indicado para avaliar as características do cisto é a ressonância magnética (RM) com colangiopancreatografia por ressonância magnética (CPRM). Na indisponibilidade desse exame, uma alternativa é a tomografia computadorizada (TC) com protocolo para pâncreas. O objetivo é definir as características do cisto, além das características de possível malignização, citadas a seguir:

- Cisto com diâmetro superior a 3 cm;
- Presença de componente sólido;
- Dilatação do ducto principal (ducto de Wirsung).

Os principais achados radiológicos das neoplasias císticas pancreáticas são:

- **NCS:** lesão bem delimitada e geralmente multicística. A calcificação central é praticamente patognomônica e encontra-se presente em 20% dos casos;
- **NCM:** neste caso, o melhor método diagnóstico é a TC de abdome contrastada. A lesão cística pode ser unilocular ou septada, com microcalcificações

de permeio em 15% dos casos. Os achados relacionados com transformação maligna são: tamanho (diâmetro superior a 5 cm), parede cística espessa ou irregular, componente sólido ou massa em conteúdo interno ou calcificações na parede do cisto;

- **NMPI:** pode envolver ducto principal (de Wirsung), ducto acessório (de Santorini) ou ambos. No ducto principal, há dilatação parcial ou total do ducto sem obstrução, com conteúdo de mucina, sendo mais frequente e com pior prognóstico quando localizado na cabeça do pâncreas. Quando há acometimento do ducto acessório ocorre dilatação de um dos lados do ducto, sendo mais comum na cabeça do pâncreas ou no processo uncinado. A CPRM é o exame de escolha para avaliar se existe comunicação das lesões com o sistema ductal. A TC deve complementar o diagnóstico e detectar componentes sólidos;

- **NPS:** o exame preferencial é a RM, sendo a imagem compatível com conteúdo sólido misto associado à lesão cística, além de lesões bem delimitadas no conteúdo sólido. Apresenta baixo sinal em T1 e alto sinal em T2, além de características heterogêneas precoces quando comparada ao adenocarcinoma ou aos tumores neuroendócrinos pancreáticos.

A ultrassonografia endoscópica (USE) é um exame fundamental para a coleta de material da lesão por punção por agulha fina (PAAF). O aspecto macroscópico do aspirado, a citologia, a pesquisa de mucina e a dosagem do antígeno carcinoembrionário (CEA) devem ser feitos de rotina. Os marcadores moleculares diagnósticos (*KRAS, GNAS, VHL, CTNNB1*) e prognósticos (*TP53, PIK3CA, PTEN*) ainda não estão disponíveis para uso habitual. As principais características dos aspirados císticos pancreáticos são:

- **NCS:** aspirado de consistência fluida, sanguinolento, com células positivas para glicogênio. O nível de CEA é inferior a 5 a 20 ng/mL. Na análise de DNA, há perda do alelo no cromossomo 3p na mutação do VHL. Se os achados radiológicos forem típicos, a análise do aspirado cístico é desnecessária para o diagnóstico de NCS;

- **NCM:** aspirado viscoso, rico em células colunares com atipia, positivas para mucina. O CEA é superior a 200 ng/mL em 75% das lesões. A análise de DNA evidencia mutação do gene *K-RAS* (especificidade superior a 90% e sensibilidade de 50%). Há perda de alelos cromossômicos nos casos de malignização;

- **NMPI:** aspirado viscoso ou fluido, que apresenta as mesmas características citológicas e de níveis de CEA das NCM, diferenciando-se destas no perfil da análise de DNA (há mutação do gene *K-RAS* e do gene *GNAS*), mantendo o padrão de perda de alelos cromossômicos nas lesões malignas;

- **NPS:** aspirado sanguinolento, com células papilares e estroma mixoide, além de alta probabilidade de apresentar componente sólido. Na literatura, não há dados quanto à quantificação do CEA no aspirado. A análise do DNA mostra mutação do gene *CTNNB1*.

*Capítulo 5 • Neoplasias Císticas do Pâncreas*

# Classificação histológica

A classificação da Organização Mundial da Saúde (OMS) para as neoplasias císticas pancreáticas é de 2000, feita por Zamboni e colaboradores, baseada no tipo histológico de cada tumor (Tabela 5.1).

**Tabela 5.1.** Classificação das neoplasias císticas pancreáticas (OMS)

| NCS | Cistoadenoma seroso | Adenoma microcístico seroso |
|---|---|---|
| | | Adenoma oligocístico seroso |
| | Cistoadenocarcinoma seroso | |
| NCM | Cistoadenoma mucinoso | |
| | Cistoadenoma mucinoso com displasia moderada | |
| | Cistoadenoma mucinoso não invasivo | |
| | Cistoadenoma mucinoso invasivo | |
| NMPI | Adenoma mucinoso papilar intraductal | |
| | Adenoma mucinoso papilar intraductal com displasia moderada | |
| | Carcinoma mucinoso papilar intraductal não invasivo | |
| | Carcinoma mucinoso papilar intraductal invasivo | |
| NPS | Neoplasia pseudopapilar sólida | |
| | Carcinoma pseudopapilar sólido | |

NCS: neoplasias císticas serosas; NCM: neoplasias císticas mucinosas; NMPI: neoplasias mucinosas papilares intraductais; NPS: neoplasias pseudopapilares sólidas.

# Tratamento e seguimento

A maioria dos cistos pode ser acompanhada por exames de imagem, porém a cirurgia é indicada se a citologia for positiva ou se houver complicações decorrentes da neoplasia, tais como pancreatite, obstrução biliar, características malignas ou com potencial de malignização. A indicação cirúrgica deve levar em conta a idade, o desempenho funcional e as comorbidades do paciente. Se for optado por tratamento cirúrgico, a pancreatoduodenectomia com preservação do piloro é opção para lesões de cabeça de pâncreas e a pancreatectomia distal é indicada nas lesões em corpo e cauda.

Outra opção terapêutica é a embolização química dos cistos, seja com etanol, seja com quimioterápico (como o paclitaxel).

O seguimento clínico pós-cirurgia dependerá dos achados anatomopatológicos. Se há evidência de câncer ou displasia de alto grau, recomenda-se RM a cada 2 anos. Também se o paciente tem forte história familiar ou apresentou NMPI, é necessário fazer seguimento clínico, sem deixar de analisar a peça cirúrgica para avaliar indicação de tratamento oncológico.

A Figura 5.1 resume o diagnóstico, tratamento e acompanhamento das neoplasias císticas pancreáticas.

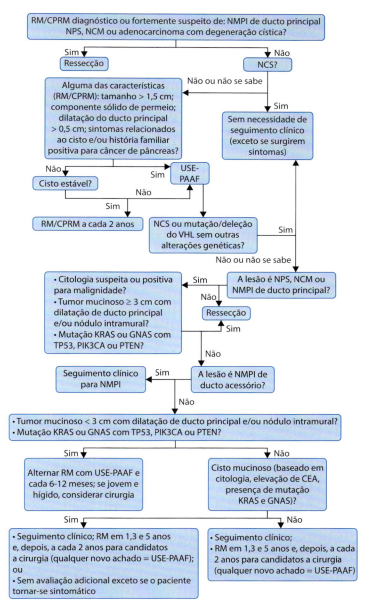

**Figura 5.1.** Algoritmo de diagnóstico e manejo das neoplasias císticas pancreáticas. RM: ressonância magnética; CPRM; colangiopancreatografia por ressonância magnética; NMPI: neoplasias mucinosas papilares intraductais; NPS: neoplasias pseudopapilares sólidas; NCM: neoplasias císticas serosas; NCS; Neoplasias císticas serosas; USE; ultrassonografia endoscópica; PAAF: punção aspirativa por agulha fina; CEA: antígeno carcinoembrionário.

*Capítulo 5 • Neoplasias Císticas do Pâncreas*

# Bibliografia

Brugge WR, Lewandrowski K, Lee-Lewandrowski E, Centeno BA, Szydlo T, Regan S, del Castillo CF, Warshaw AL. Diagnosis of pancreatic cystic neoplasms: a report of the cooperative pancreatic cyst study. Gastroenterology 2004;126(5):1330-6.

Khalid A, Brugge WR. ACG practice guidelines for the diagnosis and management of neoplastic pancreatic cysts. Am J Gastroenterol 2007;102(10):2339-49.

Khalid A, McGrath K. Pancreatic cystic neoplasms: clinical manifestations, diagnosis, and management. In: UpToDate, Post TW (Ed), UpToDate, Waltham MA. (Acessado em: 28 de dezembro, 2016.)

Vege SS, Ziring B, Jain R, Moayyedi P; Clinical Guidelines Committee; American Gastroenterology Association. American gastroenterological association institute guideline on the diagnosis and management of asymptomatic neoplastic pancreatic cysts. Gastroenterology 2015;148(4):819-22.

Yu MH, Lee JY, Kim MA, Kim SH, Lee JM, Han JK, Choi BI. MR imaging features of small solid pseudopapillary tumors: retrospective differentiation from other small solid pancreatic tumors. AJR Am J Roentgenol 2010;195(6):1324-32.

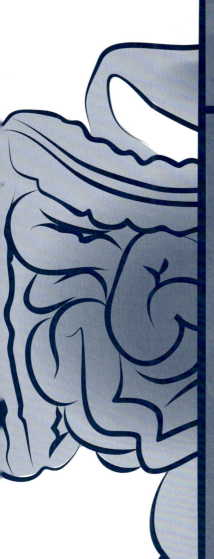

Parte
**2**

*Esôfago e Estômago*

Capítulo **6**

# Doença do Refluxo Gastresofágico e Esôfago de Barrett

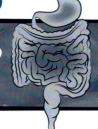

*Luíza Fabres do Carmo*
*Luciana Camacho-Lobato*

## Introdução

A doença do refluxo gastresofágico (DRGE) é uma das doenças mais comuns do trato gastrintestinal e a mais frequente causa de consulta ao gastrenterologista (aproximadamente 9 milhões de consultas no ano de 2009 nos Estados Unidos). Sua prevalência é estimada em 10 a 20% nos países ocidentais (12% no Brasil) e vem aumentando desde 1995, principalmente na América do Norte e leste da Ásia.

A DRGE acomete todas as faixas etárias, sendo mais frequente em adultos do que em crianças. Ambos os sexos são acometidos igualmente, porém a incidência de esofagite erosiva e de complicações é mais comum no sexo masculino, principalmente após os 50 anos.

A definição mais utilizada mundialmente é a proposta pelo Consenso de Montreal, que determina a DRGE como condição que se desenvolve quando o conteúdo gástrico retorna ao esôfago, causando sintomas e/ou complicações importantes. A DRGE tem reconhecido impacto sobre a qualidade de vida (sono de baixa qualidade, acometimento dos componentes físico e social) e produtividade no trabalho dos pacientes (redução de horas trabalhadas e do rendimento), sendo esta mais acentuada nos casos de refluxo de decúbito.

## FISIOPATOGENIA

A DRGE é uma doença multifatorial que se instala principalmente por relaxamento transitório espontâneo do esfíncter inferior do esôfago (rtEIE) com ou sem redução do tônus basal do esfíncter inferior do esôfago (EIE), possivelmente em decorrência de alimentação, hormônios, medicações, presença de hérnia hiatal, redução do clareamento esofagiano, esvaziamento gástrico e alteração da barreira mucosa. A presença de refluxo de decúbito é um agravante que propicia lesões de mucosa e/ou complicações.

Pode-se dizer, portanto, que a DRGE decorre do desequilíbrio entre fatores protetores (barreira antirrefluxo na junção esofagogástrica [JEG], depuração esofágica e resistência mucosa) e agressores (acidez e volume do conteúdo refluído e presença de conteúdo duodenal).

A barreira antirrefluxo, localizada junto à JEG, é composta pelo EIE (considerado na teoria dos dois esfíncteres como esfíncter interno) e a porção crural do diafragma (denominada esfíncter externo). O EIE deve apresentar tônus basal entre 10 e 45 mmHg e comprimento total e abdominal mínimos de 2 cm e 1 cm, respectivamente. O seu sinergismo com a crura diafragmática se deve às diferentes constituições musculares dos dois esfíncteres, sendo o esfíncter interno composto por musculatura lisa, que apresenta resposta lenta e mantida aos aumentos pressóricos, e o esfíncter externo por musculatura estriada, com resposta rápida e não sustentada às variações pressóricas. O rtEIE é o mecanismo mais comum de refluxo gastresofágico (RGE) (48 a 73% dos episódios). A hérnia hiatal é um fator contribuinte, mas não determinante para o RGE. Sua importância aumenta conforme maior for o seu tamanho, sendo 94% dos casos de esofagite erosiva associados à sua presença.

A depuração esofágica de ácido compreende a devolução do conteúdo refluído ao estômago com auxílio do peristaltismo esofágico (depuração mecânica) e o tamponamento esofagiano pelo bicarbonato salivar e/ou secretado pelas glândulas esofagianas distais (depuração química). A resistência mucosa pode ser subdividida em pré-epitelial, epitelial e pós-epitelial, que agem em conjunto para minimizar os danos à mucosa pelo RGE. O principal fator lesivo à mucosa esofágica é a secreção gástrica ácida, composta pelo ácido clorídrico e a pepsina ativada, causando aumento da permeabilidade intercelular. Esse achado foi comprovado à microscopia eletrônica pelo encontro de espaços intercelulares progressivamente alargados em pacientes com as formas erosiva e não erosiva (NERD, do inglês *non erosive reflux disease*) da doença. O conteúdo duodenal, composto por ácidos biliares e enzimas pancreáticas, pode agravar a lesão esofágica produzida pela secreção gástrica ácida.

## Diagnóstico

De acordo com o consenso de Montreal, o quadro clínico da DRGE pode ser dividido em síndromes, como descrito na Tabela 6.1.

O diagnóstico presuntivo da DRGE é realizado pela presença de pirose, com frequência mínima de duas vezes na semana. O achado de pirose e regurgitação (sintomas típicos), descritas pelo paciente de forma clara e espontânea (anamnese inequívoca), foi associado a valor preditivo positivo (VPP) de 70% (sensibilidade de 66 e 73% e especificidade de 53 e 58%, respectivamente para pirose e regurgitação). O VPP cai para 46% quando a anamnese é induzida/influenciada pelo médico assistente. O uso de questionários específicos como, por exemplo, o questionário de DRGE (RDQ) demonstra resultados semelhantes (67% sensibilidade e 70% de especificidade).

De acordo com dados da literatura internacional, o teste de supressão ácida com inibidor de bomba de prótons (IBP) não aumenta a precisão diagnóstica e quando negativo não exclui DRGE.

**Tabela 6.1.** Classificação das manifestações da DRGE pelo consenso de Montreal

| | | |
|---|---|---|
| Síndrome esofágica | Síndrome de sintomas | ■ Sintomas típicos<br>■ Dor torácica por refluxo |
| | Síndrome com lesão esofágica | ■ Esofagite erosiva<br>■ Estenose esofágica<br>■ Esôfago de Barrett<br>■ Adenocarcinoma de esôfago |
| Síndrome extraesofágica | Associações estabelecidas | ■ Tosse por refluxo<br>■ Laringite por refluxo<br>■ Asma por refluxo<br>■ Erosão dentária por refluxo |
| | Associações sugeridas | ■ Faringite<br>■ Sinusite<br>■ Fibrose pulmonar idiopática<br>■ Otite média recorrente |

A dor torácica de origem esofágica pode ser decorrente da DRGE, mais frequentemente, ou de distúrbios motores do esôfago. Suas características são muito semelhantes com a angina e a doença cardíaca deve ser sempre descartada.

Sintomas atípicos (epigastralgia, náusea, distensão abdominal, eructação e sintomas dispéticos) podem estar presentes, mas é difícil distingui-los de outras doenças, principalmente frente à elevada prevalência de dispepsia na população geral (38%).

A frequência e a gravidade do quadro clínico, no entanto não se correlacionam com o grau de lesão esofágica.

As síndromes extraesofagianas se apresentam em associação às síndromes esofagianas em 20 a 50% dos casos, sendo sua etiologia multifatorial, razão pela qual o benefício da terapêutica antirrefluxo nem sempre é muito evidente. O diagnóstico dessas manifestações não deve ser baseado unicamente nos achados da nasofibrolaringoscopia.

Alguns pacientes podem ser assintomáticos, particularmente os mais idosos, por menor acidez do material refluído ou pela diminuição da percepção da dor.

Os exames complementares utilizados para o manejo da DRGE são descritos nas Tabelas 6.2 a 6.4 .

## TRATAMENTO

Os objetivos terapêuticos incluem o alívio de sintomas, a cicatrização das erosões, a prevenção de complicações e a preservação da qualidade de vida do paciente, devendo ser contemplados em ambas as fases, aguda e de manutenção.

### Mudanças no estilo de vida

A elevação da cabeceira da cama e a redução do peso são as intervenções mais importantes e inquestionáveis quanto à sua eficácia. Outras mudanças que podem

*Capítulo 6 • Doença do Refluxo Gastresofágico e Esôfago de Barrett*

**Tabela 6.2.** Exames complementares para avaliação de DRGE

| Exame | Indicação | Observações |
|---|---|---|
| Endoscopia Digestiva Alta (EDA) | ■ Presença de sinais de alarme (disfagia, emagrecimento, vômitos, sangramento gastrointestinal);<br>■ Rastreamento para esôfago de Barrett em pacientes de alto risco (homens, brancos, obesos, com mais de 50 anos e sintomas crônicos);<br>■ Dor torácica (após avaliação cardíaca);<br>■ Ausência de resposta ao teste de supressão ácida com IBP.<br>■ Repetir EDA:<br>  • Após pelo menos 8 semanas de tratamento nas esofagites erosivas graus C e D de Los Angeles (considerar nos graus A e B);<br>  • Sintomas novos;<br>  • Vigilância endoscópica no esôfago de Barrett (descrita adiante). | ■ Permite avaliar erosões e, portanto, classificar a DRGE nas formas erosiva e não erosiva (ver classificação endoscópica de Los Angeles na Tabela 6.3 e de Savary-Miller modificada na Tabela 6.4);<br>■ Permite avaliar complicações da DRGE;<br>■ Possibilita eventuais diagnósticos diferenciais;<br>■ Sensibilidade é baixa (erosões estão presentes em cerca de um terço dos pacientes), mas com excelente especificidade. |
| pHmetria esofágica de 24 horas | ■ Pré-operatório de DRGE não erosiva;<br>■ Diagnóstico duvidoso de DRGE;<br>■ Sintomas persistentes ou recorrentes após fundoplicatura;<br>■ Manifestações extraesofágicas;<br>■ Sintomas refratários (se impedâncio-pHmetria indisponível). | ■ Índice de falso-negativo: 25%;<br>■ Permite correlação dos sintomas com os episódios de RGE;<br>■ Sistema "BRAVO®" (pHmetria por cápsula wireless, sem cateter): menos desconforto e menor interferência com as atividades diárias. É particularmente útil para monitorizações prolongadas para controle de medicação. Permite registros de até 4 dias, na dependência da permanência da cápsula aderida à mucosa. |
| Impedâncio-pHmetria de 24 horas | ■ Sintomas refratários. | ■ Permite a identificação de refluxo ácido e minimamente acídico. |
| Manometria esofágica | ■ Avaliação pré-operatória (avaliar peristaltismo esofágico);<br>■ Antes da pHmetria, para localização do EIE;<br>■ Avaliação de dor torácica e disfagia, após EDA (para descartar distúrbios motores). | ■ Não é recomendada para diagnóstico de DRGE, sendo, no entanto, indispensável para implantação de pHmetria. |
| Esofagograma | ■ Avaliação de disfagia. | ■ Não está recomendada para diagnóstico de DRGE. |

IBP: inibidor de bomba de prótons; DRGE: refluxo gastresofágico; EIE: esfíncter inferior do esôfago.

*Parte 2 • Esôfago e Estômago*

**Tabela 6.3.** Classificação endoscópica de Los Angeles para esofagite erosiva

| |
|---|
| ■ Grau A: uma ou mais erosões, não coalescentes, ≤ 5 mm |
| ■ Grau B: uma ou mais erosões, não coalescentes, > 5 mm |
| ■ Grau C: erosões confluentes, que ocupam menos de 75% da circunferência esofágica |
| ■ Grau D: erosões que ocupem mais do que 75% da circunferência esofágica |

**Tabela 6.4.** Classificação endoscópica de Savary-Miller modificada para esofagite erosiva

| |
|---|
| ■ Grau I: erosão única, em uma prega longitudinal |
| ■ Grau II: erosões múltiplas, em mais de uma prega esofágica |
| ■ Grau III: erosões circunferenciais |
| ■ Grau IV: úlcera ou estenose associada à esofagite graus I a III |
| ■ Grau V: esôfago de Barrett, associado ou não à esofagite graus I a III |

ser adotadas incluem o decúbito lateral esquerdo, evitar roupas apertadas, evitar álcool e tabagismo, mudanças na dieta e não se deitar antes de 2 a 3 horas após as alimentações. A proibição indiscriminada de alimentos deve ser evitada e a alimentação deve ser adaptada de acordo com a sensibilidade individual.

## Tratamento farmacológico

### Antiácidos

Funcionam como tampão do ácido gástrico trazendo alívio imediato dos sintomas por curtos períodos, mas não cicatrizam erosões. Posologia: hidróxido de alumínio 640 mg, até cinco a seis vezes/dia, se sintomas; hidróxido de magnésio 5 a 15 mL (1.282 mg), se sintomas (dose máxima: 45 mL/dia) e; carbonato de cálcio 500 mg, uma a quatro cápsulas, se sintomas (dose máxima: 8 g/dia).

### Alginato

Solução viscosa que flutua dentro do estômago, reduzindo o bolsão ácido proximal no estômago, no período pós-prandial. São úteis para pacientes com sintomas leves de DRGE, especialmente no período pós-prandial. Posologia: alginato de sódio 500 mg a 1 g, até quatro vezes/dia, se sintomas.

### Agentes de superfície

Aderem à superfície mucosa, promovendo cicatrização e protegendo da lesão péptica, por meio de mecanismos não completamente esclarecidos. Entretanto, apresentam curta duração e eficácia limitada quando comparado aos inibidores da bomba de prótons (IBP). Posologia: sucralfato 1 g, duas a quatro vezes/dia.

### Bloqueadores dos receptores de histamina-2 ($BH_2$)

Aliviam sintomas por 6 a 10 horas. Podem ser usados para terapia de manutenção em pacientes sem esofagite erosiva. Entretanto, a taquifilaxia ocorre em poucas semanas.

*Capítulo 6 • Doença do Refluxo Gastresofágico e Esôfago de Barrett*

- **Posologia:** famotidina 20 mg, ranitidina 150 mg, nizatidina 150 mg e cimetidina 400 mg, duas vezes/dia, antes das refeições. A administração noturna pode ser benéfica em pacientes com sintomas persistentes por escape de ácido noturno na vigência de IBP administrado duas vezes/dia.

### Inibidores da bomba de prótons (IBPs)

Constituem o tratamento inicial de escolha para DRGE. O alívio sintomático geralmente ocorre em 1 a 2 semanas e a cicatrização de erosões em 4 a 8 semanas. Posologia: omeprazol 20 mg, lansoprazol 30 mg, pantoprazol 40 mg, rabeprazol 20 mg e esomeprazol 40 mg, uma vez/dia, 30 minutos antes da primeira refeição, por 8 semanas. Em pacientes com resposta parcial, uma segunda dose pode ser acrescentada antes da refeição noturna.

A recorrência dos sintomas em 6 meses após a interrupção da medicação é alta, principalmente na forma erosiva. A terapia de manutenção é indicada para pacientes com recidiva sintomática após a suspensão do IBP e/ou complicações da doença. A dose ideal de manutenção é a menor necessária para controle dos sintomas.

A eficácia entre os diferentes IBPs é semelhante, mas o esomeprazol é superior na cicatrização de erosões, especialmente nas formas mais graves (estádios C e D da classificação de Los Angeles).

Os IBPs são em geral, bem tolerados, sendo diarreia, cefaleia e dispepsia os efeitos colaterais mais comumente encontrados em associação aos IBP de 1ª geração (omeprazol, lansoprazol e pantoprazol). Pólipos de glândulas fúndicas, pneumonia, infecções entéricas e diminuição da absorção de vitamina B12 e cálcio, também foram associados aos IBP. Fraturas de quadril, osteoporose, xerostomia e aumento do risco cardiovascular em pacientes que usam clopidogrel são potenciais efeitos colaterais associados.

### Pró-cinéticos

Têm o objetivo de aumentar o esvaziamento gástrico, o tônus basal do EIE e o clareamento esofagiano, pela indução da secreção salivar. Efeitos colaterais são frequentes, sendo menores com a domperidona. São eles: sonolência, agitação, irritabilidade, depressão, distonia, discinesia e aumento do intervalo QT (domperidona). Posologia: metoclopramida 10 mg, três vezes/dia, antes das refeições; domperidona e bromoprida 10 a 20 mg, três vezes/dia, antes das refeições.

### Betanecol

Agonista muscarínico direto, visa a aumentar a amplitude da onda de contração esofágica, sendo indicado nos casos de motilidade esofagiana ineficaz. Posologia: 10 a 50 mg, três a quatro vezes/dia.

### Baclofeno

Agonista do sistema GABA, reduz a frequência de rtEIE. Posologia: 5 a 20 mg, três vezes/dia. Está indicado em pacientes com sintomas refratários, com o intuito de induzir redução adicional de episódios de refluxo ácido ou minimamente ácido, associados aos rtEIE.

## Tratamento cirúrgico

Realizado por meio da fundoplicatura, que aumenta a pressão basal do EIE, diminuindo os episódios de rtEIE e inibindo o relaxamento completo do EIE. Sua eficácia não é superior ao tratamento medicamentoso. A resposta dos sintomas ao tratamento clínico é um preditor de sucesso do tratamento cirúrgico. Pacientes resistentes às medicações podem ter outra etiologia para suas queixas e devem ter cautela quanto à indicação cirúrgica. As indicações de cirurgia na DRGE são:

- Pacientes saudáveis com sintomas bem controlados com IBP que desejam uma terapia alternativa ao tratamento clínico de manutenção;
- Pacientes com regurgitação de volume e sintomas de aspiração não controlados;
- Estenose péptica recorrente em pacientes jovens;
- Opção para pacientes com manifestações extraesofágicas, responsivas aos IBP.

A investigação necessária no pré-operatório é feita por meio de EDA para excluir malignidades ou complicações; manometria esofágica para excluir distúrbios de motilidade; e pHmetria para confirmar o diagnóstico de DRGE quando não há esofagite ou quando a esofagite não responde ao tratamento clínico.

A mortalidade é rara, mas as queixas pós-operatórias ocorrem em 25% dos casos e incluem disfagia, distensão gasosa, diarreia e aumento da flatulência.

A cirurgia não garante cura permanente, com recorrência dos sintomas em longo prazo em 10 a 15% dos pacientes, nos melhores centros.

## Terapias endoscópicas

As técnicas utilizadas abrangem energia térmica para induzir constrição do EIE, injeções intramurais de substâncias inertes para aumentar a pressão do EIE e fundoplicatura endoscópica. A técnica Stretta aplica energia de radiofrequência no esôfago distal, reduzindo a incidência de rtEIE. Até o momento, as terapias endoscópicas não estão indicadas no tratamento da DRGE, devido à baixa eficácia, além de durabilidade e segurança pouco conhecidas.

## DRGE refratária

Definida como falência na melhora dos sintomas comprovadamente causados por refluxo e/ou na cicatrização de lesões, parcial ou completamente, com IBP administrado duas vezes/dia. Ocorre em 10 a 40% dos pacientes. O diagnóstico diferencial deve ser feito com outras doenças esofágicas, que podem causar sintomas semelhantes à DRGE, como distúrbios motores, neoplasias e anéis do esôfago, síndrome de ruminação, esofagite eosinofílica, infecciosa ou por anti-inflamatórios não esteroidais (AINE), além de gastroparesia.

As causas de refratariedade devem ser pesquisadas e corrigidas, quando possível. São elas: falta de adesão e uso incorreto da medicação; pirose funcional; hipersensibilidade ao RGE; refluxo minimamente ácido ou de ácidos biliares; refluxo ácido residual; escape ácido noturno; fenômeno do "bolsão de ácido proximal"; diferença

*Capítulo 6 • Doença do Refluxo Gastresofágico e Esôfago de Barrett*　　　**53**

entre os pacientes no metabolismo e biodisponibilidade dos IBP (hipermetabolizadores CYP2C19); e associação com distúrbios psiquiátricos.

Em pacientes com sintomas refratários ao uso de IBP em duas doses diárias, a primeira medida é reforçar a adesão às mudanças de estilo de vida e à medicação, além de afastar possíveis diagnósticos diferenciais. Posteriormente, pode ser avaliada a troca por outro IBP.

O melhor exame para avaliar a DRGE refratária é a impedâncio-pHmetria em uso de IBP. Está indicado para pacientes em que a adesão já foi avaliada e que estão em uso da medicação duas vezes/dia. A impedâncio-pHmetria em uso de IBP mostrará três cenários possíveis: refluxo ácido residual; refluxo minimamente acídico; e ausência de refluxo. Se o exame for normal, a persistência dos sintomas deverá ter outra causa que não a DRGE, como pirose funcional. Nesse caso, moduladores da dor, como antidepressivos tricíclicos, estão indicados. Nos casos de refluxo ácido residual, a adesão deverá ser reforçada e o IBP deverá ter sua dose revista ou ser trocado por outro IBP, se isso ainda não tiver sido realizado. Outra alternativa é acrescentar dose noturna de $BH_2$, visando ao tratamento do escape de ácido noturno, mas a tolerância que se desenvolve durante o uso prolongado dessas medicações limita essa opção. Na presença de refluxo minimamente acídico, o baclofeno é o fármaco de escolha.

## Complicações

### Hemorragia, úlceras e perfuração

Hemorragia grave e perfuração esofágica estão relacionadas a úlceras esofágicas profundas ou esofagite grave, raras na era dos IBP.

### Estenose péptica

Mais comum em homens com idade avançada. Os pacientes apresentam disfagia para sólidos, têm apetite e perdem pouco peso. Deve ser sempre investigada com EDA para excluir malignidades. Quando o diâmetro esofágico é menor do que 13 mm, a disfagia é comum e a dilatação esofágica é necessária. Injeção de corticosteroide intralesional pode ser considerada em estenoses refratárias.

### Esôfago de Barrett

O esôfago de Barrett (EB) é reconhecidamente uma complicação da DRGE, em que a exposição crônica ao refluxo composto por conteúdo gastroduodenal leva a erosão, inflamação e necrose do epitélio normal do esôfago (epitélio escamoso estratificado), com a sua posterior substituição pelo epitélio colunar metaplásico com células caliciformes característico do EB. A razão pela qual apenas alguns portadores de DRGE desenvolvem EB ainda não foi totalmente esclarecida. Fatores de risco para o desenvolvimento de EB incluem hérnia hiatal, hipotonia do EIE, redução do clareamento esofagiano, refluxo duodenogastresofágico, obesidade (principalmente a abdominal), uso de bisfosfonatos, tabagismo e etilismo.

*Parte 2 • Esôfago e Estômago*

Estimativas da prevalência mundial do EB variam entre 0,9 e 10%. É mais comum em homens brancos (80% dos casos), com idade entre 55 e 65 anos. A relação de prevalência entre homens e mulheres é de 2:1. O EB é um fator de risco para adenocarcinoma do esôfago, com incidência de 0,5% a 1% ao ano, na apresentação sem displasia.

## Diagnóstico

O rastreamento de EB, realizado por meio de EDA, visa a identificação de casos de precoces de displasia e, eventualmente, câncer. A demonstração de que somente 2,5% de pacientes submetidos ao rastreamento morrem de câncer do esôfago após 9 anos de acompanhamento fez com que o rastreamento fosse recomendado apenas para pacientes com múltiplos fatores de riscos para adenocarcinoma, chance de longevidade e condições clínicas que permitem o tratamento adequado em caso de displasia e/ou câncer.

O diagnóstico de EB é suspeitado endoscopicamente pela presença de epitélio de coloração alaranjada e textura aveludada acima da JEG. O diagnóstico, no entanto, é confirmado por meio do exame histopatológico com a identificação de metaplasia intestinal. Do ponto de vista clínico, os pacientes podem apresentar sintomas típicos de refluxo (pirose, regurgitação) e até disfagia, sendo os portadores de segmento longo mais frequentemente assintomáticos.

## Classificação

Do ponto de vista endoscópico, o EB pode ser classificado em:

- Segmento longo (0,3 a 2%): quando o epitélio metaplásico se estende por pelo menos 3 cm acima da JEG;
- Segmento curto (5 a 30%): quando o epitélio metaplásico se estende por até 3 cm.

A prevalência de displasia é maior no segmento longo (20 a 35%) que no curto (6 a 8%) e, por consequência, a prevalência de adenocarcinoma do esôfago é 7 a 15 vezes maior no EB de segmento longo. No entanto, a prevalência mais elevada de EB de segmento curto faz com que o número total de casos de adenocarcinoma de esôfago seja semelhante nos dois casos.

Do ponto de vista histopatológico, o EB divide-se em: sem displasia; com displasia de baixo grau; e com displasia de alto grau. Antes das células neoplásicas se tornarem malignas, elas sofrem anormalidades citológicas e arquiteturais, conhecidas como displasia, classificada de acordo com o grau de alterações nucleares, perda da maturação citoplasmática e aglomeração de túbulos e superfícies viliformes.

## Vigilância endoscópica

A vigilância endoscópica é realizada por meio de biópsia endoscópica nos quatro quadrantes do esôfago a cada 2 cm (quando não há displasia) ou a cada 1 cm (quando há displasia conhecida previamente) e de qualquer lesão suspeita ou irregularidade da mucosa. Nos casos de esofagite erosiva, recomenda-se a cicatrização das erosões antes da realização de biópsias para confirmação diagnóstica. A terapia de supressão ácida deve estar otimizada antes da vigilância, visto que a displasia de baixo grau pode ser confundida com alterações da esofagite de refluxo.

*Capítulo 6 • Doença do Refluxo Gastresofágico e Esôfago de Barrett*

Pacientes sem displasia deverão fazer vigilância endoscópica a cada 3 anos, após a demonstração em duas endoscopias anuais sucessivas de que o paciente continua sem displasia. Do mesmo modo, nos casos de displasia de baixo grau, após duas EDA com frequência semestral normais, pode-se retornar à avaliação anual. Para a displasia de alto grau, é necessária, inicialmente, a sua confirmação por um segundo patologista. O acompanhamento nesses casos é controverso, podendo-se optar por avaliações trimestrais inicialmente ou a ressecção do EB por ablação endoscópica ou cirurgia, haja vista a elevada incidência de câncer nesses casos (40% dos casos de displasia de alto grau já tem câncer).

A ultrassonografia endoscópica para estadiamento é recomendada por alguns autores, pois permite avaliação de linfonodomegalia local e extensão do acometimento.

## Tratamento

Não existe tratamento medicamentoso específico para o EB, sendo recomendado o mesmo tratamento indicado para a DRGE. A administração de doses mais elevadas de IBP com vistas à supressão ácida total tem base na suspeita de que a presença do ácido sobre a lesão estimule a carcinogênese. Evidências de regressão do EB são esparsas. A cirurgia antirrefluxo não é superior ao tratamento clínico, no que tange à regressão do EB (Figuras 6.1 e 6.2 ).

Na displasia de alto grau, a remoção do epitélio pode ser realizada por meio de cirurgia ou terapia endoscópica. A esofagectomia é o tratamento mais definitivo, porém com maior morbimortalidade.

Os tratamentos endoscópicos disponíveis são a terapia ablativa e a ressecção endoscópica. Após o tratamento, o paciente deverá receber IBP para que

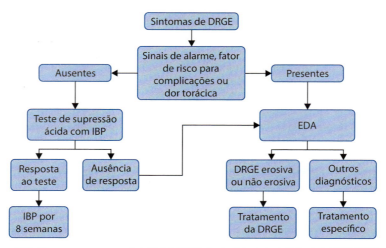

**Figura 6.1.** Fluxograma para manejo inicial da DRGE. Fonte: Adaptado de Katz et al., 2013. DRGE: refluxo gastresofágico; IBP: inibidor de bomba de prótons; EDA: endoscopia digestiva alta.

a mucosa ressecada cicatrize com epitélio escamoso esofágico e não mais com regeneração de EB. Terapias ablativas destroem o tecido metaplásico, mas não fornecem amostra de tecido para avaliar a profundidade da invasão e a integridade da ablação. Além disso, ainda podem deixar focos metaplásicos e o epitélio de Barrett com ablação parcial pode curar-se com uma camada sobrejacente de epitélio escamoso que "enterra" o tecido metaplásico e o esconde do endoscopista. Já a ressecção endoscópica fornece grandes amostras de tecido que podem ser avaliadas quanto ao caráter e extensão da lesão, mas pode causar estenose esofágica se for muito extensa.

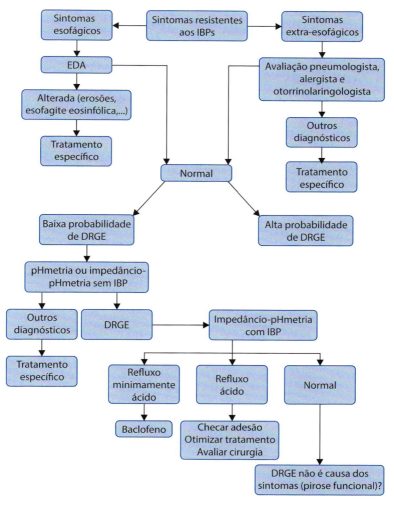

**Figura 6.2.** Fluxograma para manejo da DRGE refratária. Fonte: Adaptado de Katz et al., 2013. DRGE: refluxo gastresofágico; IBP: inibidor de bomba de prótons; EDA: endoscopia digestiva alta.

# Biliografia

Castell DO, Murray JA, Tutuian R, Orlando RC e Arnold R. Review article: the pathophysiology of gastro-oesophageal reflux disease – oesophageal manifestations. Alimentary Pharmacology & Therapeutics 2004; 20(9):14-25.

Dent J, El-Serag HB, Wallander M-A e Johansson S. Epidemiology of gastro-oesophageal reflux disease: a systematic review. Gut 2005; 54(5):710-17.

Evans JA, Early DS, Fukami N, Ben-Menachem T, Chandrasekhara V, Chathadi KV, Decker GA, Fanelli RD, Fisher DA, Foley KQ, Hwang JH, Jain R, Jue TL, Khan KM, Lightdale J, Malpas PM, Maple JT, Pasha SF, Saltzman JR, Sharaf RN, Shergill A, Dominitz JA e Cash BD. American Society for Gastrointestinal Endoscopy: The role of endoscopy in Barrett's esophagus and other premalignant conditions of the esophagus. Gastrointestinal endoscopy 2012; 76(6):1087-94.

Fass R, Grover S. Approach to refractory gastroesophageal reflux disease in adults. In: UpToDate, Post TW (Ed), UpToDate, Waltham, MA. Acessado em: 23 jun. 2016.

Feldman M, Friedman LS e Brandt LJ. Sleisenger and Fordtran's Gastrointestinal and Liver Disease. 9 edição. Capítulos 43 e 44. Filadélfia, Elsevier, 2010.

Kahrilas PJ. Medical management of gastroesophageal reflux disease in adults. In: UpToDate, Post TW (Ed), UpToDate, Waltham, MA. Acessado em: 13 nov. 2016).

Katz PO, Gerson LB e Vela MF. Guidelines for the Diagnosis and Management of Gastroesophageal Reflux Disease. The American Journal of Gastroenterology 2013; 108:308-28.

Moraes-Filho JPP, Navarro-Rodriguez T, Barbuti R, Eisig J, Chinzon D, Bernardo W e Grupo Brasileiro de Consenso da Doença do Refluxo Gastroesofágico. Guidelines for the diagnosis and management of gastroesophageal reflux disease: an evidence-based consensus. Arquivos de Gastroenterologia 2010; 47(1):99-115.

Muthusamy VR, Lightdale JR, Acosta RD, Chandrasekhara V, Chatadi KV, Eloubeidi MA, Fanelli RD, Fonkalsrud L, Faulx AL, Khashab MA, Saltzman JR, Shaukat A, Wang A, Cash B, DeWitt JM. American Society for Gastrointestinal Endoscopy: the role of endoscopy in the management of GERD. Gastrointestinal Endoscopy 2015; 81(6):1305-10.

Orlando RC. Pathophysiology of gastroesophageal reflux disease. Journal Clinic Gastroenterology 2008; 42(5):584-88.

Peery AF, Dellon ES, Lund J, Crockett SD, McGowan CE, Bulsiewicz WJ, Gangarosa LM, Thiny MT, Stizenberg K, Morgan DR, Ringel Y, Kim HP, DiBonaventura MC, Carroll CF, Allen JK, Cook SF, Sandler RS, Kappelman MD, Shaheen NJ. Burden of Gastrointestinal Disease in the United States: 2012 Update. Gastroenterology 2012; 143(5):1179-87.

Spechler SJ. Barrett's esophagus: epidemiology, clinical manifestations and diagnosis. In: UpToDate, Post TW (Ed), UpToDate, Waltham, MA. Acessado em: 13 nov. 2016.)

Vakil N, Zanten SVV, Karilas P, Dent J, Jones R e Global Consensus Group. The Montreal Definition and Classification of Gastroesophageal Reflux Disease: A Global Evidence-Based Consensus. American journal of Gastroenterology 2006; 101:1900-20.

Capítulo **7**

# Dispepsia Funcional

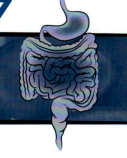

*Saulo Santana d'Avila Melo*
*José Pedro Areosa Ferreira*

## Introdução

A dispepsia funcional é uma condição muito prevalente, acometendo cerca de 10 a 15% da população mundial. Afeta predominantemente mulheres e é responsável por prejuízo à qualidade de vida e ao desempenho no trabalho, além de gerar um alto custo para os serviços de saúde em todo o mundo.

De acordo com os critérios de Roma IV, a dispepsia funcional é definida pela presença de:

- Um ou mais dos seguintes sintomas: plenitude pós-prandial, saciedade precoce, dor epigástrica ou queimação epigástrica;
- Ausência de doença ou alterações estruturais ou metabólicas que possam explicar os sintomas.

Os sintomas devem ter ocorrido nos últimos 3 meses, com o início, pelo menos, 6 meses antes do diagnóstico.

A dispepsia funcional é subclassificada em três categorias (Tabela 7.1):

- Síndrome do desconforto pós-prandial (SDP): na qual os sintomas exibem associação cronológica com as refeições;
- Síndrome da dor epigástrica (SDE): a epigastralgia ocorre em períodos interprandiais, com influência variável da alimentação (sem alteração, aumento ou redução da intensidade da dor);
- Sobreposição SDP-SDE: sintomas dispépticos e epigastralgia pós-prandiais.

## Fisiopatogenia

Apesar de vários mecanismos terem sidos propostos, a fisiopatogenia da dispepsia funcional não é muito bem estabelecida. Alterações da complacência e motilidade gástricas, hipersensibilidade visceral, distúrbios funcionais duodenais, infecção por

**Tabela 7.1.** Categorias de dispepsia funcional

| Síndrome do desconforto pós-prandial (SDP) |
|---|
| Deve incluir um ou os dois dos seguintes critérios, presentes em pelo menos 3 dias/semana:<br>■ Incômodo de plenitude pós-prandial (ou seja, grave o suficiente para ter impacto nas atividades habituais);<br>■ Incômodo de saciedade precoce (ou seja, grave o suficiente para impedir de terminar uma refeição de tamanho regular)<br>E:<br>■ Critérios presentes nos últimos 3 meses, com início dos sintomas pelo menos 6 meses antes do diagnóstico.<br>■ Ausência de indícios de doença orgânica, sistêmica ou metabólica que possa explicar os sintomas em investigações de rotina (incluindo a endoscopia digestiva alta). |
| **Observações** |
| ■ Dor epigástrica pós-prandial ou queimação, empachamento, eructação excessiva e náuseas também podem estar presentes.<br>■ Se presença de vômitos, considerar outro diagnóstico.<br>■ Azia não é um sintoma dispéptico, mas pode coexistir frequentemente.<br>■ Os sintomas que são aliviados por eliminação de gases e fezes geralmente não devem ser considerados parte da dispepsia.<br>■ Outros sintomas digestivos (como da doença do refluxo gastroesofágico e da síndrome do intestino irritável) podem coexistir com SDP. |
| **Síndrome da dor epigástrica (SDE)** |
| Deve incluir pelo menos um dos seguintes sintomas, presentes em pelo menos 1 dia da semana:<br>■ Incômodo de dor epigástrica (ou seja, grave o suficiente para ter impacto nas atividades habituais);<br>■ Incômodo de queimação epigástrica (ou seja, grave o suficiente para ter impacto nas atividades habituais)<br>E:<br>■ Critérios presentes nos últimos 3 meses, com início dos sintomas pelo menos 6 meses antes do diagnóstico.<br>■ Ausência de indícios de doença orgânica, sistêmica ou metabólica que possa explicar os sintomas em investigações de rotina (incluindo a endoscopia digestiva alta). |
| **Observações** |
| ■ A dor pode ser induzida pela ingestão de uma refeição, aliviada pela ingestão de uma refeição ou pode ocorrer durante jejum.<br>■ Empachamento pós-prandial, eructação e náuseas também podem estar presentes.<br>■ Vômitos persistentes provavelmente sugerem um outro diagnóstico.<br>■ Azia não é um sintoma dispéptico, mas pode coexistir frequentemente.<br>■ A dor não cumpre os critérios de dor biliar.<br>■ Os sintomas que são aliviados por eliminação de gases e fezes geralmente não devem ser considerados como parte da dispepsia.<br>■ Outros sintomas digestivos (como da doença do refluxo gastroesofágico e da síndrome do intestino irritável) podem coexistir com SDE. |

Fonte: Adaptada de Stanghellini V, et al. Gastroenterology 2016;150(6):1380-92

*Helicobacter pylori*, modificações da microbiota intestinal, disfunção psicossocial e fatores genéticos e dietéticos constituem bases para algumas dessas teorias.

Acredita-se que a fisiopatogenia da doença seja multifatorial, ou seja, uma combinação desses fatores parece ser responsável pelo quadro clínico. Entretanto, a real importância de cada mecanismo no desencadeamento da sintomatologia dispéptica crônica permanece controversa.

## Diagnóstico e manejo inicial

O diagnóstico de dispepsia funcional é feito a partir da identificação de história clínica compatível e a exclusão de outras causas de dispepsia por meio da realização de endoscopia digestiva alta e outros testes complementares, se indicados, com base nos sintomas.

O primeiro passo na investigação da dispepsia é feito com uma boa anamnese e um exame físico detalhado, além de eventuais testes complementares com o objetivo de descartar causas orgânicas, já que essa diferenciação é habitualmente difícil quando baseada somente em critérios clínicos.

A seguir, avaliam-se a presença ou ausência de sinais de alarme (Tabela 7.2), indícios de doença do refluxo gastroesofágico (DRGE), uso de e a prevalência local do *Helicobacter pylori*. Os principais cenários possíveis são:

- Na ausência de sinais de alarme, pacientes jovens com queixas sugestivas de DRGE ou de dispepsia relacionada ao uso de AINE podem ser tratados empiricamente com inibidores da bomba de prótons (IBP) por 8 semanas, além da suspensão do AINE implicado;
- Não havendo uso recente de AINE, se o paciente não apresentar sinais de alarme e tiver menos de 55 anos de idade, duas abordagens podem ser utilizadas: em áreas onde a prevalência de *H. pylori* é inferior a 5%, pode-se optar pela terapia antissecretora empírica ou pela estratégia "testar-e-tratar" para *H. pylori* (ver adiante). Caso a prevalência local de *H. pylori* seja maior que 10% (como é o caso do Brasil), todos os pacientes devem ser testados para o

**Tabela 7.2.** Sintomas de alarme em pacientes com dispepsia

| |
| --- |
| ▪ Idade superior a 55 anos com um novo quadro de dispepsia |
| ▪ Evidência de hemorragia digestiva, com melena ou hematêmese |
| ▪ Disfagia (especialmente se progressiva) ou odinofagia |
| ▪ Vômitos persistentes |
| ▪ Perda de peso não intencional |
| ▪ História familiar de câncer gástrico ou esofágico |
| ▪ Massa abdominal palpável ou linfonodomegalias suspeitas |
| ▪ Indícios de anemia por deficiência de ferro |

Fonte: Adaptada de Talley NJ, Ford AC. N Engl J Med 2015;373:1853-1863.

*Capítulo 7 • Dispepsia Funcional*

bacilo (e tratados, se positivo) antes de iniciar a terapia antissecretora empírica. Isso porque os sintomas dispépticos podem ser decorrentes da gastrite crônica pelo *H. pylori* (e, portanto, nesse caso, fica excluído o diagnóstico de dispepsia funcional). Já em locais onde a prevalência de *H. pylori* situa-se entre 5 e 10%, ambas as abordagens são equivalentes em termos de resolução da dispepsia, satisfação do paciente e custos.

- Em pacientes com idade superior a 55 anos ou com sinais de alarme, está indicada a realização de endoscopia digestiva alta (EDA) para descartar outras causas de dispepsia. Durante o procedimento endoscópico, biópsias da incisura, corpo e antro gástrico devem ser colhidas visando à detecção do *Helicobacter pylori*. Se possível, deve ser realizada sem terapia antissecretora (recomenda-se suspensão pelo menos 14 dias antes da data do exame a fim de evitar falso-negativos).

Os IBP são as principais medicações antissecretoras, pois são mais efetivos em aliviar sintomas dispépticos quando comparados aos bloqueadores dos receptores H2 da histamina (BH2). Na estratégia "testar-e-tratar" para *Helicobacter pylori*, utilizam-se testes não invasivos, como o teste respiratório com ureia marcada ou pesquisa de antígeno fecal, indicando-se tratamento com antibióticos para a erradicação da bactéria na presença do teste positivo.

Em nosso meio, recomenda-se solicitar exame parasitológico de fezes (três amostras em dias alternados) com o objetivo de diagnosticar parasitoses intestinais, especialmente estrongiloidíase e giardíase.

A ultrassonografia de abdome está especialmente indicada em caso de suspeita de diagnósticos diferenciais específicos, como doença das vias biliares.

## Tratamento

A dieta tem sido implicada na patogênese de desordens gastrintestinais funcionais. Modificações dietéticas, tais como mastigar bem os alimentos, comer devagar, realizar refeições fracionadas e com menor teor de gordura, são frequentemente utilizadas no manejo da dispepsia funcional, porém com eficácia incerta. Evitar o uso de ácido acetilsalicílico e outros AINE e buscar a cessação do tabagismo e do uso abusivo de bebidas alcoólicas são outras medidas comportamentais que ajudam a reduzir sintomas, embora não haja evidências de sua eficácia.

Existem evidências científicas limitadas que sugerem algum benefício em erradicar a infecção pelo *Helicobacter pylori* em pacientes com dispepsia crônica, com um número necessário para tratar (NNT) de 14. Análises de custo-efetividade sugerem que a sua erradicação constitui a abordagem mais adequada para dispépticos infectados em comparação com outras terapias farmacológicas de longa duração (como substâncias antissecretoras). Além disso, a erradicação do *Helicobacter pylori* pode induzir remissão sustentada dos sintomas dispépticos e proteger contra doença ulcerosa péptica e câncer gástrico. O esquema terapêutico preferencial de erradicação no paciente com dispepsia funcional não difere do esquema tradicional: IBP em dose padrão, claritromicina 500 mg e amoxicilina 1 g, todos administrados duas vezes/dia (antes do café da manhã e antes do jantar ou lanche noturno) durante 7 dias.

Terapia de supressão ácida é geralmente a opção de 1ª linha na abordagem de pacientes com dispepsia funcional. Esses indivíduos são mais propensos a responder aos BH2 e aos IBP do que ao placebo. Análises de subgrupos de dispépticos mostram que os melhores candidatos para os IBP são os pacientes com SDE, quando comparados àqueles com SDP isolada. Os IBP devem ser administrados na dose-padrão, uma vez/dia, em jejum, 30 minutos antes do café da manhã. Antiácidos, bismutos e sucralfato não são eficazes na terapêutica da dispepsia funcional.

Em vários ensaios clínicos, os procinéticos foram superiores ao placebo, com uma redução do risco relativo de 33% e um NNT de 6. Tratamentos com procinéticos ditos "puros", sem efeito antiemético central (p. ex.: eritromicina), são menos eficazes que os procinéticos que combinam ação antiemética central e periférica (como a metoclopramida, bromoprida e domperidona). Os procinéticos são capazes de melhorar alguns parâmetros da motilidade gastroduodenal, aumentando o tônus gástrico, a motilidade antral e a coordenação antroduodenal. A dose habitual de procinéticos (metoclopramida, bromoprida e domperidona) é 10 mg três vezes/dia (30 minutos antes do café da manhã, 30 minutos antes do almoço e 30 minutos antes do jantar).

Novos procinéticos são aguardados para a nossa prática diária. Entre essas drogas, a acotiamida (100 mg três vezes/dia) tem se mostrado eficaz em ensaios clínicos iniciais e poderá constituir, em breve, uma nova classe de procinéticos. A substância promove o relaxamento do fundo gástrico e acelera o esvaziamento gástrico. Um benefício modesto, mas significativo sobre o placebo foi observado em pacientes com dispepsia funcional, embora apenas naqueles com SDP. Outras substâncias potencialmente eficazes incluem o citrato de tandospirona e a buspirona (agonistas de receptores da serotonina), que relaxam o fundo gástrico.

Os antidepressivos são considerados terapia de 2ª linha no tratamento da dispepsia funcional. Sugere-se que eles diminuam a hipersensibilidade gástrica, embora não haja documentação científica dessa hipótese. Geralmente são indicados quando a terapia de supressão ácida não teve um bom desempenho, principalmente para os portadores da SDE, com benefício limitado no tratamento da SDP. Entre todas as classes, os antidepressivos tricíclicos (p. ex.: amitriptilina 50 mg/dia) obtiveram os melhores resultados, quando comparados ao placebo.

Outra abordagem promissora é a utilização de mirtazapina (antidepressivo tetracíclico). Recentemente, um estudo com pacientes portadores de dispepsia funcional e perda de peso, sem ansiedade ou depressão, mostrou que a mirtazapina (15 mg à noite durante 8 semanas) foi superior ao placebo na melhora dos sintomas, saciedade precoce e recuperação de peso.

Em caso de dispepsia refratária ao tratamento habitual, técnicas de psicoterapia (terapia cognitivo-comportamental, hipnose etc.), acupuntura, ervas chinesas e probióticos já foram utilizados com eficácias variáveis, embora carecem de evidências convincentes. As orientações para dispepsia funcional, tanto da região da Ásia-Pacífico como dos Estados Unidos consiste em considerar modificação de classe farmacológica se a eficácia terapêutica adequada não for alcançada após 4 semanas de tratamento (Figura 7.1).

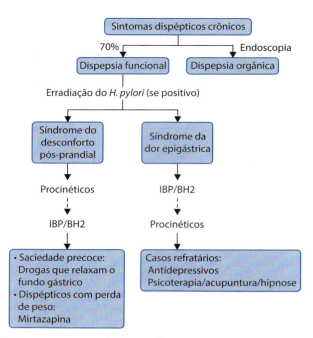

**Figura 7.1.** Algoritmo para o manejo da dispepsia funcional. Fonte: Adaptada de Vanheel H & Tack J. Dig Dis 2014;32(3):230-4. IBP: inibidor de bomba de prótons.

## Bibliografia

Coelho LG, Maguinilk I, Zaterka S, Parente JM, Passos MCF, Moraes-Filho JP. 3rd Brazilian Consensus on Helicobacter pylori. Arq Gastroenterol. 2013; 50: 81-96.

Dore MP, Pes GM, Bassotti G, Usai-Satta P. Dyspepsia: when and how to test for Helicobacter pylori infection. Gastroenterol Res Pract. 2016; 2016: 8463614.

Drossman DA. Functional gastrointestinal disorders: history, pathophysiology, clinical features and Rome IV. Gastroenterology. 2016: S0016-5085(16) 00223-7.

Karamanolis G, Caenepeel P, Arts J, Tack J. Association of the predominant symptom with clinical characteristics and pathophysiological mechanisms in functional dyspepsia. Gastroenterology. 2006; 130(2):296-303.

Lacy BE, Talley NJ, Locke GR 3rd, Bouras EP, DiBaise JK, El-Serag HB, Abraham BP, Howden CW, Moayyedi P, Prather C. Review article: current treatment options and management of functional dyspepsia. Aliment Pharmacol Ther. 2012; 36(1):3-15.

Lacy BE, Weiser KT, Kennedy AT, Crowell MD, Talley NJ. Functional dyspepsia: the economic impact to patients. Aliment Pharmacol Ther. 2013; 38(2):170-7.

Longstreth GF and Lacy BE. Approach to the adult with dyspepsia. UpToDate. 2016. Disponível em: <http://www.uptodate.com/contents/approach-to-the-adult-with-dyspepsia?source=search_result&search=dispesia&selectedTitle=1%7E15 0>.

Malfertheiner P, Megraud F, O'Morain C, et al. The European Helicobacter Study Group (EHSG). Current concepts in the management of Helicobacter pylori infection: the Maastricht III Consensus Report. Gut. 2007; 56(6): 772-781.

Miwa H, Kusano M, Arisawa T, Oshima T, Kato M, Joh T, Suzuki H, Tominaga K, Nakada K, Nagahara A, Futagami S, Manabe N, Inui A, Haruma K, Higuchi K, Yakabi K, Hongo M, Uemura N, Kinoshita Y, Sugano K, Shimosegawa T. Evidence-based clinical practice guidelines for functional dyspepsia. J Gastroenterol. 2015; 50(2):125-39.

Muller LB, Fagundes RB, Moraes CC, Rampazzo A. Prevalência da infecção por Helicobacter pylori e das lesões precusoras do câncer gástrico em pacientes dispépticos. Arq. Gastroenterol. 2007; 44(2): 93-98.

Oshima T, Miwa H. Epidemiology of functional gastrointestinal disorders in Japan and in the world. J Neurogastroenterol Motil. 2015; 21(3):320-9.

Passos MCF. Dispepsia funcional. RBM 2012; 69(10): 249-255.

Stanghellini V, Chan FK, Hasler WL, Malagelada JR, Suzuki H, Tack J, Talley NJ.. Gastroduodenal disorders. Gastroenterology. 2016; 150(6):1380-92.

Talley NJ, Ford AC. Functional dyspepsia. N Engl J Med 2015; 373:1853-1863.

Talley NJ. Functional dyspepsia: new insights into pathogenesis and therapy. Korean J Intern Med. 2016; 31(3):444-56.

Vanheel H, Tack J. Therapeutic options for functional dyspepsia. Dig Dis. 2014; 32(3):230-4.

Capítulo **8**

# Esofagites

*Rafael Magnanti*
*Luciana Camacho-Lobato*

## Introdução

Esofagite é o termo utilizado para descrever qualquer processo inflamatório no esôfago. As diversas causas podem ser divididas em dois grupos:
- Não infecciosas: representadas principalmente pelo refluxo gastroesofágico (DRGE), medicamentos e alergias alimentares. Outras causas incluem ingestão de substâncias cáusticas, álcool, radioterapia e doença de Crohn;
- Infecciosas: atribuídas, na maioria dos casos, à *Candida* sp., vírus herpes simples (HSV) e citomegalovírus (CMV).

A esofagite causada pela DRGE é abordada no Capítulo 6 – Doença do Refluxo Gastresofágico e Esôfago de Barrett).

## Esofagites não infecciosas

### Esofagite induzida por medicamentos

Medicamentos podem causar esofagite por lesão direta da mucosa do esôfago, de acordo com as características físico-químicas específicas do fármaco. A incidência estimada é de 3,9 por 100.000 habitantes ao ano, com média de idade no momento do diagnóstico de 41,5 anos, e maior frequência em mulheres. Ocorre geralmente em áreas de hipomotilidade fisiológica ou de compressão extrínseca, como ao nível da aorta (75% dos casos), zona de transição muscular do esôfago ou impressão do brônquio esquerdo no esôfago.

A apresentação clínica inclui dor retroesternal ou pirose (60%), odinofagia (50%) e disfagia. Sintomas incomuns incluem hematêmese, dor abdominal, febre baixa e perda de peso. O aparecimento dos sintomas ocorre desde algumas horas, até 1 mês após a ingestão do fármaco. Na grande maioria dos casos e naqueles sem complicações por estenose, os sintomas geralmente se resolvem dentro de 7 a 10 dias após a interrupção do fármaco; mas em alguns pacientes podem persistir por muitas semanas após o uso da medicação.

Mais de 70 fármacos já foram relacionados com esofagite. Antibacterianos, tais como doxiciclina, tetraciclina e clindamicina, são os agentes agressores em mais de 50% dos casos. A classe medicamentosa mais emergente na última década é representada pelos bisfosfonatos, usados no tratamento da osteoporose (alendronato, etidronato e pamidronato). Outros fármacos incluem o ácido acetilsalicílico, cloreto de potássio, sulfato ferroso, quinidina e vários agentes anti-inflamatórios não esteroides ([AINE] p. ex.: naproxeno, indometacina e ibuprofeno).

A confirmação diagnóstica é realizada pela endoscopia digestiva alta que demonstra evidências de esofagite química, isto é, erosões ou ulcerações e inflamação exsudativa, acompanhada por espessamento da parede do esôfago. Às vezes, podem ocorrer reações inflamatórias graves, de aparência semelhante a estenoses e tumores.

O tratamento visa ao controle dos sintomas, à prevenção do agravamento das lesões pela exposição fisiológica ao ácido, à manutenção de hidratação adequada e à remoção do medicamento agressor. Antiácidos, bloqueadores dos receptores H2, inibidores de bomba de prótons (IBP), sucralfato e até mesmo agentes anestésicos locais podem ser prescritos, embora nenhum tratamento específico tenha mostrado benefício em alterar o curso da lesão.

## Esofagite cáustica

A ingestão de substâncias cáusticas pode provocar graves lesões no tubo digestivo, principalmente no esôfago (100% dos casos) e no estômago, condicionando importante morbidade e mortalidade. A gravidade das lesões produzidas depende de fatores relacionados ao cáustico ingerido e ao paciente.

A fisiopatologia envolve inicialmente necrose e intensa reação inflamatória, evoluindo com ulceração, aparecimento de tecido de granulação, mecanismos de reparação e, finalmente, processo de cicatrização. Na última fase, se estabelecem as consequências mais importantes: a fibrose e a estenose.

Assim, a manifestação tardia mais comum é a estenose esofágica, cujo pico de incidência ocorre aos 2 meses (80% dos pacientes), embora possa surgir após vários anos. Os tratamentos descritos incluem dilatação endoscópica, próteses esofágicas, injeção de corticoides e cirurgia. A dilatação esofágica por via endoscópica é a 1ª opção terapêutica e o uso de velas deve ser considerado especialmente para estenoses longas, múltiplas ou tortuosas. A taxa de perfuração é de 0,5% para dilatação endoscópica e até 50% dos pacientes necessitarão de intervenção cirúrgica posterior. Ressecção do esôfago, com anastomose esofagogástrica, esofagojejunostomia ou interposição do colo podem ser consideradas.

## Esofagite eosinofílica

Anteriormente uma condição rara, a esofagite eosinofílica (EE) é atualmente diagnosticada durante a avaliação de problemas alimentares em crianças ou na investigação de disfagia e impactação alimentar em adultos. É definida como uma doença esofágica inflamatória crônica imune/antígeno-mediada caracterizada clinicamente por sintomas relacionados à disfunção esofágica e histologicamente por inflamação predominantemente eosinofílica. A entidade existe em todo o mundo, mas tem sido mais estudada de modo mais extensivo nos países ocidentais, onde a prevalência estimada é de 0,4% entre crianças e adultos. Afeta sobretudo homens brancos (3 homens: 1 mulher), comumente com história pessoal ou familiar de atopia e apresentação clínica na infância ou durante a 3ª/4ª décadas de vida. Evidências atuais indicam ausência de transformação maligna e de redução na expectativa de vida.

## Etiologia

A patogênese não é completamente compreendida, mas envolve fatores genéticos, ambientais e do sistema imune do hospedeiro. Dados recentes demonstram que certos polimorfismos genéticos interagiriam com "gatilhos" ambientais, predispondo ao desenvolvimento da doença, baseada em patogênese alérgica.

Proteínas antigênicas, tipicamente derivadas de alimentos e, menos comumente, a partir de proteínas inaladas, desencadeariam resposta imune adaptativa mediada por células T helper-2, resultando na produção de citocinas, como a interleucina 5 e a interleucina 13 (IL-13). A IL-13 induz a produção, pelas células epiteliais, de eotaxina-3 – proteína com poderosa ação quimiotática de eosinófilos – que, entretanto, diminui a expressão de filagrina. Supõe-se que esta diminuição reduza a capacidade de barreira do esôfago, expondo-o continuamente aos alérgenos, perpetuando o processo inflamatório.

Estudos genéticos apontam para um componente de provável herança autossômica dominante, cujo gene seria o *CCL26*, codificador da proteína eotaxina-3. Uma história familiar é frequentemente relatada, com o risco de hereditariedade estimado em 2%.

## Quadro clínico

As crianças podem ter grande variedade de sintomas inespecíficos, incluindo dificuldade de alimentação, náuseas, vômitos, pirose e déficit de crescimento. Em contraste, os adolescentes e os adultos são mais propensos a apresentar disfagia e episódios de impactação alimentar. Em casos raros, pode ocorrer ruptura espontânea do esôfago devido à impactação alimentar (síndrome de Boerhaave).

## Exames complementares

Endoscopia digestiva alta: anormalidades endoscópicas incluem formações esofágicas anelares fixas (aspecto ondulado ou traqueização do esôfago), exsudato ou placas brancas, sulcos longitudinais, edema (palidez da mucosa ou diminuição da vascularização), estreitamentos difusos e lacerações esofágicas induzidas pela passagem do endoscópio (denotando fragilidade da mucosa).

# Diagnóstico

Baseado fundamentalmente em evidências clínicas e histopatológicas. É definido pelos seguintes critérios:

- Sintomas relacionados à disfunção esofágica;
- Inflamação predominantemente eosinofílica na biópsia esofágica: caracteristicamente ≥ 15 eosinófilos por campo de grande aumento;
- Eosinofilia esofágica persistente após tratamento com IBP;
- Exclusão de causas secundárias de eosinofilia esofágica;
- Resposta ao tratamento (eliminação dietética; corticosteroides tópicos) – fortalece a hipótese, mas não é necessária para o diagnóstico.

Biópsias esofágicas são necessárias para o diagnóstico. Deve-se obter de dois a quatro fragmentos a partir das extremidades proximal e distal do esôfago para maximizar a probabilidade de detecção de eosinofilia esofágica. É importante salientar que a eosinofilia esofágica é uma evidência histológica que exige interpretação no contexto clínico em que foi obtida e, isoladamente, não define EE. As principais doenças relacionadas com eosinofilia esofágica, e que portanto, devem ser excluídas são: DRGE, doenças gastrintestinais eosinofílicas, doença celíaca, doença de Crohn, acalásia, vasculites, síndrome hipereosinofílica, pênfigo, doenças do tecido conectivo, além da eosinofilia esofágica responsiva à IBP.

A eosinofilia esofágica responsiva a IBP é diagnosticada em pacientes com sintomas esofágicos e achados histológicos de eosinofilia esofágica, mas que demonstram resposta sintomática e histológica com uso de IBP (endoscopia com biópsias após 8 semanas de tratamento). Nesse momento, a entidade é considerada distinta da EE, mas não necessariamente uma manifestação da DRGE.

# Tratamento

Existem três tipos de tratamento possíveis: intervenção dietética; tratamento farmacológico; e, em situações extremas e emergenciais (impactação alimentar ou estenose esofágica graves), o tratamento endoscópico, eventualmente com dilatação esofágica (Tabela 8.1).

### Tratamento dietético

Terapia de eliminação dietética pode ser considerada tratamento inicial para crianças e adultos. Existem dois tipos de dieta alimentar possíveis: dieta de eliminação dos alimentos com maior potencial alérgico (incluem seis alimentos: leite, ovo, frutos do mar, nozes/amendoim, soja e trigo); e dieta elementar baseada em fórmula de aminoácidos. A dieta de eliminação guiada pelos resultados da avaliação alérgica está em debate, já que sua eficácia clínica tem sido recentemente questionada.

A duração do tratamento é geralmente de 4 a 8 semanas, seguido por período de reintrodução, uma vez que a remissão tenha sido alcançada. A melhora clínica e endoscópica com biópsia esofágica deverá ser utilizada para avaliar a resposta ao tratamento dietético, quando os antígenos alimentares estão sendo retirados ou reintroduzidos no paciente.

**Tabela 8.1.** Tratamento para esofagite eosinofílica em atividade

| Método | Recomendação específica ou dosagem |
|---|---|
| Terapia de dieta elementar | - |
| Terapia de eliminação de seis alimentos<br>Eliminação de quatro alimentos<br>Baseado em testes alérgicos (*) | ■ Eliminação do leite, trigo, ovos, soja, frutos do mar e nozes.<br>■ Eliminação do leite, trigo, ovos e soja.<br>■ Eliminação de alimentos, com base em resultados de testes radioalergossorventes e testes cutâneos (*recentemente questionada). |
| Omeprazol ou inibidor de bomba de prótons equivalente | ■ Crianças com peso corporal de 10 a 20 kg: 10 mg 2 vezes/dia.<br>■ Crianças com peso corporal > 20 kg: 20 mg 2 vezes/dia.<br>■ Adultos: 40 mg 1 ou 2 vezes/dia |
| Corticosteroides tópicos | Fluticasona:<br>■ Crianças: 220 a 440 mcg 2 vezesdia<br>■ Adultos: 440 a 880 mcg 2 vezes/dia<br>Budesonida:<br>■ Crianças: 0,25 a 0,5 mg 2 vezes/dia<br>■ Adultos: 1 a 2 mg 2 vezes/dia |

*O paciente deve ser orientado a não se alimentar 30 min antes a 2 horas após a medicação e realizar a higienização bucal após o uso.

### Tratamento medicamentoso

O único tratamento medicamentoso efetivo para a indução da remissão clínica e histológica na EE são os corticosteroides tópicos deglutidos (seja com formulações para administração inalatória, para nebulização ou na forma de solução viscosa) e incluem a budesonida e a fluticasona.

Devido aos efeitos colaterais potenciais, a prednisona é tipicamente reservada para pacientes sem resposta aos esteroides tópicos ou quando uma melhora clínica rápida é necessária.

### Dilatação esofágica

A dilatação endoscópica pode ser realizada em pacientes com estenoses sintomáticas refratárias à terapia medicamentosa ou dietética e, inicialmente, em pacientes com estenose de esôfago gravemente sintomáticos. Os pacientes devem estar bem informados dos riscos, incluindo dor torácica pós-dilatação (que ocorre em até 75% dos casos), além de sangramento e perfuração do esôfago.

### Seguimento

A terapia de manutenção com corticosteroides tópicos deglutidos ou restrição alimentar deve ser considerada para todos os pacientes, mas em particular naqueles com disfagia grave ou impactação alimentar, estenose do esôfago importante e rápida recidiva sintomática e/ou alterações histológicas após a terapia inicial.

*Capítulo 8 • Esofagites*

Independentemente da terapêutica instituída, a reavaliação endoscópica e histológica e o seguimento desses doentes são imprescindíveis, não só para avaliar a eficácia das medidas instituídas, mas também para prevenir possíveis complicações tardias.

## Esofagites actínicas

O esôfago é frequentemente exposto à radiação durante o tratamento de estádios avançados de neoplasias comuns, como pulmão, mama e esôfago. No entanto, esofagite actínica que necessite de avaliação endoscópica e histológica ocorre raramente, afetando menos de 1% dos pacientes submetidos à radioterapia.

Manifestações agudas incluem disfagia, odinofagia e desconforto subdérmico, ocorrendo geralmente em 2 a 3 semanas após início do tratamento. Os sintomas tardios compreendem disfagia, secundária ao estreitamento da luz e alterações da motilidade, causadas por fibrose, lesão muscular e, possivelmente, lesão nervosa associada. O desenvolvimento de lesões tardias ocorre 3 meses após o fim da radioterapia e seu risco está relacionado com a dose de radiação utilizada.

Os achados endoscópicos são variáveis e incluem eritema, desprendimento da mucosa, ulceração, hemorragia e estenoses.

O tratamento é basicamente sintomático e inclui analgésicos tópicos, tais como sulfato de morfina líquido ou lidocaína viscosa, analgésicos orais, fármacos antissecretores gástricos, fármacos procinéticos e o tratamento de infecções superpostas. Estenoses são tratadas com dilatação endoscópica.

## ESOFAGITES INFECCIOSAS

A apresentação clínica das esofagites infecciosas, independentemente da causa, tende a ser multiforme, variando desde quadros assintomáticos até disfagia, odinofagia, dor torácica retroesternal e febre.

Várias formas de comprometimento imune podem predispor às esofagites infecciosas e incluem principalmente infecção pelo HIV, pós-transplante, quimioterapia e corticosteroideterapia prolongada. Processos associados com enfraquecimento relativo do sistema imune, tais como diabetes melito, insuficiência suprarrenal, cirrose, alcoolismo, envelhecimento e desnutrição também são relevantes. Do mesmo modo, alterações funcionais ou estruturais, tais como estenoses, pseudodivertículos e alteração de motilidade também podem aumentar o risco.

## ESOFAGITE POR *CANDIDA*

Trata-se de infecção fúngica da mucosa esofágica causada por espécies de *Candida* sp., sendo a mais comum delas a *Candida albicans*, muito embora doença por outras espécies, incluindo *Candida glabrata* e *Candida tropicalis*, também possam ocorrer.

É a infecção fúngica mais comum no hospedeiro imunocompetente. As condições que mais predispõem à infecção são aquelas associadas com estase esofágica grave, como a acalásia ou esclerodermia, mas o uso de medicações de supressão ácida e glicocorticosteroides tópicos ou ingeridos também são reconhecidos como fatores de risco.

O diagnóstico pode ser feito pelo aspecto endoscópico, com uma aparência característica pseudomembranosa branca ou semelhante a placas, aderentes à mucosa do esôfago. Manifestações endoscópicas tardias podem incluir ulcerações superficiais ou profundas, friabilidade e estenoses. A confirmação é feita por meio da biópsia das lesões, com evidência de inflamação tecidual e presença de pseudo-hifas e leveduras em brotamento.

O tratamento é realizado com terapia antifúngica sistêmica por 14 a 21 dias:

- Fluconazol 200 a 400 mg/dia (3 a 6 mg/kg), por via oral (VO): tratamento de 1ª linha. Nos casos de intolerabilidade oral, utiliza-se a medicação por via intravenosa (IV), 400 mg/dia (6 mg/kg);
- Opções: micafungina 150 mg/dia, IV; caspofungina 70 mg no 1º dia, seguido de 50 mg/dia, IV.
- Doença refratária ao fluconazol (definida como persistência dos sinais e sintomas após 7 a 14 dias do início do tratamento): itraconazol 200 mg/dia ou voriconazol 200 mg (3 mg/kg) duas vezes/dia, por VO ou IV, por 14 a 21 dias.

## ESOFAGITE POR HERPES SIMPLES

A infecção esofágica pelo vírus herpes simples (HSV) é usualmente observada em pacientes imunossuprimidos, particularmente em pós-transplante de órgãos sólidos ou de medula óssea, mas também tem sido descrita no hospedeiro imunocompetente. A grande maioria das infecções é relacionada ao HSV-1, embora o HSV-2 possa ocasionalmente ser identificado. Ela pode resultar de uma infecção primária ou, mais comumente, de uma reativação do vírus latente e propagação para a mucosa esofágica por meio do nervo vago ou por extensão direta da infecção oral/faríngea para o esôfago.

O sexo masculino é o mais frequentemente afetado. Os sinais e sintomas mais frequentes são febre, odinofagia, disfagia e dor retroesternal de início recente.

O diagnóstico é realizado com a endoscopia digestiva alta e biópsia das bordas das úlceras para estudo histológico, cultura de vírus e pesquisa por reação em cadeia da polimerase (PCR). O esôfago médio e distal são os locais preferencialmente atingidos.

À observação endoscópica, visualizam-se úlceras com aspecto em "vulcão" (bordas ligeiramente elevadas e bem circunscritas), além de exsudatos e mucosa friável e eritematosa. No exame histológico, a infeção se caracteriza pela presença de inclusões intranucleares eosinofílicas, núcleos em vidro fosco e células gigantes multinucleadas.

Em contraste com o papel definitivo do tratamento em casos de imunossupressão, o papel da terapia antiviral entre os indivíduos imunocompetentes é menos claro. Isso porque o processo, muitas vezes, resolve-se espontaneamente apenas com o tratamento de suporte, que inclui estado nutricional adequado, hidratação, analgesia eficaz e inibição da agressão ácida esofágica. No entanto, os benefícios potenciais da terapia antiviral parecem superar os riscos em pacientes graves.

*Capítulo 8 • Esofagites*

## Tratamento para pacientes imunossuprimidos

- **Aciclovir VO:** terapia de 1ª linha. Dose: 400 mg cinco vezes/dia, por 14 a 21 dias. Posologia IV pode ser usada em circunstâncias de disfagia grave ou odinofagia, com mudança para a formulação oral após melhora dos sintomas.
- **Opções:** valaciclovir 1 g três vezes/dia (VO) ou fanciclovir 500 mg três vezes/dia (VO), por 14 a 21 dias.

## Tratamento para pacientes imunocompetentes

- **Aciclovir VO:** 200 mg cinco vezes/dia ou 400 mg três vezes/dia, por 7 a 10 dias e, nos casos de disfagia intensa, a sua administração IV, na dose de 5 mg/kg três vezes/dia, durante 7 a 14 dias.

## Esofagite por citomegalovírus

Esofagite é a segunda manifestação gastrintestinal mais comum da infecção por citomegalovírus (CMV), ficando após a colite em frequência. Afeta principalmente indivíduos imunossuprimidos e suas principais manifestações clínicas incluem disfagia, odinofagia, febre, náuseas, vômitos, epigastralgia, perda de peso e diarreia, geralmente com início gradual dos sintomas.

O método de escolha para a avaliação inicial é a endoscopia digestiva alta, com biópsia das lesões. As características endoscópicas incluem úlceras bem circunscritas, isoladas ou múltiplas, e erosões inespecíficas, comumente no terço distal do esôfago.

As características histológicas da esofagite por CMV são mais confiáveis se as biópsias forem obtidas na base da úlcera, com estudos sugerindo que pelo menos 10 fragmentos devem ser obtidos para se obter sensibilidade adequada. Efeitos citopáticos tipicamente associados com a infecção incluem citomegalia, nucleomegalia, inclusões intranucleares com aparência de olho de coruja (*owl's eye*) e marginação da cromatina. Colorações de imuno-histoquímica podem ser úteis nos casos de diagnóstico incerto, identificando antígenos virais ou DNA viral.

O tratamento envolve a terapia antiviral por pelo menos 3 a 6 semanas. A duração do tratamento pode ser prolongada ou interrompida de acordo com a resposta clínica. Opções de tratamento:

- **Ganciclovir 5 mg/kg/dose duas vezes/dia, IV:** 1ª escolha;
- **Foscarnet 90 mg/kg duas vezes/dia, IV:** alternativa eficaz como tratamento de 2ª linha para cerca de um terço dos pacientes, nos quais o ganciclovir não é uma opção viável devido à neutropenia grave ou outros efeitos adversos.

## Esofagites infecciosas raras

Patógenos raros relacionados à esofagite infecciosa incluem *Mycobacterium tuberculosis*, papilomavírus humano, vírus Epstein-Barr e o vírus herpes-zóster. Foram relatados casos raros de esofagite por histoplasmose, resultante de propagação contínua a partir de focos mediastinais ou em razão da doença disseminada.

Do mesmo modo, foram descritos alguns casos de paracoccidioidomicose esofágica, observados em áreas endêmicas, às vezes com aspecto tumoral.

## *Mycobacterium tuberculosis*

Infecção esofágica pela tuberculose é rara, mesmo em áreas endêmicas. Representa somente 0,3% dos casos entre as manifestações gastrintestinais da tuberculose. Ocorre quase exclusivamente pela extensão direta de estruturas mediastinais adjacentes (linfonodos mediastinais, corpos vertebrais ou aneurismas da aorta), mas casos de infecção primária também podem ocorrer.

Os sintomas incluem disfagia, muitas vezes acompanhada de tosse, perda de peso, dor torácica e febre. Achados endoscópicos incluem úlceras rasas de coloração cinza e bordos irregulares, lesões aglomeradas imitando neoplasia e compressão extrínseca do esôfago. As lesões ocorrem, na maioria das vezes, no esôfago médio, pelo maior contato com outras estruturas do mediastino. Amostras devem ser obtidas por biópsias das lesões para estudos específicos como coloração de Ziehl-Neelsen, cultura e pesquisa por PCR, além dos estudos de rotina. Cirurgia pode ser necessária nos casos complicados com hemorragia, perfuração ou formação de fístula.

## Papilomavírus humano (HPV)

Infecções esofágicas pelo HPV são geralmente assintomáticas, embora raramente possam causar disfagia. Considerados raros, os papilomas esofágicos possuem prevalência estimada de 0,3%, sem predileção por gênero. Geralmente localizados no esôfago médio e distal, os achados endoscópicos incluem máculas eritematosas, placas brancas, nódulos ou lesões exuberantes com aparência de folhagem ou verruga. O diagnóstico é feito pela demonstração histológica de coilocitose, células gigantes ou identificação por imuno-histoquímica. A remoção das lesões por via endoscópica é habitualmente suficiente para o tratamento, não sendo necessário adotar outras medidas adicionais. A recorrência é incomum. Seu papel como possível precursor de carcinoma de células escamosas ainda é controverso.

## Bibliografia

Ahuja NK, Clarke JO. Evaluation and management of infectious esophagitis in immunocompromised and immunocompetent individuals. Curr Treat Options Gastroenterol 2016;14(1):28-38.

Domingues G. Esofagite eosinofílica refratária ao corticoide tópico. In: Passos MCF, et al. Complicou o que fazer – Temas de atualização do curso pré-congresso da FBG. XIV Semana Brasileira do Aparelho Digestivo (SBAD). 1. São Paulo: Office, 2015. p. 77-81.

Furuta GT, Katzka DA. Eosinophilic Esophagitis. N Engl J Med 2015;373(17):1640-8.

Katzka DA. Transtornos esofágicos causados por medicamentos, trauma e infecção. In: Feldman M, Friedman LS, Brandt LJ. Sleisenger & Fordtran – tratado gastrointestinal e doenças do fígado. 9 ed. Rio de Janeiro: Elsevier; 2014. p.747-756.

Pappas PG, Kauffman CA, Andes DR, Clancy CJ, Marr KA, Ostrosky-Zeichner L, Reboli AC, Schuster MG, Vazquez JA, Walsh TJ, Zaoutis TE, Sobel JD. Clinical Practice Guideline for the Management of Candidiasis: 2016 Update by the Infectious Diseases Society of America. Clin Infect Dis 2016;62(4):e1-50.

Capítulo **9**

# Gastrites e Gastropatias

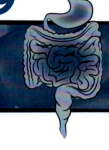

*Ariane Hisaye Raasch Takamoto*
*José Pedro Aerosa Ferreira*

## Introdução

"Gastrite" constitui termo relacionado com a presença de lesões mucosas gástricas associadas a processo inflamatório em atividade. O termo "gastropatia", por outro lado, denota lesões da mucosa gástrica associadas à regeneração celular e reepitelização, com mínima ou nenhuma inflamação. Na prática diária, o conceito de gastrite é interpretado ainda de forma diversa pelos diferentes profissionais da saúde.

Não há relação clara entre o grau de inflamação histológica e a gravidade dos sintomas referidos pelo paciente. Os dados clínicos devem ser analisados juntamente com os achados endoscópicos e histológicos.

Neste capítulo, serão descritas as principais causas de gastrites crônicas e gastropatias, além de um algoritmo para seu manejo (Figura 9.1). Gastrites agudas associadas a infecções intestinais (gastroenterites e gastrenterocolites) e a gastrite aguda por *Helicobacter pylori* não serão aqui abordadas.

## Gastrites crônicas

### Gastrite por *Helicobacter pylori*

A prevalência da infecção pelo *Helicobacter pylori* está intimamente relacionada às condições socioeconômicas, sendo maior em regiões menos desenvolvidas. Embora a maioria dos pacientes infectados seja assintomática (mesmo quando há gastrite em atividade), a presença da bactéria se relaciona a maior risco de desenvolvimento de doença ulcerosa péptica, neoplasia gástrica e sintomas dispépticos. O *H. pylori* é encontrado na camada mucosa superficial e nas depressões gástricas, principalmente no corpo gástrico e antro. A patogênese é multifatorial e envolve tanto fatores de virulência da bactéria quanto do hospedeiro. Entre os fatores do hospedeiro, polimorfismos que aumentam a expressão do gene que codifica a

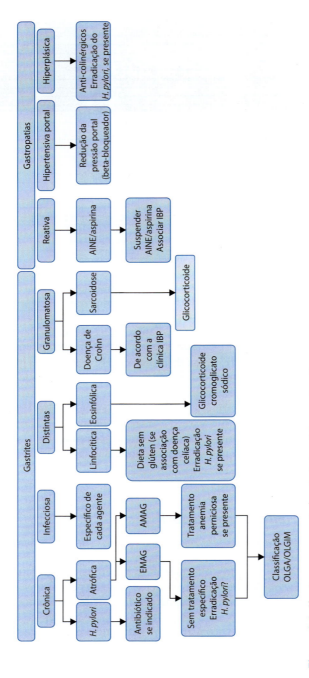

**Figura 9.1.** Algoritmo para o manejo das principais gastrites e gastropatias.

interleucina 1 (IL-1) potencializam a resposta inflamatória e inibem a secreção gástrica, favorecendo a atrofia gástrica e a colonização pelo *H. pylori.*

Há diversos métodos diagnósticos para a detecção do microrganismo, endoscópicos e não endoscópicos. A escolha dos testes deve levar em conta os dados clínicos, a disponibilidade do exame e os custos de cada estratégia. Foram descritos alguns achados endoscópicos que podem sugerir gastrite por *H. pylori,* como pregas gástricas espessadas, especialmente com configuração polipoide. A histologia tem sido considerada o método padrão-ouro para a detecção da bactéria, embora não seja isento de falso-negativos e tenha custo elevado. É recomendada a obtenção de pelo menos três fragmentos gástricos: da incisura angular, da curvatura maior do antro e da curvatura maior do corpo gástrico. Os principais achados histológicos são: infiltrado inflamatório crônico; lesão da superfície e do epitélio foveolar, com perda da mucina apical; erosões nucleares reativas; e folículos linfoides (que são característicos da infecção por *H. pylori*).

As indicações bem estabelecidas para a erradicação da bactéria são: úlcera péptica (ativa ou pregressa); linfoma MALT gástrico; e histórico pessoal de câncer gástrico precoce. A dispepsia não investigada ainda não é indicação consensual. O esquema de tratamento mais utilizado é realizado por 7 a 14 dias, com a combinação de:

- Claritromicina 500 mg duas vezes/dia;
- Amoxacilina 1 g duas vezes/dia;
- Inibidor de bomba de prótons (p. ex.: omeprazol 20 mg duas vezes/dia).

O metronidazol pode substituir tanto a claritromicina como amoxacilina, nos casos de intolerância a macrolídeos ou alergia à penicilina. Mais detalhes sobre o assunto encontram-se no Capítulo 10 – *Helicobacter pylori.*

## Gastrites crônicas atróficas

A definição de atrofia corresponde à redução ou ao desaparecimento de glândulas gástricas nativas, que podem ou não ser substituídas por fibrose, ou epitélio que normalmente não estaria presente naquele local (metaplasia). Além das alterações resultantes da hipoprodução de certas substâncias, as gastrites atróficas se revestem de importância por seu potencial de degeneração neoplásica.

Para identificar o risco potencial de desenvolvimento de câncer gástrico em pacientes com gastrite atrófica, foi proposto um sistema de estadiamento histológico das gastrites, o sistema *OLGA*, do inglês Operative Link for Gastritis Assessment (Tabela 9.1). Utilizando-se do protocolo de biópsias do sistema Sidney, o estadiamento da gastrite é feito por meio da análise combinada do grau de atrofia e a localização da lesão. Recomenda-se a realização de pelo menos cinco amostras de biópsias: duas do corpo gástrico; duas do antro gástrico; e uma da incisura angular. A classificação é realizada em estadios de 0 a IV, sendo que os estadios III e IV estão associados a alto risco de câncer gástrico. No entanto, as implicações clínicas dessa classificação da gastrite atrófica não foram ainda bem estabelecidas. Uma outra proposta de estratificação de risco é o sistema OLGIM (do inglês *Operative Link on Gastric Intestinal Metaplasia*), que consiste de uma modificação do sistema OLGA baseada no grau e localização da metaplasia intestinal (Tabela 9.2).

*Capítulo 9 • Gastrites e Gastropatias*

**79**

**Tabela 9.1.** Sistema OLGA (Operative Link Gastritis Assessment) para a estratificação de risco de câncer gástrico em portadores de gastrite crônica

| | | Corpo | | | |
|---|---|---|---|---|---|
| | Grau de atrofia | Sem atrofia (escore 0) | Atrofia leve (escore 1) | Atrofia moderada (escore 2) | Atrofia severa (escore 3) |
| | Sem atrofia (escore 0) | Estádio 0 | Estádio I | Estádio II | Estádio II |
| Antro (incluindo incisura angular) | Atrofia leve (escore 1) | Estádio I | Estádio I | Estádio II | Estádio III |
| | Atrofia moderada (escore 2) | Estádio II | Estádio II | Estádio III | Estádio IV |
| | Atrofia severa (escore 3) | Estádio III | Estádio III | Estádio IV | Estádio IV |

Fonte: Modificado de Rugge M, Correa P, Di Mario F, et al. OLGA staging for gastritis: A tutorial. Dig Liver Dis 2008;40:650-8.

**Tabela 9.2.** Sistema OLGIM (Operative Link on Gastric Intestinal Metaplasia) para a estratificação de risco de câncer gástrico em portadores de gastrite crônica

| | | Corpo | | | |
|---|---|---|---|---|---|
| | Grau de metaplasia intestinal | Sem metaplasia (escore 0) | Metaplasia leve (escore 1) | Metaplasia moderada (escore 2) | Metaplasia severa (escore 3) |
| | Sem metaplasia (escore 0) | Estádio 0 | Estádio I | Estádio II | Estádio II |
| Antro (incluindo incisura angular) | Metaplasia leve (escore 1) | Estádio I | Estádio I | Estádio II | Estádio III |
| | Metaplasia moderada (escore 2) | Estádio II | Estádio II | Estádio III | Estádio IV |
| | Metaplasia severa (escore 3) | Estádio III | Estádio III | Estádio IV | Estádio IV |

Fonte: Modificado de Capelle LG, de Vries AC, Haringsma J, Ter Borg F, de Vries RA, Bruno MJ, et al. The staging of gastritis with the OLGA system by using intestinal metaplasia as an accurate alternative for atrophic gastritis. Gastrointest Endosc 2010;71(7):1150-8.

Existem dois tipos de gastrite crônica atrófica:

- Gastrite atrófica metaplásica ambiental (EMAG, do inglês *environmental metaplastic atrophic gastritis*);
- Gastrite atrófica metaplásica autoimune (AMAG, do inglês *autoimmune metaplastic atrophic gastritis*).

## EMAG

Também chamada de gastrite atrófica multifocal, a EMAG é caracterizada pelo acometimento predominante em antro ou sob a forma de pangastrite, com atrofia da mucosa e metaplasia intestinal em diversos graus. A patogênese é multifatorial, com importante papel do *H. pylori* (identificado em 85% dos pacientes) e de outros fatores ambientais. A história natural da infecção crônica pelo *H. pylori* progride em estágios, ao longo de décadas: gastrite crônica; atrofia; metaplasia intestinal; displasia e câncer. Dieta rica em compostos nitrosos, tabagismo, uso abusivo de bebidas alcoólicas e refluxo biliar crônico também representam fatores de risco relevantes.

O exame endoscópico evidencia uma mucosa pálida, com superfície brilhante e vasos submucosos proeminentes. Nesses pacientes, a metaplasia intestinal representa fator de risco para displasia e câncer gástrico. Entretanto, não existe consenso quanto à estratégia ideal de vigilância endoscópica em pacientes com metaplasia intestinal.

As alterações histológicas são mais evidentes ao longo da pequena curvatura, na transição entre o corpo e o antro. A mucosa oxíntica é progressivamente substituída por mucosa metaplásica intestinal e pseudopilórica. Apresenta número reduzido de células parietais, pela diminuição da produção de gastrina (resultante da redução de células G antrais), o que configura diferença importante em relação à AMAG. Na doença mais avançada, o epitélio metaplásico pode substituir quase completamente a mucosa antral normal.

Vários estudos sugerem que a erradicação do *H. pylori* antes do desenvolvimento de metaplasia intestinal intensa pode ser eficaz na redução da incidência de câncer gástrico. Porém, ainda é incerto se a erradicação da bactéria realmente afeta a história natural da doença.

## AMAG

Conhecida também como gastrite atrófica corporal difusa, a AMAG está associada a uma resposta imune contra as células parietais e o fator intrínseco (FI), com lesão da mucosa de corpo e fundo gástricos. Alguns estudos sugerem a participação do *H. pylori* na sua patogênese. A doença é mais comum em mulheres. São características da AMAG:

- Hipocloridria/acloridria e deficiência de vitamina B12: resultante da destruição das células parietais, mediada por anticorpos e linfócitos T, sendo os alvos principais a bomba de prótons (H+ K+ - ATPase) e o FI, o que determina redução da produção de ácido clorídrico e da secreção do fator intrínseco;

*Capítulo 9 • Gastrites e Gastropatias*

- **Anticorpos anticélulas parietais e anti-FI:** anticorpos anti-FI são menos sensíveis, porém mais específicos do que os anticorpos anticélulas parietais para o diagnóstico de AMAG;
- **Hipergastrinemia:** a hipocloridria determina aumento da secreção de gastrina pelas células G antrais;
- **Níveis reduzidos de pepsinogênio I:** a reação autoimune destrói também outras estruturas da mucosa oxíntica, como as células zimogênicas principais, que produzem pepsinogênio I.

Os pacientes não exibem sintomas específicos. Podem apresentar anemia microcítica e hipocrômica secundária à deficiência de ferro ou megaloblástica secundária à deficiência de vitamina B12. A anemia perniciosa por deficiência de vitamina B12 é resultado de doença mais avançada. A hipergastrinemia, resultante da hipocloridria, está relacionada com hiperplasia das células enterocromafins e com tumores carcinoides.

Os aspectos endoscópicos clássicos consistem na atrofia de corpo e fundo gástricos, com antro praticamente preservado. A atrofia mostra-se com apagamento das pregas e mucosa fina. No início da doença, a mucosa pode parecer com poucas alterações. Quando os danos são moderados, pseudopólipos podem ser visualizados e representam mucosa oxíntica normal. Em estágios mais avançados, observam-se intensa atrofia e vasos submucosos visíveis.

A histologia é importante para estadiar a doença. Os melhores materiais para análise histológica são os pólipos e aqueles obtidos por biópsia da mucosa ao redor dos mesmos. Na presença de anemia perniciosa, há inflamação da mucosa oxíntica com metaplasia intestinal, pilórica e/ou de células acinares pancreáticas.

O risco de câncer gástrico relacionado com a AMAG ainda não está bem estabelecido. Os fatores de risco principais são anemia perniciosa, gravidade da atrofia, duração da doença e idade superior a 50 anos. O rastreamento desses pacientes ainda é discutível.

A AMAG está relacionada com outras doenças autoimunes, tais como diabetes melito tipo 1 e doenças autoimunes da tireoide, além de pancreatite autoimune e doença celíaca.

## Gastrites infecciosas

Diversos microrganismos podem causar gastrites crônicas, particularmente vírus e bactérias que afetam pacientes em situação de imunodepressão, tais como receptores de transplantes de órgãos sólidos, portadores de infecção pelo vírus HIV e indivíduos sob tratamento com quimioterápicos ou outros fármacos imunossupressores. As afecções mais relevantes deste contexto são descritas na Tabela 9.3.

Quanto aos agentes parasitários, o *Strongyloides stercoralis* pode colonizar a mucosa gástrica e está relacionado com úlceras gástricas. Deve ser considerado também em pacientes com imunossupressão e o tratamento é realizado com ivermectina. A infestação pelo *Ascaris lumbricoides* pode também se manifestar como obstrução gástrica e hemorragia digestiva alta oligossintomática. O tratamento é realizado com albendazol ou mebendazol.

**Tabela 9.3.** Principais gastrites crônicas infecciosas

| Agente etiológico/ Doença associada | Condições associadas | Clinica | Achados endoscópicos/ macroscópicos | Biópsia/Achados microscópicos | Tratamento |
|---|---|---|---|---|---|
| Citomegalovírus CMV | Imunodeficiências | Dor epigástrica, febre, linfocitose atípica | Mucosa congesta e edemaciada no antro, várias ulcerações, massa antral submucosa ou úlcera gástrica | Inflamação, gastrite crônica ativa, células com corpúsculos intranucleares ("de inclusão" ou "olhos de coruja") em células endoteliais vasculares, epiteliais da mucosa e do estroma conjuntivo | Ganciclovir ou Foscarnet |
| Gastrite flegmonosa (Estreptococos, *E. coli*, enterobactérias, bacilos gram-negativos e *S. aureus*) | Abuso de álcool, infecção do trato respiratório superior, imunodeficiências | Dor abdominal superior, peritonite, líquido ascítico purulento, febre | Parede gástrica espessa, edematosa e com várias perfurações, exsudato preto esverdeado granular | Infiltrado polimorfonuclear intenso e numerosos organismos gram-positivos e gram-negativos, trombose vascular, necrose | Ressecção ou drenagem do estômago, antibiótico de amplo espectro |
| *Mycobacterium tuberculosis* | Normalmente associada a tuberculose pulmonar | Dor abdominal, náuseas e vômitos, sangramentos gastrointestinais, febre, perda de peso | Úlceras, massas ou obstrução gástrica. Várias erosões pequenas, úlceras, massa infiltrante, forma esclerosante, obstrução pilórica (por nódulos pré-pilóricos ou invasão de órgão adjacentes) | Granulomas necrotizantes com presença de bacilos acidorresistentes | Tratamento específico para tuberculose |

Continua

Continuação

| Agente etiológico/ Doença associada | Condições associadas | Clinica | Achados endoscópicos/ macroscópicos | Biópsia/Achados microscópicos | Tratamento |
|---|---|---|---|---|---|
| Sífilis | Eventualmente associado a imunodeficiências | Sintomas semelhantes a doença ulcerosa péptica, sangramento gastrointestinal superior | Múltiplas úlceras rasas com exsudato branco sobrejacente e eritema ao redor; mucosa pseudonodular, pregas edematosas | Gastrite grave com infiltrados densos de plasmócitos na lâmina própria, neutrófilos e linfócitos em quantidade variável, destruição glandular, vasculite e granulomas. Obs.: coloração pela prata (Warthin-Starry) mostra espiroquetas. | Penicilina |
| Candidíase | Geralmente com malignidade subjacente ou imunodeficiências | Inespecíficos | Erosões aftosas, ulcerações lineares pontilhadas ou úlceras gástricas | Fragmentos fibrinoides necróticos com leveduras e pseudo-hifas. Obs.: coloração com hematoxilina e eosina; se necessário, usar colorações especiais com ácido periódico de Schiff ou prata de Gomory | Fluconazol |
| *Histoplasma capsulatum* | Imunodeficiências, idosos. Raro | Hemorragia associa-da a úlcera gástrica | Pregas edemaciadas e avermelhadas | Infiltração extensa de macrófagos; identificação do fungo | Anfotericina B |

## Gastrites granulomatosas

A gastrite granulomatosa mais comum em crianças é a associada à doença de Crohn; já em adultos, a sarcoidose e a doença de Crohn são as causas mais frequentes. O diagnóstico diferencial inclui gastrite xantogranulomatosa, corpos estranhos, doença de Whipple, linfomas, histiocitose de Langerhans e vasculite granulomatosa (Churg-Strauss).

A doença de Crohn é uma doença sistêmica que pode acometer qualquer parte do trato gastrintestinal e afeta, com frequência, o antro e duodeno. Os sintomas são inespecíficos e, quando ocorrem, estão geralmente associados à atividade intestinal. Os casos de doença de Crohn gástrica isolada devem ser cuidadosamente acompanhados pela possível evolução da doença para outras regiões. Os principais achados endoscópicos são erosões aftoides, úlceras, espessamento das pregas, nódulos, eritema e estenose. Pode haver um padrão em pedra de calçamento atípico. À microscopia, observam-se granulomas, inflamação transmural crônica, úlceras e fibrose submucosa crônica. O uso de inibidor da bomba de prótons constitui a medida básica como tratamento sintomático. Não há consenso quanto ao tratamento com glicocorticosteroides, imunossupressores ou terapia biológica nesses casos.

A sarcoidose é uma doença granulomatosa sistêmica que raramente acomete o trato gastrintestinal. O estômago é a região mais acometida. A apresentação clínica inclui epigastralgia, náuseas, vômitos e perda ponderal. Pode haver também sangramentos, obstrução pilórica e anemia perniciosa. Na endoscopia, podem ser observadas estenose da metade distal do estômago, úlceras ou erosões pilóricas, atrofia, pregas gástricas espessas com aparência pavimentada difusa ou mesmo mucosa normal. Microscopicamente, observam-se granulomas não caseosos. O tratamento baseia-se na terapia com glicocorticosteroides.

## Outras gastrites

### Gastrite colagenosa

Afecção muito rara, de etiologia pouco conhecida. A apresentação clínica envolve epigastralgia, sangramento gastrintestinal, anemia, diarreia e perda de peso. A radiografia com bário mostra mucosa em padrão de mosaico. A endoscopia revela hemorragias submucosas dispersas e lesões nodulares e eritematosas no corpo gástrico. Amostras de biópsia evidenciam espessamento subepitelial da faixa de colágeno, com infiltrado inflamatório constituído por linfócitos, eosinófilos, mastócitos e fibroblastos.

### Gastrite linfocítica

Apresenta-se como infiltração linfocítica do epitélio superficial e das depressões gástricas. Pode estar associada à doença celíaca ou ser secundária a resposta imune contra *H. pylori*. A endoscopia mostra pregas gástricas espessas, nodularidade e erosão aftosa, conhecida como gastrite varioliforme, na região do antro, ou em corpo ou sob a forma de pangastrite. O epitélio revela um infiltrado intraepitelial exuberante

*Capítulo 9 • Gastrites e Gastropatias*

e rico em linfócitos T, aplainamento do epitélio e perda da secreção de mucina apical. Relação linfócitos/células epiteliais superiores a 25/100 é critério diagnóstico. O tratamento baseia-se na dieta sem glúten nos casos associados à doença celíaca e na erradicação do *H. pylori* quando associada à infecção pela bactéria.

## Gastrite eosinofílica

Doença rara e de etiologia desconhecida, tipicamente se associa à presença de infiltração intestinal, compondo o quadro denominado gastrenterite eosinofílica. Os sintomas são inespecíficos e incluem dor abdominal, náuseas, vômitos, diarreia e perda de peso. Pode se apresentar com obstrução pilórica. A endoscopia não mostra aspectos específicos além de espessamento das pregas mucosas. A biópsia é necessária para o diagnóstico e demonstra infiltração eosinofílica, com pelo menos 20 eosinófilos por campo de alta resolução. Abscesso eosinofílico nas criptas gástricas, necrose com neutrófilos e regeneração epitelial são outros achados possíveis. O tratamento é realizado com glicocorticosteroides ou cromoglicato sódico. Cirurgia é necessária nos casos obstrutivos ou refratários.

## Gastropatias reativas

Como não produzem inflamação significativa, as lesões anteriormente chamadas de gastrites erosivas agudas são melhores denominadas de gastropatias reativas. A principal causa é o uso de anti-inflamatórios não hormonais (AINE), incluindo o ácido acetilsalicílico. O uso regular de AINE aumenta a chance de sangramento gastrintestinal em cinco vezes em relação a indivíduos que não usam. Os AINE apresentam ação tópica e sistêmica, sendo esta última a mais importante no desenvolvimento de sintomas gástricos. Ao inibir a cicloxigenase (COX), há redução das prostaglandinas, que são responsáveis por estimular a secreção de mucina e de bicarbonato, o que compromete os mecanismos de defesa da mucosa gástrica. Os inibidores seletivos da COX2, como celecoxibe e etodolaco, apresentam menor supressão da proteção gástrica.

As lesões gástricas se manifestam como eritema, hemorragia subepitelial, erosões e úlceras e não se correlacionam bem com a gravidade dos sintomas dispépticos desencadeados por esses medicamentos. Os fatores de riscos associados a complicações gastrintestinais são tempo prolongado de uso, idade avançada, doses elevadas, úlcera péptica prévia e uso concomitante de glicocorticoides, clopidogrel ou anticoagulantes.

O tratamento é baseado na suspensão da medicação suspeita (quando possível), na terapia antissecretora com o uso de inibidor da bomba de prótons e, eventualmente, procinéticos e antieméticos.

## Gastropatia hipertensiva portal

A gastropatia hipertensiva portal (GHP) é caracterizada pela presença de ectasias vasculares e congestão decorrente da hipertensão portal, as quais constituem causas importantes de sangramento gastrintestinal em portadores de cirrose. A GHP ocorre mais comumente nos pacientes com doença hepática avançada, particularmente naqueles com história de terapia endoscópica das varizes esofágicas. Embora hemorragias agudas (e eventualmente graves) possam ocorrer, casos assintomáticos e sangramento crônico oligossintomático são as apresentações mais comuns. O diagnóstico é endoscópico, com a identificação de mucosa com aspecto "em pele de cobra", mais visível em corpo e fundo gástricos. Classifica-se em leve ou intensa (quando há pontos de hemorragia subepitelial ou hemorragia ativa). O tratamento da hemorragia aguda é semelhante àquele realizado para as hemorragias varicosas, ou seja, ressuscitação volêmica, antibioticoprofilaxia (se o paciente for cirrótico) e agentes farmacológicos que reduzem a pressão venosa portal (octreotide, somatostatina ou terlipressina). O tratamento da hemorragia digestiva crônica é baseado em reposição de ferro (por via oral ou parenteral) e na redução da pressão portal, por meio do uso contínuo de betabloqueador não seletivo. Derivação portossistêmica intra-hepática transjugular (TIPS), derivações cirúrgicas e aplicação endoscópica de plasma de argônio são alternativas para casos refratários nas hemorragias agudas e crônicas por GHP.

## Gastropatias hiperplásicas

Podem ser divididas em duas entidades: a doença de Ménétrier (e sua variante gastropatia hiperplásica hipersecretória); e a síndrome de Zollinger-Ellison (discutida no Capítulo 11 – Doença Ulcerosa Péptica).

A etiologia da doença de Ménétrier é desconhecida, porém admite-se que reações autoimunes, fatores alérgicos e agentes infecciosos (*H. pylori* presente em 90% dos casos, citomegalovírus e HIV) possam estar envolvidos. Hipocloridria e gastropatia perdedora de proteínas são comuns, mas não estão presentes em todos os casos. Relaciona-se também com gastrite linfocítica hipertrófica e síndrome carcinoide-*like* decorrente da produção aumentada de prostaglandinas. A apresentação clínica é composta por combinações de epigastralgia, náuseas e vômitos, perda de peso, hemorragia digestiva crônica ou hematêmese. Ao exame endoscópico, há pregas gástricas hipertróficas (com diâmetro superior a 10 mm), com aparência esponjosa e edemaciada, subdivididas por rugas, como circunvoluções cerebrais. Forma fibrosante semelhante à linite plástica e uma forma polipoide (múltiplos pólipos hiperplásicos) são síndromes endoscópicas variantes. A análise histológica de material obtido por macrobiópsia mostra espessamento das pregas por aumento da massa de células epiteliais, hiperplasia foveolar com dilatação cística e pouca ou nenhuma inflamação. Na variante gastropatia hipertrófica e hipersecretória, há hiperplasia das células parietais e de células principais, secreção ácida normal ou aumentada, com ou sem gastropatia perdedora de proteínas. O tratamento da gastropatia hiperplásica não está bem definido, uma vez que é uma entidade rara. Tem sido relatado o uso de antissecretórios como anticolinérgicos, inibidores da bomba de prótons e antagonista do receptor de H2 para melhora dos sintomas. A evolução é autolimitada em crianças com menos de 10 anos de idade e em casos puerperais. Entretanto, a doença de Ménétrier parece ser fator de risco para o desenvolvimento de câncer gástrico. Ganciclovir pode ser usado nos casos associados ao citomegalovírus e a infecção pelo *H. pylori* deve ser tratada,

*Capítulo 9 • Gastrites e Gastropatias*

quando presente. Cetuximab, octreotide e ressecção cirúrgica (gastrectomia parcial ou total) são alternativas para casos refratários ou complicados com hemorragia, obstrução, hipoproteinemia ou câncer gástrico.

## Bibliografia

Capelle LG, de Vries AC, Haringsma J, Ter Borg F, de Vries RA, Bruno MJ, et al. The staging of gastritis with the OLGA system by using intestinal metaplasia as an accurate alternative for atrophic gastritis. Gastrointest Endosc 2010; 71(7):1150-8.

Chey WD, Wong BCY. American College of Gastroenterology Guideline on the Management of Helicobacter pylori Infection. Am J Gastroenterol 2007; 102:1808-25.

Feldman M, Friedman L, Brandt L. Sleisenger e Fordtran tratado gastrointestinal e doenças do fígado. Trad. de Sleisenger and Fordtran's Gastrointestinal and Liver Disease. 9 ed. Rio de Janeiro: Elsevier; 2014.p.857-72.

Feldman M, Jensen PJ. Metaplastic (chronic) atrophic gastritis. In: UpToDate, Post TW (Ed), UpToDate, Waltham, MA. Acessado em: 2016.

Feldman M. NSAIDs (including aspirin): pathogenesis of gastroduodenal toxicity. In: UpToDate, Post TW (Ed), UpToDate, Waltham, MA. Acessado em: 2016.

Murase, Kunihiko. Review article gastritis with distinctive histopathology (non-helicobacter pylori gastritis). Acta medica Nagasakiensia 2001; 46(1-2):9-14.

Neumann WL, Coss E, Rugge M, et al. Autoimmune atrophic gastritis -pathogenesis, pathology and management. Nat Rev Gastroenterol Hepatol 2013; 10:529-41.

Rugge M, Fassan M, Pizzi M, et al. Autoimmune gastritis: histology phenotype and OLGA staging. Aliment Pharmacol Ther 2012; 35:1460-6.

Szabo IL, Cseko K, Czimmer J, Mozsik, G. Diagnosis of gastritis – review from early pathological evaluation to present day management. Current Topics in Gastritis 2012; 4.

Capítulo **10**

# Helicobacter pylori

*Felipe Mafioletti Padilha*
*Luiz Chehter*

## Introdução

A descoberta do *Helicobacter pylori* (Hp) foi uma das maiores conquistas da história moderna da Gastrenterologia. A infecção pelo Hp é um cofator no desenvolvimento de três importantes doenças do trato gastrintestinal: úlcera péptica, câncer gástrico e linfoma MALT (tecido linfoide associado à mucosa). O risco do desenvolvimento dessas patologias em pacientes infectados varia de acordo com as características bacterianas, do hospedeiro e fatores ambientais.

## Epidemiologia

O Hp acomete 50% da população mundial, com maior prevalência em regiões de menor nível socioeconômico e baixo saneamento. A infecção pelo Hp é mais comum e ocorre precocemente nos países em desenvolvimento. O risco de adquirir a infecção está associado à densidade habitacional, superlotação familiar, número de irmãos e compartilhamento de camas. A transmissão é essencialmente pessoa-pessoa, principalmente intrafamiliar, por meio da via oral (VO), e a infecção persiste cronicamente nas crianças mais velhas e adultos. Em nosso país a prevalência da infecção é alta, podendo alcançar taxas tão elevadas quanto 97,9% em populações adultas da região amazônica. Por outro lado, estudos entre doadores de sangue assintomáticos na cidade de São Paulo detectaram prevalência de 65,3%.

## Bacteriologia e patogênese

O Hp é uma bactéria gram-negativa e microaerófila. Seu formato em espiral e a presença de múltiplos flagelos unipolares permitem que se mova através da camada de muco, onde permanece protegida do pH gástrico. A bactéria habita primariamente a luz gástrica e, uma vez ingerida, invade a camada mucosa, escapando da ação bactericida do lúmen. Entre os fatores de adaptação bacterianos, destacam-se a motilidade, a expressão de fatores de adesão e da urease – enzima que promove a hidrólise da ureia, levando à produção de amônia, que opera como receptor de íons $H^+$ (neutralizando o ácido ao redor do organismo).

Uma interação-chave entre as bactérias e o epitélio gástrico envolve um segmento do DNA bacteriano denominado ilha de patogenicidade cag (cag-PAI). A cag-PAI é encontrada em cerca de 60% das cepas ocidentais e estas cepas estão mais relacionadas à úlcera péptica e ao câncer gástrico.

O gene *vacA*, que codifica a produção da citotoxina vacuolizante, expressa em mais da metade das amostras de bactérias, é um importante fator de virulência.

A infecção pela Hp causa inflamação gástrica em todos os infectados. A infecção aguda acarreta hipocloridria, facilitando a sobrevivência do organismo, enquanto a infecção crônica gera hipocloridria ou hipercloridria, dependendo da gravidade e da distribuição da gastrite. A história natural é de infecção predominantemente antral nos estágios iniciais (com mínimo envolvimento do corpo), precipitando aumento da produção ácida, seguido de inflamação continuada e migração proximal da bactéria, gerando gastrite do corpo e, posteriormente, uma frente atrófica com concomitante redução da secreção ácida.

## Diagnóstico

Os exames que detectam a presença da bactéria são ditos invasivos e não invasivos, baseados na necessidade da realização de endoscopia. As técnicas diagnósticas podem detectar o Hp diretamente (demonstração histológica do organismo, antígenos fecais, cultura) ou indiretamente (utilizando urease ou anticorpos). A escolha do teste apropriado depende da situação clínica, custo, disponibilidade, população e probabilidade de infecção pré-teste. Inibidores da bomba de prótons (IBP) e antibióticos podem influenciar os resultados e devem ser retirados pelo menos 2 e 4 semanas, respectivamente, antes da data do teste respiratório da ureia, teste da urease, histologia, antígenos fecais e cultura.

## Testes endoscópicos

Três métodos detectam a bactéria: teste da urease; histologia; e cultura.

- Teste rápido da urease: método rápido, de fácil realização, relativamente barato e com boa acurácia (sensibilidade e especificidade de 90 a 95%). Fragmentos da mucosa gástrica são inseridos em uma solução contendo ureia e indicador de pH. Na presença da urease produzida pelo Hp, a ureia é convertida em amônia, resultando em mudança do pH e da cor da solução. Os resultados são obtidos entre minutos a horas de acordo com as preparações comerciais disponíveis. O sucesso do teste depende da coleta de local correto e do número de fragmentos. Recomenda-se pelo menos uma amostra do antro e do corpo.
- Histologia: o exame histológico tem sensibilidade e especificidade de 95 e 98%, respectivamente. Tem a vantagem de identificar alterações da mucosa,

como inflamação, atrofia, metaplasia intestinal e neoplasia. Assim como o teste da urease, a sensibilidade é afetada pelo uso de IBP, bismuto e antibióticos. Devido à distribuição focal do Hp, as biópsias devem ser obtidas de diferentes áreas do estômago. Duas condutas são recomendadas de acordo com a Sociedade Americana de Endoscopia: coleta de três biópsias (incisura angular, grande curvatura do corpo e do antro) ou cinco biópsias, conforme o Protocolo de Sydney atualizado (amostras do antro e do corpo na pequena e grande curvatura e da incisura angular).

- **Cultura:** é realizada por meio de biópsia da mucosa gástrica. Tem 100% de especificidade quando realizada sob condições ideais, mas a sensibilidade é variável, dependendo do laboratório. Trata-se de método complexo e dispendioso, sendo particularmente útil para realização de antibiograma em pacientes refratários a tratamentos prévios.

## Testes não invasivos

- **Sorologia:** ensaios imunoenzimáticos (ELISA) podem detectar anticorpos IgG para uma variedade de antígenos bacterianos em amostras de soro. A sorologia não é capaz de definir a presença de infecção ativa. A sensibilidade é de 90 a 100%, mas a especificidade é variável (76 a 96%). O teste não é influenciado por uso recente de IBP ou antibióticos, bem como hemorragia digestiva ou gastrite atrófica. Não é indicado para avaliar resposta ao tratamento, pois a sorologia permanece positiva por meses e até anos após o tratamento bem sucedido da infecção.

- **Teste respiratório da ureia com $^{13}$C:** é o método não invasivo de escolha para o diagnóstico e confirmação da erradicação da bactéria, com especificidade superior a 95% e sensibilidade de 90 a 95%. O teste se baseia na hidrólise bacteriana da ureia marcada com um isótopo de carbono ($^{13}$C ou $^{14}$C) administrada oralmente, gerando amônia e $CO_2$ marcado, que pode ser detectado em amostras de ar expirado.

- **Pesquisa de antígenos fecais por ensaios imunoenzimáticos (ELISA):** a sensibilidade e especificidade são comparáveis ao teste respiratório, 94% e 97%, respectivamente. Na ausência de disponibilidade do teste respiratório, o teste do antígeno fecal é a técnica não invasiva de escolha para o diagnóstico e confirmação da erradicação do Hp, desde que se utilize um anticorpo monoclonal. Dificuldades em testes e coleta de fezes, alto custo e aceitabilidade questionável por pacientes têm dificultado o uso do método em nosso meio.

## Indicações para teste e tratamento da infecção por *H. pylori*

### Úlcera péptica

Cerca de 80 a 95% dos pacientes com úlcera duodenal tem infecção por Hp. A hiperacidez associada à colonização do antro leva à metaplasia gástrica do duodeno que pode, então, ser colonizado, resultando em úlcera duodenal. A gastrite predominante de corpo está associada à úlcera gástrica, gastrite atrófica e adenocarcinoma gástrico.

A pesquisa e erradicação do Hp é fundamental na doença ulcerosa péptica e se aplica para qualquer estágio de evolução e para qualquer tipo de apresentação da doença ulcerosa (ativa, cicatrizada, complicada e não complicada).

## Ácido acetilsalicílico e anti-inflamatórios não esteroidais (AINE)

Tanto o Hp quanto os AINE são fatores de risco independentes para o desenvolvimento de doença ulcerosa péptica, havendo um aumento do risco quando esses fatores estão presentes em conjunto. Para a prevenção primária da úlcera péptica e suas complicações, a erradicação do Hp antes do início dos AINE diminui significativamente a sua ocorrência e é mandatória em pacientes com histórico de úlcera péptica. Nos pacientes já em uso de AINE a longo prazo, a mera erradicação do Hp não é suficiente para prevenir a recorrência da úlcera e/ou sangramento. Neste cenário, está indicado o uso contínuo de IBP após a terapia de erradicação.

A erradicação do Hp como prevenção primária antes do uso de ácido acetilsalicílico não é bem estabelecida em todos os pacientes, mas é razoável e justificável em pacientes com outros fatores de risco para úlceras e hemorragia digestiva.

## Doenças extragástricas

Ao longo das últimas duas décadas, um grande número de associações entre doenças não gástricas e a infecção por Hp tem sido relatadas. Evidências mais convincentes foram observadas em associações com púrpura trombocitopênica idiopática e anemia por deficiência de ferro.

## Câncer gástrico

A infecção por Hp é hoje o maior fator de risco para o desenvolvimento de adenocarcinoma de estômago (carcinógeno tipo 1). A erradicação do Hp reduz o risco de câncer gástrico e do aparecimento de lesões metacrômicas mesmo após a remoção de neoplasia precoce. Dentro de uma estratégia de prevenção, deve-se considerar a erradicação de Hp em pacientes com risco aumentado de câncer gástrico: história familiar em parente de primeiro grau; após gastrectomia subtotal; ou história pessoal de remoção de câncer gástrico precoce por meio de endoscopia ou cirurgia. São também indicações do tratamento do Hp a presença de grave pangastrite, gastrite atrófica e/ou metaplasia intestinal.

## Linfoma MALT

O linfoma gástrico MALT representa cerca de 5% das neoplasias gástricas, com uma tendência de aumento progressivo em escala mundial. A erradicação do Hp é a 1ª linha de tratamento para linfomas gástricos MALT de baixo grau, com taxas de cura em torno de 60 a 80% dos casos, e deve ser realizada em todos os pacientes independente do estágio.

## Dispepsia não investigada – estratégia "testar e tratar"

Em pacientes dispépticos, a estratégia de "testar e tratar", utilizando um teste não invasivo e tratando os indivíduos infectados, deve ser considerada em adultos com menos de 50 a 55 anos de idade, sem sinais de alarme e sem história familiar de câncer gástrico. A baixa prevalência de câncer nessa população e a alta taxa de resultados endoscópicos irrelevantes têm incentivado o uso de tratamento empírico (erradicação do Hp ou um ciclo com IBP) antes de realizar um procedimento invasivo e relativamente caro. Para controlar a erradicação da bactéria nessa estratégia, apenas o teste respiratório da ureia marcada e a pesquisa de antígeno fecal são recomendados, e ambos já foram validados no Brasil.

## Dispepsia funcional

A infecção por Hp pode ser a causa dos sintomas em uma proporção de pacientes que se apresentam com dispepsia. A erradicação da bactéria está associada ao controle de sintomas comparado com a não erradicação. Não existem critérios para predizer se um paciente com dispepsia responderá à erradicação e o ganho sintomático demora até 6 meses para se tornar significativo, o que se atribuiu ao tempo para a resolução da gastrite (Tabela 10.1).

**Tabela 10.1.** Indicações para pesquisa e tratamento da infecção por *H. pylori*

| |
|---|
| ■ Doença ulcerosa péptica (úlcera gástrica ou duodenal, ativa ou cicatrizada) |
| ■ Dispepsia não investigada em pacientes com menos de 50-55 anos, sem sinais de alarme ou histórico familiar de câncer gástrico |
| ■ Linfoma MALT gástrico |
| ■ Pacientes com câncer gástrico prévio: após ressecção gástrica subtotal ou endoscópica |
| ■ Dispepsia funcional |
| ■ Uso em longo prazo de ácido acetilsalicílico ou AINE |
| ■ Púrpura trombocitopênica idiopática e anemia por deficiência de ferro |
| ■ Uso crônico de IBP (mais de 1 ano) |
| ■ Pacientes com pangastrite grave, gastrite atrófica e metaplasia intestinal |
| ■ Câncer gástrico em parente de primeiro grau |
| ■ Forte desejo do paciente |

IBP: inibidores de bomba de prótons; AINE: anti-inflamatórios não esteroidais.

*Capítulo 10 •* Helicobacter pylori

## Tratamento do *H. pylori*

A terapia tripla (Tabela 10.2) composta de amoxicilina e claritromicina associados com IBP é o esquema mais utilizado e recomendado, eficaz em cerca de 80% dos casos.

Entre os fatores que parecem contribuir para o insucesso da terapêutica, estão aqueles relacionados ao regime formulado, à resistência antimicrobiana (especialmente relacionada à claritromicina e aos imidazólicos), à adesão ao tratamento, a fatores geográficos e à dose do IBP empregada. A falta de adesão pode ser consequência dos efeitos colaterais dos esquemas de tratamento, atingindo até 50% de efeitos adversos com a terapia tripla, mas em geral leves.

A extensão da duração da terapia de 7 para 10 a 14 dias aumenta a taxa de erradicação em cerca de 5% e deve ser considerada. O uso de IBP mais potente de 2ª geração em alta dose (duas vezes/dia) aumenta a eficácia da terapia tripla; um aumento da dose de, por exemplo, 20 mg de omeprazol duas vezes/dia para 40 mg de esomeprazol ou rabeprazol duas vezes/dia aumenta a taxa de cura em 8-12%.

Para os doentes com história possível ou comprovada de alergia à penicilina, é recomendável substituir amoxicilina por furazolidona 200 mg duas vezes/dia.

**Tabela 10.2.** Esquemas de tratamento para infecção por *H. pylori*

| Tratamento de 1ª linha – Terapia tripla |
| --- |
| ■ IBP em dose padrão (lansoprazol 30 mg, omeprazol 20 mg, pantoprazol 40 mg, rabeprazol 20 mg, esomeprazol 40 mg 1 ×/dia ou 20 mg 2 ×/dia) + amoxicilina 1 g + claritromicina 500 mg, 2 ×/dia, durante 14 dias |
| Pacientes alérgicos a amoxicilina: |
| ■ IBP em dose padrão + furazolidona 200 mg + claritromicina 500 mg, 2 ×/dia, durante 10 a 14 dias |
| ■ IBP em dose-padrão 2 ×/dia + subcitrato de bismuto coloidal 120 mg, 4 ×/dia + tetraciclina 500 mg, 4 ×/dia + metronidazol 250 mg, 4 ×/dia, por 10 a 14 dias |
| **Esquema de retratamento** |
| ■ IBP em dose padrão 2 ×/dia + levofloxacina 500 mg 1 ×/dia + amoxicilina 1 g, 2 ×/dia por 10 a 14 dias |
| **Opções de 2ª e 3ª linhas** |
| ■ IBP em dose padrão 2 ×/dia + levofloxacina 500 mg, 1 ×/dia + furazolidona 400 mg, 1 ×/dia por 10 dias (ou IBP + levofloxacino 250 mg e furazolidona 200 mg, 2 ×/dia por 7 dias) |
| ■ IBP em dose padrão 2 ×/dia + subcitrato de bismuto coloidal 240 mg + furazolidona 200 mg + amoxicilina 1 g (ou doxiciclina 100 mg), 2 ×/dia por 10 a 14 dias |
| ■ IBP em dose padrão 2 ×/dia + subcitrato de bismuto coloidal 120 mg, 4 ×/dia + tetraciclina 500 mg, 4 ×/dia + metronidazol 250 mg, 4 ×/dia (ou 500 mg, 3 ×/dia), por 10 a 14 dias |

IBP: inibidor de bomba de prótons.

De acordo com o III Consenso Brasileiro de Hp, devido à ausência de estudos nacionais de validação, os regimes de 1ª linha alternativos para erradicar a bactéria, como a terapia sequencial, o esquema concomitante sem bismuto ou aqueles que contêm sais de bismuto ou levofloxacina, não são recomendados rotineiramente no Brasil.

Após a falha da terapia tripla inicial contendo claritromicina, recomenda-se como 2ª ou 3ª linha de terapia, regimes triplos contendo levofloxacina, atingindo taxas de erradicação em cerca de 80% dos casos. Um potencial problema com esse tratamento é a possibilidade de rápido desenvolvimento de resistência para a levofloxacina, que já tem sido observada em alguns estudos. Após a falha do segundo esquema de tratamento a terapia deve ser guiada pela suscetibilidade da bactéria por meio de cultura.

Atualmente não há limite estabelecido para o número de retratamentos da infecção pelo *H. pylori*, devendo-se considerar o potencial benefício para cada paciente de modo individualizado.

## Controle de erradicação

O controle de cura da infecção deve ser realizado em pelo menos 4 semanas após o término do tratamento para evitar a ocorrência de falso-negativos. O teste respiratório é o método não invasivo ideal para controle de erradicação. No caso de indisponibilidade do teste respiratório ou teste do antígeno fecal, ou se uma avaliação endoscópica for necessária (úlcera gástrica, linfoma MALT etc.), o controle de erradicação deve ser feito por endoscopia, por meio de biópsias enviadas para estudo histológico e com o teste da urease, usando fragmentos do antro e corpo gástrico (Figura 10.1).

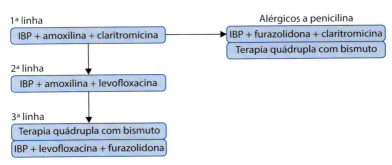

**Figura 10.1.** Algoritmo de tratamento do *H. pylori*.

## Bibliografia

Coelho LG, Maguinilk I, Zaterka S, Parente JM, Passos MCF, Moraes-Filho JPP. 3rd Brazilian Consensus on Helicobacter pylori. Arq Gastroenterol. 2013; v. 50, n. 2, p. 110-110.

Crowe SE, Feldman M, Grover S. Treatment regimens for Helicobacter pylori. UpToDate. 2016. Disponível em: <http://www.uptodate.com>. Acesso em: 13 jul. 2016.

Fallone CA, et al. The Toronto consensus for the treatment of Helicobacter pylori infection in adults. Gastroenterology. 2016; 151(1): 51-69.

Malfertheiner P, Megraud F, O'Morain C A, Gisbert J P, Kuipers E J at al. Management of Helicobacter pylori infection - the Maastricht V/ Florence Concensus Report. Gut. 2016; 0:1-25.

Peura DA, Crowe SE. Helicobacter pylori. In: Feldman M, Friedman LS, Brandt LJ. Sleisenger e Fordtran – tratado gastrointestinal e doenças do fígado. Trad. de Sleisenger and Fordtran's Gastrointestinal and Liver Disease, 9th ed. Rio de Janeiro: Elsevier; 2014. p. 845-856.

# Capítulo 11

# Doença Ulcerosa Péptica

*Andrea Oliveira Mondolfo*
*Luiz Chehter*

## Introdução

Úlcera péptica (UP) é compreendida com uma solução de continuidade da mucosa digestiva exposta à secreção cloridropéptica, comprometendo a *muscularis mucosae* e encerra fibrose subjacente. Usualmente é única e ocorre no estômago ou no duodeno.

UP decorre da autodigestão, do desequilíbrio entre fatores agressivos e defensivos, do excesso de ácido e de pepsina para a resistência da barreira mucosa (BM). Esta é composta por fatores pré-epiteliais (muco e bicarbonato), epiteliais (de defesa e de reparação) e subepiteliais (microcirculação), cuja síntese depende de prostaglandinas (PG).

A úlcera duodenal (UD) predomina no Ocidente, é cinco vezes mais frequente do que a gástrica, acomete a primeira porção duodenal e incide basicamente dos 30 aos 55 anos de idade. A úlcera gástrica (UG) predomina em países orientais, escandinavos e andinos, ocorre na pequena curvatura do antro gástrico e em indivíduos com mais de 50 anos.

As UP são mais frequentes em homens. A prevalência varia de acordo com a região e decresce com a melhoria das condições sanitárias, com a erradicação do *Helicobacter pylori* (Hp) e com o uso profilático de antissecretor.

## Etiologia

Hp e antiinflamatório não esteroidal (AINE) administrado por qualquer via constituem as principais causas (90 a 95%). Outras causas são apresentadas na Tabela 11.1.

**Tabela 11.1.** Úlcera não *H. pylori,* não AINE

- Síndrome de Zollinger-Ellison (gastrinoma)
- Mastocitose sistêmica
- Hiperparatireoidismo
- Doenças granulomatosas (doença de Crohn, sarcoidose)
- Neoplasias (carcinoma, linfoma, leiomiosarcoma)
- Infecções por *M. tuberculosis, T. palidum, herpes simples,* citomegalovírus
- Tecido pancreático ectópico
- Drogas: cocaína, metanfetamina, bifosfonados, glicocorticosteroides, quimioterápicos
- Idiopática

## Quadro clínico

A UP pode ser assintomática, apresentar-se com dor epigástrica em queimação ou com complicações (hemorragia, perfuração, penetração ou estenose). A dor epigástrica tem periodicidade, alternância de fases de atividade e de acalmia. O exame físico costuma ser normal em pacientes com UP não complicada.

## Diagnóstico

O diagnóstico é confirmado pela endoscopia digestiva alta (EDA), a qual também confirma a cicatrização da UP e a erradicação do Hp.

A EDA para controle de cura é dispensável para pacientes com UD não complicada. Métodos não invasivos, como o teste respiratório com ureia marcada e a pesquisa do antígeno fecal, confirmam a presença ou a erradicação do Hp, prescindindo-se da endoscopia.

Para determinadas condições clínicas (Tabela 11.2) e quando há lesão ulcerada gástrica (LUG) é obrigatória a realização da EDA e biópsias da borda da lesão que devem ser submetidas à microscopia.

EDA deve ser repetida após aproximadamente 8 semanas do tratamento de pacientes com LUG. Se ainda houver lesão, novas biópsias das bordas deverão ser realizadas (Figura 11.1).

**Tabela 11.2.** Sintomas e sinais de alarme

- Idade acima de 55 anos
- Histórico familiar de câncer gástrico
- Deficiência inexplicada de ferro
- Icterícia
- Linfadenopatia supraclavicular esquerda (nódulo de Virchow)
- Massa abdominal palpável
- Vômitos persistentes
- Disfagia progressiva
- Perda de peso não intencional

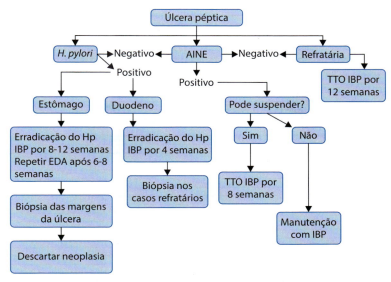

**Figura 11.1.** Algoritmo para diagnóstico e tratamento da doença ulcerosa péptica.

Até 4% das LUG podem revelar malignidade em exame subsequente e o câncer gástrico em estágio inicial é passível de cura.

## Tratamento

O tratamento objetiva a resolução dos sintomas, cicatrização da lesão e prevenção de recidiva ou de complicação.

O temperamento/personalidade do paciente, ocupação e hábitos alimentares não têm relação causal com UP. Não há dieta específica e, portanto, restringe-se o que motiva os sintomas. Não há necessidade de afastamento das atividades habituais. Hospitalização geralmente é reservada apenas para complicações. O fumo retarda a cicatrização e aumenta a recidiva, todavia, não desencadeia recidiva da UP após a erradicação do Hp.

As UP cicatrizam espontaneamente em até 60% dos casos e, com o tratamento, em mais de 90%. Os fármacos que reduzem a acidez gástrica, como bloqueadores dos receptores H2 (BH2) e inibidores de bomba protônica (IBP) da célula parietal são potentes inibidores da secreção clorídrica e não afetam a secreção de fator intrínseco ou a motilidade. Devem ser mantidos por 4 a 8 semanas, exceto quando persiste a infecção pelo Hp ou há necessidade de AINE por período prolongado.

Os IBP são os mais potentes hipossecretores e aceleram a cicatrização da úlcera. Antiácidos, sucralfato, misoprostol ou BH2 também proporcionam cicatrização, mas os IBP são mais eficazes e os medicamentos de escolha.

A duração do tratamento com IBP depende da localização da úlcera: 4 semanas para UD e 8 para UG. O tratamento com IBP, necessariamente é diário e administrado de 30 a 60 minutos antes da primeira refeição do dia. Má aderência ou falta de orientação médica redunda em perda de eficácia. Várias são as opções de IBP (Tabela 11.3).

Em virtude do alto custo de submeter todos os dispépticos à EDA, estratégias terapêuticas alternativas são propostas para a abordagem daqueles sem condições de alarme (Figura 11.1).

Tratamento alternativo, que prescinde da EDA, pode ser efetuado com IBP. Nessa condição, o IBP é mantido por 4 semanas, após as quais o paciente é reavaliado. Caso não mais tenha queixa, novo controle clínico é programado para o mês seguinte, sem medicação. Caso persista ou recidive a queixa dispéptica, a EDA deve ser solicitada.

A terapia com IBP não é obrigatória para pacientes com UD que tiveram o Hp erradicado. Após a erradicação do Hp nos portadores de UG, deve-se manter IBP até a 8ª semana, realizar nova EDA, que confirma a cicatrização e a erradicação e exclui malignidade.

Na estratégia denominada "testar e tratar", o tratamento do paciente é a erradicação do Hp, mediante detecção por método que não o endoscópico (consultar Capítulo 10 – *Helicobacter pylori*).

A erradicação da bactéria, além de proporcionar a cicatrização da úlcera, previne sua recidiva. Todo paciente com UP deve ser testado para Hp e, se infectado, submetido à erradicação. O controle de cura da infecção deve ser realizado após pelo menos 4 semanas do término da terapia e o uso de IBP deve ser suspenso pelo menos 14 dias antes da data do exame.

Com relação à UP associada aos AINE, o tratamento é com IBP. Caso não seja possível suspender o anti-inflamatório, impõe-se permanente manutenção de IBP, para que a recorrência da UP seja evitada. Frente ao uso de AINE, há risco para atividade ou complicação de UP, que se verifica por: história prévia de úlcera, idade acima de 60 anos, uso de ácido acetilsalicílico, de corticosteroide ou de anticoagulante.

As UP cicatrizam com 4 a 8 semanas de terapia com IBP. Contudo, em 5 a 10% dos pacientes, as úlceras persistem a despeito do tratamento. Essas úlceras são consideradas refratárias e os pacientes devem receber IBP em dose padrão por 12 semanas. Caso não haja resolução, dobra-se a dose. Após 12 semanas, realiza-se EDA para avaliar a cicatrização ou obter biópsias adicionais para elucidação diagnóstica, além de providenciar exames para detecção de outras causas (Tabela 11.1).

**Tabela 11.3.** Inibidores de bomba de prótons e dose diária

- Omeprazol 20 mg
- Lansoprazol 30 mg
- Pantoprazol 40 mg
- Pantoprazol magnésico 40 mg
- Rabeprazol 20 mg
- Esomeprazol 40 mg

# Bibliografia

Chan FKL, Lau JYW. Tratamento da doença ulcerosa péptica. In: Feldman M, Friedman LS, Brandt LJ. Sleisenger & Fordtran – tratado gastrointestinal e doenças do fígado. Tradução da 9 ed. São Paulo: Editora Elsevier; 2015. p 881-899.

Eisig JN, Hashimoto Cl, Ferreira RPB. Úlcera gastroduodenal: aspectos clínicos. In Zaterka S, Eiseig JN. Tratado de gastroenterologia da graduação à pós-graduação. São Paulo: Editora Ateneu, 2011. p. 499-513.

Vakil N. Doença ulcerosa péptica. In: Feldman M, Friedman LS, Brandt LJ. Sleisenger & Fordtran – tratado gastrointestinal e doenças do fígado. Trad. da 9 ed. São Paulo: Editora Elsevier; 2015. p 873-879.

Vakil NB, Feldman M. Peptic ulcer disease: clinical manifestations and diagnosis. In: Up to date. Acessado em 2016.

Vakil NB, Feldman M. Peptic ulcer disease: genetic, enviromental, and psychological risk factors and pathogenesis. In: Up to date. Acessado em 2016.

Vakil NB, Feldman M. Peptic ulcer disease: management. In: Up to date. Acessado em 2016.

Capítulo **12**

# Disfagia e Odinofagia

*Luiz Augusto Cardoso Lacombe*
*Luciana Camacho-Lobato*

## Introdução

O termo disfagia significa dificuldade ou anormalidade em deglutir, interferindo na capacidade do paciente em se alimentar, ou seja, em conduzir o bolo alimentar de qualquer consistência ao estômago, podendo refletir-se sobre o *status* de hidratação/nutrição do paciente ou, eventualmente, causar quadros respiratórios decorrentes de broncoaspiração. É obrigatória a sua diferenciação de odinofagia (dor à deglutição, porém de curta duração, geralmente 15 a 30 segundos – ou seja, o tempo necessário para a passagem do bólus – que geralmente decorre de lesão da mucosa esofagiana) e glóbus (sensação incômoda de bola, corpo estranho ou aperto na região cervical, de apresentação contínua ou intermitente, de aparecimento independente da deglutição, podendo ser temporariamente aliviado pela mesma), que são sintomas diferentes e com bases fisiopatológicas distintas.

Anatomicamente, o esôfago é um órgão tubular de 18 a 26 cm que se estende de C5-6 até T11, podendo ser subdividido em esôfago cervical, torácico e abdominal. Sua principal função é a condução do bolo alimentar da boca para o estômago, sendo geralmente constituído por quantidade variável de musculatura estriada esquelética na sua porção proximal e de musculatura lisa nos seus dois terços distais. Entre elas, reconhece-se segmento de extensão variável com mistura das duas musculaturas. A inervação da porção proximal do esôfago emerge do núcleo ambíguo, enquanto a de seus dois terços distais provém do núcleo motor dorsal do vago.

Sumariamente, a disfagia pode ser dividida em dois tipos, baseados em sua topografia e mecanismos fisiopatológicos envolvidos, a saber:

- Disfagia orofaríngea (DOF) ou de transferência (a denominação "de transferência" vem sendo questionada, haja vista a transferência do bólus da boca para a faringe representar apenas uma pequena parte do processo da deglutição);

- Disfagia esofagiana ou de condução. Tanto o tipo 1 como o 2 apresentam características clínicas distintas que podem ser diferenciadas por meio de anamnese detalhada.

DOF é de ocorrência frequente, sendo verificada em 5 a 8% dos indivíduos após os 50 anos e em 16% dos idosos. Esta frequência é ainda maior em pacientes hospitalizados (25%) ou em casas de repouso/asilos (30 a 40%).

A disfagia funcional, conforme descrita pelos critérios de Roma IV (dificuldade na deglutição na ausência de anormalidades estruturais, anormalidades da mucosa e alterações motoras que justificam o sintoma), não será abordada neste capítulo.

## Etiologia

A disfagia tem causas diversas, podendo ser provocada por patologias primárias do aparelho digestivo ou secundárias a uma doença sistêmica de base.

A DOF se manifesta por meio de alterações das fases orais e faríngeas da deglutição e culmina com a dificuldade de transferência do bolo alimentar para o esôfago. É condição comum em indivíduos com antecedente de doenças neurológicas como acidente vascular encefálico ([AVE] 42 a 67%), doença de Parkinson (50%, principalmente na forma avançada), doenças neurodegenerativas (60 a 80%) e doença de Alzheimer. A radioterapia realizada na topografia de cabeça e pescoço é também associada a elevado risco de DOF (60 a 75%). Outras causas ainda de DOF são as miopatias inflamatórias e as lesões estruturais, como os processos expansivos na região da faringe. Pode levar a complicações graves, como desnutrição, pneumonia aspirativa e mortalidade prematura.

Com relação à disfagia esofágica, as principais etiologias são as desordens motoras primárias e secundárias do esôfago e as alterações estruturais intrínsecas e extrínsecas, como as neoplasias benignas e malignas, anéis esofagianos e compressões vasculares.

As principais causas de disfagia estão resumidas na Tabela 12.1.

As causas de odinofagia são variadas e incluem principalmente doenças que promovem lesões de continuidade na mucosa esofagiana, como as esofagites infecciosas, cáusticas, induzidas por medicamentos e actínica. A abordagem do paciente com odinofagia deverá ser detalhada, principalmente na busca de fatores de riscos para determinadas causas. As principais causas de odinofagia estão listadas na Tabela 12.2.

## Quadro clínico e abordagem do paciente com disfagia

O paciente com disfagia apresenta queixas que podem sugerir a etiologia e topografia da lesão em até 80% dos casos, principalmente quando o sintoma é proveniente do esôfago distal. Por isso, história e exame físico detalhados são essenciais para o diagnóstico topográfico e etiológico da disfagia.

As principais manifestações da DOF são dificuldade ou atraso no início da deglutição, regurgitação pós-nasal ou retorno de líquido pela narina após a deglutição, tosse e deglutição repetitiva para o total clareamento do bólus. Outros achados que podem levar à suspeita de DOF são voz "molhada", rouquidão, disartria e pneumonia

**Tabela 12.1.** Principais causas de disfagia orofaríngea e esofágica

| Disfagia orofaríngea (DOF) ou disfagia de transferência | Disfagia esofágica ou disfagia de condução |
|---|---|
| ■ *Neurológicas:* AVE, tumores, Parkinson, esclerose múltipla, TCE, síndrome de Guillain-Barré, Huntington, encefalopatias metabólicas, esclerose lateral amiotrófica, sífilis, poliomielite, miastenia *gravis.* | ■ *Desordens motoras primárias:* acalasia, espasmo esofagiano difuso, motilidade esofagiana ineficaz, esôfago em quebra- nozes, hipertonia do esfíncter esofágico inferior. |
| ■ *Estruturais:* divertículo de Zenker, membranas cervicais, tumores orofaríngeos, osteófitos e anormalidades estruturais ósseas, lábio leporino, hipertonia do esfíncter esofágico superior ("acalasia" do cricofaríngeo), compressões extrínsecas. | ■ *Desordens motoras secundárias:* doença de Chagas, esclerodermia, síndrome CREST, doença mista do tecido conectivo, lúpus eritematoso sistêmico. |
| ■ *Miopatias:* doenças do tecido conectivo, dermatomiosite, miastenia *gravis,* distrofia miotônica, polimiosite, sarcoidose, distrofia oculofaríngea, síndromes paraneoplásicas. | ■ *Condições estruturais intrínsecas:* carcinoma e lesões benignas, divertículos, esofagite eosinofílica, anéis e membranas esofágicas, corpo estranho, estenoses pépticas e induzidas por medicamentos ou pela ingestão de substâncias cáusticas. |
| ■ *Outras:* amiloidose, tireotoxicose, síndrome de Cushing, botulismo, difteria, mucosites, radiação. | ■ *Condições estruturais extrínsecas:* massas mediastinais, artéria subclávia direita aberrante (disfagia lusória), osteófitos vertebrais. |

AVE: acidente vascular encefálico; TCE: traumatismo cranioencefálico.

**Tabela 12.2.** Principais causas de odinofagia

| | |
|---|---|
| **Esofagites infecciosas** | Herpes simples, citomegalovírus, HIV*, vírus Epstein-Barr, *Candida albicans*, histoplasmose, micobactérias, *Cryptosporidium*. |
| **Induzida por medicamentos** | Bisfosfonatos, AINE, sais de ferro, preparações de reposição de potássio, tetraciclina, zidovudina, quinidina. |
| **Lesões cáusticas** | Soda cáustica, água sanitária, detergentes, produtos capilares. |
| **Outras causas** | Carcinoma de esôfago, doença do refluxo gastresofágico erosiva, pós radioterapia. |

HIV: vírus da imunodeficiência humana; AINE: anti-inflamatórios não esteroidais.

de repetição. Por outro lado, as principais manifestações da disfagia esofágica estão localizadas na região subesternal ou epigástrica; apenas em 20% dos casos as queixas são referidas na região supraesternal. Uma característica da disfagia esofágica é a melhora após algumas manobras, como a de Valsalva, deglutição de água, elevação dos braços sobre a cabeça e a tração dos ombros para trás.

*Capítulo 12 • Disfagia e Odinofagia*

Outras informações, como a data de início dos sintomas, a caracterização da disfagia em contínua ou intermitente, o caráter progressivo ou não e o tipo de alimento que ocasiona (sólidos, líquidos ou ambos), ajudam no diagnóstico e em como proceder na avaliação complementar. Outras questões deverão ser interrogadas ao paciente com queixa de disfagia, como comorbidades associadas (HIV e síndrome da imunodeficiência adquirida [Aids], diabetes melito, doença de Chagas, doenças reumatológicas, doenças neurológicas, doença do refluxo gastresofágico), uso de medicamentos (bisfosfonatos, AINE, cloreto de potássio, tetraciclina e outros), se já realizou cirurgias em região da cabeça e pescoço, passado de radioterapia, além de sinais e sintomas associados (como perda de peso, odinofagia, vômitos, pirose, regurgitação com conteúdo alimentar e outros).

Um paciente que se apresenta com disfagia progressiva, inicialmente para alimentos sólidos com posterior evolução para líquidos, além de perda ponderal, sugere quadro de neoplasia maligna do esôfago. Causas de disfagia intermitente, para alimentos sólidos e líquidos, com tempo de evolução arrastada, são sugestivas de alterações da motilidade esofágica.

O conceito de abordagem multidisciplinar, por meio de neurologistas, profissionais da enfermagem, fonoaudiólogos, radiologistas e nutricionistas é importante na abordagem do paciente com suspeita de disfagia. A avaliação pelo profissional da fonoaudiologia destaca-se por realizar o estudo estrutural e funcional, julgando a capacidade de deglutição, a gravidade da disfagia e fornecendo orientações quanto ao seguimento do paciente com DOF. Baseia-se na avaliação não instrumental, que avalia a capacidade cognitiva, aspectos comportamentais, triagem da comunicação, avaliação oral sensório-motora e deglutição de líquidos e pastosos (p. ex.: manobras facilitadoras) e na avaliação instrumental, que apresenta o videodeglutograma como recurso principal para o estudo das estruturas anatômicas e a fisiologia da deglutição.

## Exames complementares

Os principais exames solicitados para a avaliação da disfagia são o videodeglutograma (ou videofluoroscopia da deglutição), a esofagografia convencional, a endoscopia digestiva alta, a avaliação endoscópica flexível da deglutição (FEES – *Flexible Endoscopic Evaluation of Swallowing*) e a manometria esofágica (convencional, de alta resolução ou associada a impedância). Alguns destes exames têm a finalidade apenas de diagnóstico e outros têm finalidade diagnóstico e terapêutica, como é o caso da endoscopia digestiva alta. A escolha inicial do exame a ser realizado dependerá da suspeita diagnóstica.

- Videodeglutograma: também chamado de videofluoroscopia da deglutição, é o exame de escolha na avaliação inicial da DOF. Consiste na avaliação em tempo real das fases oral e faríngea da deglutição, por meio da ingestão de diversas consistências de bário, podendo-se utilizar também pão ou biscoitos recobertos de bário. Este exame também avalia o risco de aspiração que o paciente apresenta podendo, inclusive, orientar a indicação de gastrostomia endoscópica percutânea ou passagem de sonda nasoenteral para alimentação.

- **Esofagografia convencional:** exame de baixo custo e de fácil execução. Neste contexto tem sua melhor indicação na suspeita de disfagia esofágica, quando pode identificar causas mecânicas e motoras. Alterações da motilidade do esôfago distal, como a acalasia, são indicações para a sua realização. Em casos de suspeita de divertículo de Zenker, a esofagografia convencional pode ser indicada antes da realização da endoscopia digestiva alta. Apresenta boa sensibilidade para pesquisa de estenoses esofágicas, malignas ou benignas. Sua desvantagem consiste na impossibilidade de coleta de material para estudo anatomopatológico, assim como a impossibilidade de avaliação detalhada da mucosa e de pequenas lesões.

- **Endoscopia digestiva alta:** indicada em pacientes com disfagia para determinar a etiologia, excluir malignidades e lesões pré-malignas, avaliar a possibilidade de tratamento e conduzir terapêutica apropriada. Pode ser considerada como o primeiro exame quando a suspeita é de disfagia orgânica ou com disfagia para alimentos sólidos. Apresenta como vantagem a possibilidade de obtenção de material para estudo anatomopatológico. É capaz de determinar o diagnóstico em até 54% dos casos em pacientes com mais de 45 anos apresentando disfagia e sintomas associados, como pirose, odinofagia e perda ponderal. Entre as suas principais indicações, estão a presença de disfagia em casos suspeitos de estenoses esofágicas malignas e benignas, esofagite eosinofílica, estenoses actínicas, *status* pós-cirúrgico de esofagectomias e acalasia. A endoscopia digestiva alta ainda apresenta como vantagem a possibilidade de tratamento endoscópico em terminadas situações.

- **Avaliação endoscópica flexível da deglutição (FEES):** método desenvolvido em 1988 e que atualmente vem demonstrando resultados com acurácia igual ou superior ao videodeglutograma no diagnóstico da DOF. É realizado por meio da introdução de nasofaringolaringoscópio, por via transnasal até a faringe, através do meato nasal médio ou inferior, possibilitando a avaliação da deglutição. O objetivo principal do FEES é detectar padrões de movimentos anormais, avaliar a eficácia e a segurança da deglutição, determinar a melhor consistência para a ingestão de alimentos e guiar a terapêutica por meio do auxílio na detecção de manobras que auxiliam na deglutição. Apresenta como vantagens a possibilidade de ser realizado à beira do leito, possibilidade de exames periódicos para avaliação do tratamento e para o manejo de secreções e técnicas de limpeza diretamente.

- **Manometria do esôfago:** mais bem indicada nos casos suspeitos de distúrbios motores do esôfago, sendo a manometria de alta resolução considerada o exame padrão ouro nestas situações. A manometria com impedanciometria é outra forma de avaliar distúrbios da motilidade, pela capacidade de informar a integridade do transporte do bolo alimentar.

*Capítulo 12 • Disfagia e Odinofagia*

# Tratamento

Dependerá do diagnóstico etiológico. Nos casos de DOF, existem várias opções que serão baseadas em tratamento compensatório, comportamental, exercícios, neuroestimulação e cirúrgico. Sempre deve ser realizada avaliação quanto ao risco de broncoaspiração. Havendo segurança na administração do alimento por via oral (VO), a adaptação do tipo e da consistência dos alimentos, além da utilização de manobras (Mendelsson, Masako, dentre outras) e posturas (Tabela 12.3) durante a deglutição poderão ajudar na alimentação oral com segurança. Caso a alimentação por VO não seja viável, pode ser indicada a realização de gastrostomia endoscópica percutânea ou passagem de sonda nasoenteral. Traqueostomia ou outros procedimentos cirúrgicos de proteção de vias aéreas são reservados para casos de aspiração refratária.

**Tabela 12.3.** Posturas para melhorar/aumentar segurança da deglutição nos casos de DOF

| Achado do videodeglutograma | Postura | Racional |
| --- | --- | --- |
| Trânsito oral insuficiente (reduz a propulsão do bólus pela língua) | Cabeça para trás | Usar a gravidade para limpar a boca |
| Atraso no disparo da deglutição faríngea (bólus já passou a mandíbula) | Queixo para baixo | Alarga as valéculas, estreita a entrada das vias aéreas para impedir aspiração |
| Mobilidade da base da língua reduzida (resíduo na valécula) | Queixo para baixo | Empurra a base da língua para trás contra a parede da faringe |
| Disfunção lateral da laringe (aspiração durante a deglutição) | Rotação da cabeça para o lado doente | Exerce pressão sobre a cartilagem tireoide aumentando a adução |
| Redução do fechamento laríngeo (aspiração durante a deglutição) | Queixo para baixo Rotação da cabeça para o lado doente | Coloca a epiglote em posição de mais proteção, estreita a entrada da laringe e aumenta o fechamento das cordas vocais |
| Redução da contração faríngea (resíduo espalhado na faringe) | Decúbito lateral | Elimina o efeito da gravidade sobre os resíduos faríngeos |
| Paresia unilateral da faringe (resíduo em um lado da faringe) | Rotação da cabeça para o lado doente | Evita que o bólus siga pelo lado doente |
| Fraqueza unilateral oral e faríngea do mesmo lado (resíduo na boca e na faringe do mesmo lado) | Rotação da cabeça para o lado mais forte | Direciona o bólus para o lado mais forte |
| Disfunção do cricofaríngeo (resíduo nos seios piriformes) | Rotação da cabeça para o lado doente | Reduz a pressão de repouso do cricofaríngeo |

Outras abordagens podem ser realizadas de acordo com a etiologia da disfagia (Figura 12.1 e Tabela 12.4):

- **Endoscópica:** útil para os casos de disfagias decorrentes de estenoses benignas ou malignas. Técnicas de dilatação com dilatadores de Savary Guillard utilizando sondas de calibre progressivos podem ser úteis em casos de estenoses por anéis, membranas ou cáusticas, por exemplo. No caso da acalasia, as opções de tratamento endoscópico são a utilização de balão pneumático, injeção de toxina botulínica ou técnica de POEM (*Per Oral Esophageal Myotomy*). Em tumores malignos do esôfago, pode-se adotar a passagem de próteses autoexpansíveis, no intuito de facilitar a condução do bolo alimentar e promover uma melhora na qualidade de vida. Cricotomia para a barra do cricofaríngeo e secção do septo nos casos de divertículo de Zenker também são abordagens que podem ser realizadas por meio da endoscopia digestiva alta em centros com boa experiência.

- **Cirúrgica:** a miotomia à Heller consiste na abordagem laparoscópica para realização da cardioplastia extramucosa, que apresenta bons resultados no tratamento da acalasia. Outras abordagens cirúrgicas no tratamento da disfagia são as cirurgias de cabeça e pescoço, associadas ou não à radioterapia citorredutora no caso de neoplasias ocasionando DOF e a esofagectomia total ou parcial quando relacionada a tumores malignos do esôfago. Tratamento transcervical do divertículo de Zenker por meio da técnica de miotomia cricofaríngea com ou sem diverticulectomia é opção neste caso.

- **Medicamentosa:** o tratamento para distúrbios da motilidade esofágica é tradicionalmente centrado em melhorar a contratilidade e o esvaziamento, porém a eficácia destes tratamentos é limitada, com exceção dos casos de acalasia. A abordagem medicamentosa nos casos de disfagia, principalmente naquelas de origem esofágica, dependerá do tipo de distúrbio e de sua gravidade. A utilização de medicamentos que relaxam a musculatura lisa, como os nitratos e bloqueadores do canal de cálcio, podem ser uma opção no tratamento da acalasia no seu estágio inicial. O uso de dinitrato de isossorbida ou nifedipina sublingual antes das refeições promove um relaxamento do esfíncter esofágico inferior, facilitando a passagem do alimento. Outra abordagem é a utilização de antidepressivos com o objetivo de modificar a modulação e a sensibilidade visceral, consequentemente melhorando sintomas relacionados à dismotilidade esofágica. Uso de antidepressivos tricíclicos (nortriptilina, amitriptilina), trazodona e inibidores da recaptação da serotonina são opções terapêuticas nesses casos.

*Capítulo 12 • Disfagia e Odinofagia*

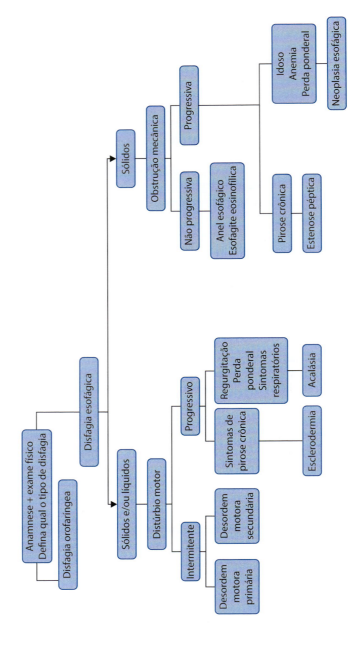

**Figura 12.1.** Fluxograma de investigação da disfagia.

**Tabela 12.4.** Perguntas úteis para o paciente com queixa de disfagia

- Você apresenta dificuldades para iniciar a deglutição ou sente que o alimento "fica preso" após alguns segundos?
- Você tosse, engasga ou sente o alimento voltar pelo nariz?
- Você apresenta problemas para engolir sólidos, líquidos ou ambos?
- Há quanto tempo você apresenta dificuldade para engolir?
- Esta queixa apresenta piora progressiva, permanece estável ou é intermitente?
- Você poderia apontar onde sente a comida ficar impactada?
- Você apresenta outros sintomas como perda ponderal, náuseas, vômitos, pirose, dor torácica, regurgitação ou odinofagia?
- Você tem outras doenças? *Atentar para HIV/SIDA, esclerodermia, doença neurológica, diabetes melito, doença de Chagas, passado de radioterapia.*
- Você já realizou cirurgias na laringe, esôfago, estômago ou coluna vertebral?
- Quais as medicações você faz uso atualmente? Atentar para alendronato, sais de potássio, sulfato ferroso, quinidina, tetraciclina e outros.

Fonte: Adaptado de UpToDate, 2016.

# Bibliografia

American Gastroenterological Association (AGA). Medical position statement on management of oropharyngeal dysphagia. Gastroentererology. 1999; 116:452-454.

Aziz Q, Fass R, Gyawali P, Miwa H, Pandolfino JE, Zerbib F. Esophageal disorders. Gastroenterology. 2016; 150:1368-1379.

Cook IJ. Diagnostic evaluation of dysphagia. Nature Clinical Practice Gastroenterology and Hepatology. 2008; 5: 393-403.

DeVault KR. Sintomas da doença esofageana. In: Feldman M, Friedman LS, Brandt LJ. Sleisenger and Fordtrans's – gastrointestinal and liver disease. 9 ed. São Paulo: Elsevier, 2013. p. 173-181.

Dziewas, et al. Flexible endoscopic evaluation of swallowing (FESS) for neurogenic dysphagia: training curriculum of the German Society of Neurology and the German stroke society. BMC Medical Education. 2016; 16:70.

Hoeij FB, Bredenoord AJ. Clinical application of esophageal high-resolution manometry in the diagnosis of esophageal motility disorders. J Neurogastroenterol Motil. 2016; 22.

Jalil AAA, Katzka DA, Castell DO. Approach to the patient with dysphagia. The American Journal of Medicine. 2015; 128: 1138.e17-1138.e23.

Martino R, McCulloch T. Therapeutic intervention in oropharyngeal dysfhagia. Nat Rev Gastroenterol Hepatol. 2016 Nov;13(11):665-679.

Standard of Practice Committee of the American Society of Gastrointestinal Endoscopy (ASGE). The role endoscopy in the evaluation and management of dysphagia. Gastrointest Endosc. 2014; 79 (2): 191-201.

Takizawa C, Gemmell E, Kenworthy J, Speyer R. A Systematic review of the prevalence of oropharyngeal dysphagia in stroke, Parkinson's disease, Alzheimer's disease, head injury, and pneumonia. Dysphagia. 2016; 31:434-441.

Uppal DS, Wang AY. Update on the endoscopic treatments for achalasia. World J Gastroenterol. 2016; 22(39).

Uptodate [homepage na internet] Fass R. Overview of dysphagia in adults. Disponível em <www.uptodate.com>. Acesso em: 19 jun. 2016.

*Capítulo 12 • Disfagia e Odinofagia*

Parte
*3*

*Gastro-Oncologia*

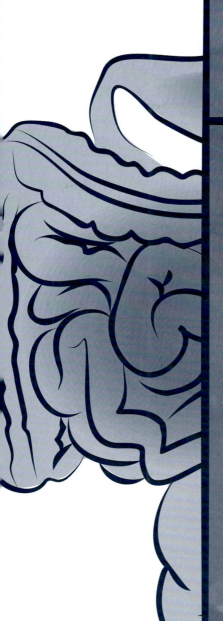

# Capítulo 13

# Neoplasias do Esôfago

Pedro Nazareth Aguiar Junior
Jaime Zaladek Gil

## Introdução

O câncer de esôfago (CE) é a oitava neoplasia mais comum na população mundial e a sexta de maior mortalidade proporcional.

Cerca de 95% das neoplasias esofageanas são classificadas por meio do exame histopatológico em adenocarcinoma ou carcinoma escamoso. Apesar de ambos serem observados em todo o órgão, o adenocarcinoma de esôfago é mais comum na porção distal e na transição esofagogástrica, enquanto o carcinoma escamoso é mais comum nas porções proximais (cervicais) e média (torácica) do esôfago.

Atualmente, acredita-se que as incidências de ambos subtipos sejam iguais. Entretanto, essa situação representa uma mudança importante comparada à da década de 1960, quando mais de 90% dos CE eram do tipo escamoso. Nos Estados Unidos, estima-se que a incidência de adenocarcinoma de esôfago tenha aumentado 400% entre as décadas de 1980 e 1990 e continua aumentando. Enquanto isso, a incidência de carcinoma escamoso vem diminuindo. Aspectos relacionados à etiologia de cada tipo histológico serão discutidos adiante e explicam essas variações epidemiológicas.

Em todo o mundo, o CE é mais comum no sexo masculino (3:1) e em indivíduos a partir da 6ª década de vida (cerca de 90% dos casos). A idade mediana ao diagnóstico é de 67 anos. As taxas brutas de incidência no Brasil são de 8,04 casos para cada 100 mil homens e 2,76 casos para cada 100 mil mulheres.

A incidência e a mortalidade dessa neoplasia variam ao redor do mundo. As regiões geográficas da Ásia Central e Oriental lideram em números de casos novos e mortes por CE. No Brasil, o CE tem uma incidência maior em estados da região Sul. No Rio Grande do Sul, as taxas brutas de incidência de CE são 20,13 casos para cada 100 mil homens e 6,98 casos para cada 100 mil mulheres. Aspectos comportamentais relacionados à etiologia do CE justificam essa incidência elevada.

# Etiologia

Cada tipo histológico apresenta fatores de risco próprios que ajudam a explicar as variações epidemiológicas observadas ao longo das últimas décadas e também as diferenças entre regiões.

O carcinoma escamoso está relacionado com fatores comportamentais, como etilismo, tabagismo, ingesta de alimentos em altas temperaturas e uma dieta pobre em frutas e vegetais.

Acredita-se que, por esses fatores comportamentais, o CE é mais comum no sexo masculino e, por isso, apresenta variações geográficas. Comparativamente, há um aumento predominantemente na proporção de casos de carcinoma escamoso em regiões com altas taxas de incidência, como a região Sul do Brasil, onde acredita-se que o hábito da população de consumir bebidas quentes esteja relacionado com a elevada incidência de câncer de esôfago.

A queda na taxa de incidência de carcinoma escamoso de esôfago observada nas últimas décadas em todo o mundo parece estar relacionada à diminuição do tabagismo e aumento no consumo de frutas e verduras frescas.

Existem alguns casos descritos em indivíduos da mesma família, mas os fatores genéticos parecem pouco contribuir para essa neoplasia (menos de 10% dos casos).

O adenocarcinoma do esôfago está relacionado principalmente com a doença do refluxo gastresofágico (DRGE). A exposição da mucosa esofágica e transicional à secreção ácida proveniente do estômago promove uma inflamação crônica que leva a uma metaplasia da mucosa esofágica (esôfago de Barrett) e, finalmente, pode desencadear o CE (cerca de 30 vezes mais chances que a população normal).

A DRGE apresenta uma relação com a obesidade, outro fator de risco apontado em estudos epidemiológicos de CE. Como essas duas condições vêm se tornando mais comuns nos últimos anos, a incidência de adenocarcinoma de esôfago apresentou aumento em sua incidência.

Outros fatores de risco para o adenocarcinoma de esôfago são tabagismo, etilismo e consumo de alimentos defumados ou embutidos (ricos em compostos nitrosos).

Curiosamente, a infecção crônica pela bactéria *H. pylori*, que é fator de risco para o adenocarcinoma gástrico, apresentou relação inversa com a DRGE e com o CE em uma metanálise. Mesmo assim, o benefício da erradicação do *H. pylori* relacionado com as patologias do estômago suplanta os riscos relacionados com as patologias do esôfago.

Aspectos genéticos parecem exercer pouca influência na incidência do adenocarcinoma de esôfago (menos de 10% dos casos).

# Quadro clínico

Embora os diferentes tipos histológicos de CE ocorram frequentemente em porções distintas do esôfago, os sintomas decorrentes do desenvolvimento da neoplasia são geralmente semelhantes, apesar de inespecíficos.

O crescimento do tumor no lúmen esofágico leva a um quadro de disfagia progressiva inicialmente para alimentos sólidos, evoluindo para alimentos pastosos e, por fim, líquidos. A perda ponderal relacionada ao CE ocorre indiretamente pela disfagia progressiva e mudanças nos hábitos alimentares e diretamente em decorrência do desenvolvimento da neoplasia.

Náuseas e vômitos podem ocorrer em decorrência da obstrução à passagem de alimentos e podem representar um estádio mais avançado da doença. Anemia decorrente de sangramento tumoral pode ocorrer, apesar de serem raros os casos que se apresentam com hematêmese franca.

As fístulas traqueoesofágicas são uma complicação decorrente da invasão direta da parede da traqueia ou dos brônquios principais. Nesses casos, o paciente pode apresentar um quadro de tosse persistente, dispneia e infecções pulmonares de repetição. Essa complicação compromete significativamente o prognóstico do paciente com CE.

A história clínica deve compreender os aspectos relacionados aos sintomas descritos anteriormente e um levantamento dos antecedentes familiares, apesar da fraca relação com causas genéticas para o CE.

O exame físico fornece pouca informação acerca das neoplasias esofágicas, especialmente nas fases iniciais da doença.

## Exames complementares

A avaliação complementar dos casos suspeitos para CE é muito importante, pois pode predizer o estadiamento da doença e permitir o planejamento terapêutico.

Os exames radiográficos com uso de bário podem exibir uma falha de preenchimento na luz do órgão, mas são inespecíficos e não possibilitam a aquisição de material para avaliação anatomopatológica.

Por isso, a endoscopia digestiva alta (EDA) torna-se elemento fundamental durante o diagnóstico do CE. Por meio da EDA, é possível avaliar a lesão, estimar o grau de acometimento da luz do esôfago, definir a localização e também a obtenção de amostras para exame anatomopatológico. A sensibilidade da EDA aumenta de acordo com o número de fragmentos extraídos da lesão (partindo de 70% e chegando a 98% com sete fragmentos da lesão biopsiados).

Outros exames importantes no estadiamento e planejamento terapêutico das neoplasias de esôfago são:

- Tomografia computadorizada (TC) de tórax, abdome e pelve: o exame de TC tem uma sensibilidade e especificidade baixas na avaliação da lesão primária. Contudo, pode evidenciar acometimento linfonodal que altera o planejamento terapêutico e até lesões metastáticas que inviabilizam o tratamento cirúrgico;
- Ultrassonografia endoscópica (EUS): importante ferramenta para avaliar a profundidade de acometimento da neoplasia na mucosa esofágica e as características dos linfonodos da região ao redor do estômago (acurácia de 80% a 90% no estadiamento locorregional da neoplasia). Isso permite melhor planejamento terapêutico entre cirurgia, radioterapia e quimioterapia;

*Capítulo 13 • Neoplasias do Esôfago*

- Tomografia computadorizada por emissão de pósitrons do corpo todo (PETCT): a sensibilidade e a especificidade do PETCT não são boas para avaliação locorregional do CE. Entretanto, o PETCT pode detectar doenças metastáticas evitando procedimentos cirúrgicos desnecessários;
- Broncoscopia: a avaliação das vias aéreas é importante nos casos de neoplasias do esôfago localizadas acima da carina. Isso porque as neoplasias do esôfago e do pulmão apresentam fatores de risco comuns (p. ex.: tabagismo) e podem ocorrer de maneira sincrônica. Além disso, a broncoscopia pode detectar fístulas traqueoesofágicas iniciais permitindo uma abordagem terapêutica mais eficaz e com menor morbidade.

O estadiamento do CE é fundamental para o planejamento terapêutico entre as três modalidades disponíveis para o tratamento (cirurgia, radioterapia e quimioterapia).

Como os diferentes tipos histológicos são mais frequentes em diferentes porções do esôfago e apresentam características próprias, há um critério de estadiamento específico para carcinoma escamoso e outro para adenocarcinoma.

Além disso, o estádio da doença é o principal fator prognóstico nos casos de CE. Dados americanos da *Surveillance Epidemiology and End Results* (SEER) apontam que a taxa de sobrevida em 5 anos de pacientes com a doença confinada ao esôfago é de 41% caindo para 4,5% quando a doença é diagnosticada com metástases em órgãos à distância. O diagnóstico precoce é feito em apenas 20% dos casos.

## Tratamento do câncer de esôfago

### Doença localizada ou localmente avançada

O tratamento das neoplasias de esôfago depende principalmente do tipo histológico e da localização da doença.

De maneira geral, tumores pequenos, limitados à mucosa e sem acometimento linfonodal podem ser tratados exclusivamente com a ressecção endoscópica, independentemente do tipo histológico e da localização.

A busca por tratamentos complementares para doenças localmente avançadas começou há cerca de duas décadas quando foi verificado que apenas 10 a 15% dos pacientes tratados com cirurgia exclusiva estavam vivos após 5 anos.

Além disso, muitos pacientes não são sequer elegíveis para o tratamento cirúrgico por dois motivos principais: falta de condições clínicas do paciente; e/ou irressecabilidade do tumor. Os tumores do esôfago proximal necessitam de um procedimento cirúrgico extenso que pode elevar a morbidade do tratamento e, por isso, são tratados geralmente com radioterapia definitiva. Pacientes inaptos ao procedimento cirúrgico por motivos clínicos também são tratados definitivamente com radioterapia. Entretanto, os índices de recorrência da doença, principalmente à distância, são elevados, requerendo que se utilize associação com quimioterapia.

Em 1999, um estudo do Grupo Americano de Radioterapia Oncológica (RTOG 8501) incluiu 196 pacientes que foram distribuídos aleatoriamente em uma proporção de 2:1 em um braço contendo quimioterapia baseada em cisplatina e 5-fluouracil, infundidos na primeira e na última semanas da radioterapia com mais dois ciclos adicionais após o término da radioterapia (dose de 64 Gy). O segundo braço foi tratado exclusivamente com radioterapia. Nesse estudo, a sobrevida global em 5 anos aumentou significativamente entre os pacientes tratados com a terapia combinada (26% *versus* 0%). Além disso, a maior parte dos pacientes tratados exclusivamente com radioterapia (37%) apresentou falha do tratamento por apresentarem doença viável após o término do tratamento. Esse número foi significativamente inferior entre os pacientes tratados com quimiorradioterapia (25%). Contudo, a terapia combinada foi também mais tóxica apresentando 8% de eventos adversos graves (grau 4) contra cerca de 2% da radioterapia exclusiva.

Em uma tentativa de diminuir os eventos adversos do tratamento, o Intergrupo Americano publicou em 2002 um estudo (INT 0123) que incluiu 218 pacientes e comparou terapia combinada nos mesmos moldes do estudo anteriormente descrito, mas utilizando dose de radioterapia de 64 Gy *versus* 50 Gy. Nesse estudo, os desfechos de eficácia foram semelhantes, mas o tratamento com menor dose de radioterapia esteve relacionado com menos eventos adversos fatais (2 eventos *versus* 11 eventos no braço de 64 Gy). Com isso, a quimiorradioterapia com 50 Gy de radioterapia passou a ser um padrão em pacientes inelegíveis ao tratamento cirúrgico.

Existe benefício de tratamento multimodal também para os pacientes candidatos à cirurgia. Em 2012, um grupo holandês publicou um estudo (CROSS) que incluiu 363 pacientes ressecáveis com ambas as histologias (74% com adenocarcinoma) para QT combinada à RT seguida por cirurgia *versus* cirurgia. A QT consistia em paclitaxel e carboplatina semanais, durante a RT (41,4 Gy). A terapia tripla aumentou a taxa de ressecções completas R0 (92% *versus* 69%) e a sobrevida global mediana (49,4 meses *versus* 24 meses). Não se detectou diferença na morbimortalidade perioperatória entre os braços e houve incidência baixa e manejável de toxicidade graus 3 e 4 no braço da QT combinada à RT.

Pacientes portadores de adenocarcinoma de transição esofagogástrica localizados foram incluídos em estudos para câncer gástrico localmente avançado e, por isso, são potencialmente elegíveis para os mesmos tratamentos descritos no capítulo seguinte.

## Doença metastática

Os pacientes portadores de adenocarcinoma esofágico recidivado irressecável ou metastático são tratados de forma semelhante aos pacientes portadores de adenocarcinoma gástrico, discutido em no Capítulo 14 – Neoplasias Gástricas.

Existem poucos estudos específicos para o tratamento de pacientes portadores de carcinoma escamoso do esôfago e muitos utilizam o mesmo racional do tratamento do câncer de cabeça e pescoço. De maneira geral, a base do tratamento também é composta por um sal de platina associado a alguma fluoropirimidina. Os esquemas preferenciais são: cisplatina associada ao 5-fluouracil, mas esse esquema requer infusão contínua do 5-fluouracil por 5 dias, sendo tecnicamente inviável em muitos serviços do Brasil (principalmente os serviços públicos que,

*Capítulo 13 • Neoplasias do Esôfago*

muitas vezes, não contam com os dispositivos para infusão contínua de quimioterápicos); outra opção avaliada em estudos de fase II é a oxaliplatina associada ao 5-fluouracil (em infusão contínua de 48 horas, também de difícil acesso para muitos centros) ou associada à capecitabina (fluoropirimidina oral). Ambos esquemas apresentam taxas de resposta global da ordem de 30 a 50% e têm toxicidades facilmente manejadas.

Pacientes com condição clínica comprometida podem ser tratados com quimioterapia composta por agentes únicos (preferencialmente paclitaxel semanal).

Não existem terapias-alvo dirigidas com eficácia comprovada especificamente para o tratamento do CE metastático em nenhuma linha do tratamento.

Os anticorpos monoclonais que estimulam o sistema imunológico contra os tumores (conhecidos como inibidores de *checkpoint* imunes) ainda estão em estudo e provavelmente serão liberados primeiro para o tratamento do câncer de estômago ou da junção esofagogástrica.

## Tratamento de suporte

As terapias de suporte são fundamentais no tratamento do CE uma vez que possibilita a redução dos sintomas e até uma melhora clínica que viabilize o tratamento oncológico citotóxico.

É fundamental o acompanhamento conjunto com equipes de nutrição, psicologia e enfermagem para ajuste dietético e para aumentar a adesão ao tratamento.

Alguns procedimentos cirúrgicos podem ser realizados, principalmente em casos de desobstrução do trato gastrintestinal (cirurgias de desvio do trânsito) e em casos de sangramentos.

As fístulas traquesofágicas são complicações temidas que comprometem gravemente o prognóstico do paciente e podem ser tratadas com a alocação de próteses esofágicas via EDA para conforto do paciente.

## Bibliografia

American Gastroenterological Association (AGA). Medical position statement on management of oropharyngeal dysphagia. Gastroentererology. 1999; 116:452-454.

Aziz Q, Fass R, Gyawali P, Miwa H, Pandolfino JE, Zerbib F. Esophageal disorders. Gastroenterology. 2016; 150:1368-1379.

Cook IJ. Diagnostic evaluation of dysphagia. Nature Clinical Practice Gastroenterology and Hepatology. 2008; 5: 393-403.

DeVault KR. Sintomas da doença esofageana. In: Feldman M, Friedman LS, Brandt LJ. Sleisenger and Fordtrans's – gastrointestinal and liver disease. 9 ed. São Paulo: Elsevier, 2013. p. 173-181.

Dziewas, et al. Flexible endoscopic evaluation of swallowing (FESS) for neurogenic dysphagia: training curriculum of the German Society of Neurology and the German stroke society. BMC Medical Education. 2016; 16:70.

Hoeij FB, Bredenoord AJ. Clinical application of esophageal high-resolution manometry in the diagnosis of esophageal motility disorders. J Neurogastroenterol Motil. 2016; 22.

Jalil AAA, Katzka DA, Castell DO. Approach to the patient with dysphagia. The American Journal of Medicine. 2015; 128: 1138.e17-1138.e23.

Martino R, McCulloch T. Therapeutic intervention in oropharyngeal dysfhagia. Nat Rev Gastroenterol Hepatol. 2016 Nov;13(11):665-679.

Standard of Practice Committee of the American Society of Gastrointestinal Endoscopy (ASGE). The role endoscopy in the evaluation and management of dysphagia. Gastrointest Endosc. 2014; 79 (2): 191-201.

Takizawa C, Gemmell E, Kenworthy J, Speyer R. A Systematic review of the prevalence of oropharyngeal dysphagia in stroke, Parkinson's disease, Alzheimer's disease, head injury, and pneumonia. Dysphagia. 2016; 31:434-441.

Uppal DS, Wang AY. Update on the endoscopic treatments for achalasia. World J Gastroenterol. 2016; 22(39).

Uptodate [homepage na internet] Fass R. Overview of dysphagia in adults. Disponível em <www.uptodate.com>. Acesso em: 19 jun. 2016.

# Capítulo 14

# Neoplasias Gástricas

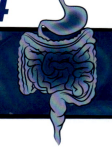

*Pedro Nazareth Aguiar Junior*
*Nora Manoukian Forones*

## Introdução

O câncer gástrico (CG) é a quinta neoplasia mais comum na população brasileira excluindo-se o câncer de pele não melanoma, com mais de 20 mil novos casos de acordo com as estimativas do Instituto Nacional do Câncer (INCA) para o ano de 2016.

Apesar do crescente desenvolvimento das terapias oncológicas, o CG é uma importante causa de morte por câncer. No Brasil, o CG foi responsável por mais de 14 mil mortes no ano de 2013. De acordo com dados da Organização das Nações Unidas (ONU), a taxa de mortalidade proporcional é superior a 70%, sendo a terceira neoplasia que mais causou morte mundialmente no ano de 2012.

Diversos tipos histológicos podem ser identificados nas neoplasias gástricas, como adenocarcinoma, tumores neuroendócrinos, tumores estromais (GIST), linfomas (MALT) e metástases de outros tumores (p. ex.: rim e mama). Neste capítulo, discutiremos os aspectos relativos ao adenocarcinoma, que é o mais comum (mais de 80% dos casos). Os outros tipos histológicos serão discutidos em capítulos específicos por apresentarem características patológicas, clínicas e terapêuticas distintas.

O adenocarcinoma é dividido em dois subtipos descritos pelo Dr. Lauren na década de 1960 e mantidos como padrão até os dias atuais:

- Lauren intestinal (ou bem diferenciado);
- Lauren difuso (ou indiferenciado).

As diferenças morfológicas são atribuíveis a moléculas de adesão intercelular, que são bem conservadas em tumores do tipo intestinal e defeituosos em carcinomas difusos.

# Etiologia

Aspectos comportamentais e dietéticos parecem ter maior relevância que fatores genéticos, uma vez que, em estudo com populações de imigrantes asiáticos, houve uma queda de cerca de dois terços na incidência de CG comparando-se à população que não migrou. Ainda assim, os fatores genéticos têm relativa importância, pois a taxa de incidência permaneceu superior à da população local.

Entre os fatores de risco para o desenvolvimento de CG relacionados à exposição dietética e ambiental, destacam-se a ingestão de alimentos salgados ou com grande quantidade de conservantes, pois há a hipótese de que essas substâncias sejam ricas em derivados do nitrato, que pode promover dano à mucosa, levando a um estímulo proliferativo. O consumo excessivo de tabaco e etanol também está relacionado com um aumento do risco de desenvolver CG, já que são carcinógenos que entram em contato direto com a mucosa gástrica e podem promover uma mutação no DNA celular. Além disso, o consumo reduzido de vegetais e frutas também está relacionado com maior risco de CG.

Algumas doenças servem como fatores de risco para o desenvolvimento do CG. Pacientes portadores de gastrite atrófica vivem em um regime de potencial hidrogeniônico (pH) gástrico alto e, com isso, apresentam uma microbiota anormal, que produz substâncias pró-inflamatórias, aumentando o risco de CG. A doença do refluxo gastresofágico (DRGE) promove uma metaplasia intestinal na mucosa da transição gastresofágica, que pode levar ao desenvolvimento de CG. A obesidade também foi identificada como fator de risco para o desenvolvimento de CG, entretanto é difícil saber se como fator causal direto ou por estar relacionada com outros fatores de risco, como hábitos alimentares inadequados e DRGE. Por fim, a infecção pela bactéria *Helicobacter pylori* foi bem estudada nas últimas décadas e observou-se que está relacionada com alterações na mucosa gástrica, desde atrofia até metaplasia, displasia e câncer.

A principal alteração genética é observada em casos de câncer gástrico difuso hereditário e ocorre por mutação no gene que codifica a proteína E-caderina. Essa proteína está relacionada com a adesão das células do epitélio gástrico e sua mutação leva a um risco entre 40 e 67% para homens e entre 60 e 83% para mulheres desenvolverem câncer gástrico ao longo da vida. Alguns casos de CG são descritos em indivíduos portadores da síndrome de Lynch. Essa síndrome caracteriza-se pela mutação nos genes que codificam as proteínas responsáveis pelo reparo do DNA, levando a uma instabilidade de microssatélites e risco elevado para diversas neoplasias, mas principalmente tumores colorretais hereditários não polipoides. Em oposição aos tumores colorretais, no estômago observam-se tumores menos agressivos, mais limitados e de melhor prognóstico.

Nas últimas décadas, a incidência do câncer gástrico diminuiu em todo o mundo. A principal hipótese para essa redução é a disponibilização e a popularização dos refrigeradores. Com o uso desse equipamento, a população passou a ingerir uma quantidade muito menor de alimentos conservados em salmouras e passou também a ingerir uma quantidade maior de vegetais frescos que têm antioxidantes que, por sua vez, auxiliam na prevenção do CG. A descoberta da bactéria *H. pylori* e o conhecimento de sua relação com a inflamação gástrica e com o CG proporcionou a erradicação do agente em diversos pacientes, prevenindo uma série de casos de câncer.

## Quadro clínico

As neoplasias gástricas não apresentam um quadro clínico específico. Além disso, alguns sintomas somente estarão presentes em fases mais avançadas da doença.

O principal sintoma é a perda ponderal involuntária (presente em cerca de dois terços dos casos), que pode ocorrer diretamente pelo gasto energético decorrente do desenvolvimento da neoplasia, como indiretamente pela dificuldade de ingesta alimentar pelo crescimento do tumor na luz do órgão, o que também pode levar a outros sintomas como: disfagia, náuseas e vômitos.

O segundo sintoma mais importante é a dor abdominal (acometendo aproximadamente metade dos pacientes), que é inespecífica e geralmente ocorre nas fases mais avançadas da doença por meio do acometimento neural pelas lesões neoplásicas. A intensidade da dor não tem relação direta com o grau de acometimento e nem com a gravidade da doença.

Outros sintomas menos comuns ocorrem em cerca de um terço dos pacientes e resultam do crescimento da massa tumoral na luz do estômago (p. ex.: náusea, vômitos e disfagia). As síndromes paraneoplásicas decorrentes do adenocarcinoma gástrico são extremamente raras.

Todos os aspectos descritos anteriormente e um levantamento dos antecedentes familiares devem ser pesquisados na história clínica do paciente.

O exame físico fornece nenhuma ou pouca informação acerca das neoplasias gástricas, especialmente nas fases iniciais da doença. Entretanto, em fases mais avançadas podem ser percebidos alguns sinais clínicos característicos:

- Nódulo de Virchow: adenopatia da região supraclavicular esquerda, que pode estar presente em casos de disseminação linfática da doença;
- Nódulo da Irmã Maria José (*Sister Mary Joseph*): nódulo palpável na região periumbilical, inespecífico para casos de neoplasias do trato gastrintestinal alto (p. ex.: estômago e região periampular);
- Nódulo irlandês (*Irish*): adenopatia da região axilar esquerda, que também pode ser inespecífica;
- Hepatomegalia: decorrente do acometimento neoplásico secundário do fígado. Nesses casos, pode ser percebida uma textura irregular do parênquima hepático com nodulações endurecidas palpáveis;
- Ascite: achado que pode ser decorrente do implante neoplásico secundário no peritônio ou disseminação tumoral através da goteira parietocólica para os ovários (quadro clínico conhecido como tumor de Krukenberg).

## Exames complementares

O principal exame complementar a ser solicitado em um caso suspeito de neoplasia gástrica é a endoscopia digestiva alta (EDA). A EDA possibilita visualização

*Capítulo 14 • Neoplasias Gástricas*

da lesão, definição da localização e também obtenção de biópsias para exame anatomopatológico. A sensibilidade do exame parte de 70%, podendo atingir 98% quando ao menos sete fragmentos da lesão suspeita são biopsiados.

Uma vez detectadas, as lesões gástricas são classificadas macroscopicamente de acordo com a classificação de Bormann:

- **Bormann I:** lesão polipoide ou vegetante, bem delimitada.
- **Bormann II:** lesão ulcerada, de bordas elevadas, bem delimitada.
- **Bormann III:** lesão ulcerada e infiltrativa (parcialmente ou em toda sua margem).
- **Bormann IV:** lesão difusamente infiltrativa, sem limite definido entre o tumor e a mucosa normal.

Após o diagnóstico de CG, é importante realizar alguns outros exames complementares para a programação terapêutica:

- **Tomografia computadorizada (TC) de tórax, abdome e pelve:** o exame de TC tem sensibilidade e especificidade baixos em casos de CG (cerca de 50% dos casos têm o grau de invasão tumoral corretamente detectado durante a TC e entre 20 e 30% dos pacientes apresentam disseminação intraperitoneal observada durante a cirurgia e que não foi detectada pela TC). Mesmo assim, pode evidenciar lesões metastáticas que, quando presentes, inviabiliza o tratamento cirúrgico radical;
- **Ultrassonografia endoscópica (EUS):** apesar de não ser indispensável, por meio desse exame é possível avaliar a profundidade de acometimento da neoplasia na mucosa gástrica e as características dos linfonodos da região ao redor do estômago. Com essas informações é possível programar o tratamento mais adequado ao paciente antes do procedimento cirúrgico;
- **Tomografia computadorizada por emissão de pósitrons (PETCT) do corpo todo:** a sensibilidade e a especificidade do PETCT não são significativamente superiores à TC nos casos de CG (cerca de 10% a mais de casos metastáticos identificados após TC negativa). Por isso, o papel principal do PETCT é avaliar a evolução da intensidade de atividade glicolítica do tumor antes, durante e após o tratamento quimioterápico pré-operatório. Contudo, essa não é uma conduta de rotina, pois a ausência de resposta tumoral pelo PETCT não altera o manejo terapêutico e nem consegue prever o prognóstico da doença.

## Estadiamento

O estadiamento do CG é eminentemente cirúrgico. Segue as definições nas Tabelas 14.1 e 14.2.

Câncer gástrico precoce é aquele que se encontra restrito à mucosa ou submucosa, independentemente da existência de metástases linfonodais.

O prognóstico depende sobretudo do estádio da doença no momento do diagnóstico. Dados obtidos nos Estados Unidos pela *Surveillance Epidemiology and End Results* (SEER) apontam que a taxa de sobrevida em 5 anos de pacientes

**Tabela 14.1.** Agrupamento (TNM)

| Tumor (T) | Linfonodos regionais (N) |
|---|---|
| ■ pTis: carcinoma *in situ*.<br>■ pT1a: tumor invade a lâmina própria ou muscular da mucosa.<br>■ pT1b: tumor invade a submucosa.<br>■ pT2: tumor invade a muscular própria.<br>■ pT3: tumor penetra o tecido conjuntivo subseroso, mas não invade peritônio visceral ou estruturas adjacentes.<br>■ pT4a: tumor invade serosa (peritônio visceral).<br>■ pT4b: tumor invade estruturas adjacentes. | ■ pN0: sem metástases linfonodais.<br>■ pN1: metástases em um a dois linfonodos regionais.<br>■ pN2: metástases em três a seis linfonodos regionais.<br>■ pN3: metástases em mais de sete linfonodos regionais.<br>**Metástases (M)**<br>■ M0: sem metástases à distância.<br>■ M1: metástases à distância. |

**Tabela 14.2.** Estadiamento do câncer gástrico

|  | N0 | N1 | N2 | N3 | M1 |
|---|---|---|---|---|---|
| T1 | IA | IIA | IIA | IIB | IV |
| T2 | IB | IIA | IIB | IIIA | IV |
| T3 | IIA | IIB | IIIA | IIIB | IV |
| T4 | IIB | IIIA | IIIB | IIIC | IV |

com a doença confinada ao estômago é de 65%, caindo para 4% quando a doença é diagnosticada com metástases em órgãos à distância. Infelizmente, na maioria dos casos (até 50%) a doença é detectada já em estádio metastático.

## Tratamento

### Doença localizada ou localmente avançada

Tumores polipoides pequenos e limitados à mucosa gástrica podem ser removidos por meio da EDA.

Para tumores maiores ou mais profundos, a única modalidade com potencial para proporcionar uma sobrevida prolongada no tratamento do adenocarcinoma gástrico é a cirurgia.

Dependendo da localização do tumor (principalmente porção distal) e do grau de acometimento locorregional, a gastrectomia subtotal é uma opção terapêutica. Já na gastrectomia total, é removido todo o estômago, linfonodos próximos e o omento, podendo incluir, ainda, a remoção do baço e partes do esôfago, intestino delgado, pâncreas e outros órgãos adjacentes, a depender do grau de acometimento locorregional. A linfadenectomia clássica (D1) inclui os linfonodos perigástricos até 3 cm de distância da margem tumoral, enquanto a linfadenectomia estendida (D2)

*Capítulo 14 • Neoplasias Gástricas*

**127**

inclui também os linfonodos próximos das artérias gástrica esquerda, esplênica e do tronco celíaco. Atualmente existe uma preferência pela linfadenectomia a D2, embora estudos com populações ocidentais tenham falhado em mostrar a superioridade desse procedimento.

A gastrectomia total é acompanhada de potencial não desprezível de morbidade e a maioria dos pacientes apresentará recorrência da doença algum tempo depois do tratamento, levando a uma piora importante da qualidade de vida e a um comprometimento substancial da sobrevida do paciente.

Por esse motivo, diversos estudos foram realizados nas últimas 2 décadas visando melhor controle local e à distância da doença que fosse acompanhado do menor número possível de eventos adversos.

Todos os estudos demonstraram que a associação de quimioterapia somada ou não à radioterapia em algum momento próximo da cirurgia promove ganho de sobrevida global (SG). Entretanto, não é conhecida ainda qual característica do paciente que favoreceria um ou outro esquema.

## Doença metastática

No princípio, o tratamento do CG metastático limitava-se às medidas de suporte clínico. Levando em consideração o prognóstico reservado dessa condição associado à escassez de agentes disponíveis para o tratamento e à dificuldade em manejar as toxicidades, os primeiros estudos que avaliaram o tratamento sistêmico paliativo do CG metastático falharam em demonstrar o benefício da quimioterapia em termos de melhora da qualidade de vida e aumento de sobrevida.

No início da década de 1990, foi publicado o primeiro estudo que demonstrou um benefício da quimioterapia no tratamento do CG metastático. Um grupo brasileiro demonstrou que a quimioterapia com o esquema composto por 5-fluouracila, doxorrubicina e metotrexato (FAMTX) administrada em 30 pacientes proporcionou resposta global da ordem de 50% e prolongou a mediana da SG de 3 meses (observada entre os 10 pacientes que receberam medidas de suporte exclusivas) para 10 meses (P = 0,001). Outros estudos confirmaram esses achados posteriormente.

Com isso, a quimioterapia passou a ser o tratamento-padrão e o foco da investigação clínica passou a encontrar o melhor esquema de tratamento para o CG metastático. O primeiro passo foi comparar quimioterapia composta pela combinação de mais de um agente (ou poliquimioterapia) com terapia composta por uma única droga (ou monoquimioterapia). Uma revisão sistemática reuniu 13 estudos (1.914 pacientes) que avaliaram essa questão e 11 falharam em demonstrar benefício em termos de SG para pacientes tratados com poliquimioterapia. Entretanto, analisando os dados conjuntamente em uma metanálise foi confirmado o benefício da combinação de drogas com um aumento relativo de quase 30% na SG (HR 0,82; IC 95% 0,74 – 0,90). A mediana da SG aumentou, na média, de 6,7 meses (monoquimioterapia) para 8,3 meses (poliquimioterapia). A partir desses dados, o tratamento-padrão do câncer gástrico metastático passou a ser com poliquimioterapia composta preferencialmente por fluoropirimidina associada à platina.

Trastuzumabe é um anticorpo monoclonal recombinante humanizado que se liga ao subdomínio IV da porção extracelular do receptor do fator de crescimento epidermal humano 2 (HER2), bloqueando o sinal proliferativo e desencadeando sinal apoptótico. Em 2010, um estudo clínico de fase III demonstrou benefício da associação do anticorpo com a poliquimioterapia *versus* poliquimioterapia isolada para pacientes com tumores apresentando hiperexpressão do HER2 (cerca de 20% dos casos). Houve um aumento na SG mediana de 11,1 meses para 13,8 meses (p = 0,0046). A cardiotoxicidade foi o evento adverso específico de maior interesse, por isso a função ventricular dos pacientes tratados com trastuzumabe deve ser monitorada.

A partir desse estudo, o teste de expressão do HER2 tornou-se necessário para todos os casos de CG metastático e a terapia sistêmica associada ao trastuzumabe tornou-se o tratamento-padrão para a doença diagnosticada em estádio IV em pacientes cujos tumores apresentem hiperexpressão do HER2.

Os anticorpos que estimulam o sistema imunológico (agentes imunoterápicos ou inibidores de *checkpoints* imunológicos) apresentaram resultados promissores em estudos de fases iniciais (15% de taxa de resposta em pacientes já expostos a diversos agentes); contudo, estudos de fase III estão ainda em andamento para confirmar os achados e incluir mais essa possibilidade ao arsenal terapêutico do CG.

## Tratamento de suporte

O tratamento do CG deve envolver o trabalho de uma equipe multidisciplinar já que, mesmo nos estádios iniciais, todas as medidas terapêuticas descritas anteriormente podem provocar grande morbidade, comprometendo a qualidade de vida do paciente e o resultado do tratamento como um todo.

Por isso, os pacientes idealmente devem ser acompanhados por profissionais da enfermagem, nutrição, psicologia e terapia ocupacional.

Alguns casos de doença metastática podem necessitar de procedimentos para o desvio do trânsito gástrico visando proporcionar adequado aporte nutricional e hídrico.

## Bibliografia

Bang YJ, Kim YW, Yang HK, Chung HC, Park YK, Lee KH, et al. Adjuvant capecitabine and oxaliplatin for gastric cancer after D2 gastrectomy (CLASSIC): a phase 3 open-label, randomised controlled trial. Lancet. 2012;379(9813):315-21.

Bang YJ, Van Cutsem E, Feyereislova A, Chung HC, Shen L, Sawaki A, et al. Trastuzumab in combination with chemotherapy versus chemotherapy alone for treatment of HER2-positive advanced gastric or gastro-oesophageal junction cancer (ToGA): a phase 3, open-label, randomised controlled trial. Lancet. 2010;376(9742):687-97.

Barstad B, Sørensen TI, Tjønneland A, Johansen D, Becker U, Andersen IB, et al. Intake of wine, beer and spirits and risk of gastric cancer. Eur J Cancer Prev. 2005;14(3):239-43.

Bickenbach K, Strong VE. Comparisons of gastric cancer treatments: East vs. West. J Gastric Cancer. 2012;12(2):55-62.

Cunningham D, Allum WH, Stenning SP, Thompson JN, Van de Velde CJ, Nicolson M, et al. Perioperative chemotherapy versus surgery alone for resectable gastroesophageal cancer. N Engl J Med. 2006;355(1):11-20.

DeVita, Hellman, Rosenberg. Cancer: Principles and Practice of Oncology. 10 ed. DeVita Jr VT, Lawrence TS, Rosenberg SA (eds.): LWW; 2014. 2280 p.

*Capítulo 14 • Neoplasias Gástricas*

Estimativas para o ano de 2014 das taxas brutas de incidência por 100 mil habitantes e do número de casos novos de câncer, segundo sexo e localização primária [Internet]. 2014. Disponível em:< http://www.inca.gov.br/estimativa/2014/tabelaestados.asp?UF=BR>.

Estimativas para o ano de 2016 das taxas brutas de incidência por 100 mil habitantes e do número de casos novos de câncer, segundo sexo e localização primária [Internet]. 2016. Disponível em: <http://www.inca.gov.br/estimativa/2016/>.

Fitzgerald RC, Hardwick R, Huntsman D, Carneiro F, Guilford P, Blair V, et al. Hereditary diffuse gastric cancer: updated consensus guidelines for clinical management and directions for future research. J Med Genet. 2010;47(7):436-44.

Fitzsimmons D, Osmond C, George S, Johnson CD. Trends in stomach and pancreatic cancer incidence and mortality in England and Wales, 1951-2000. Br J Surg. 2007;94(9):1162-71.

Genta RM. Acid suppression and gastric atrophy: sifting fact from fiction. Gut. 1998;43 Suppl 1:S35-8.

Gilliland R, Gill PJ. Incidence and prognosis of Krukenberg tumour in Northern Ireland. Br J Surg. 1992;79(12):1364-6.

GLOBOCAN 2012: Estimated Cancer Incidence, Mortality and Prevalence Worldwide in 2012 [Internet]. 2012. Disponível em: <http://globocan.iarc.fr/Pages/fact_sheets_population.aspx>.

González CA, Jakszyn P, Pera G, Agudo A, Bingham S, Palli D, et al. Meat intake and risk of stomach and esophageal adenocarcinoma within the European Prospective Investigation Into Cancer and Nutrition (EPIC). J Natl Cancer Inst. 2006;98(5):345-54.

González CA, Pera G, Agudo A, Palli D, Krogh V, Vineis P, et al. Smoking and the risk of gastric cancer in the European Prospective Investigation Into Cancer and Nutrition (EPIC). Int J Cancer. 2003;107(4):629-34.

Graham DY, Schwartz JT, Cain GD, Gyorkey F. Prospective evaluation of biopsy number in the diagnosis of esophageal and gastric carcinoma. Gastroenterology. 1982;82(2):228-31.

Haenszel W, Kurihara M. Studies of Japanese migrants. I. Mortality from cancer and other diseases among Japanese in the United States. J Natl Cancer Inst. 1968;40(1):43-68.

Hoff P. Manual de condutas em oncologia. 2 ed. São Paulo, Brasil. 2013. 361 p.

Janjigian YY, Bendell JC, Calvo E, Kim JW, Ascierto PA, Sharma P, et al. CheckMate-032: Phase I/II, open-label study of safety and activity of nivolumab (nivo) alone or with ipilimumab (ipi) in advanced and metastatic (A/M) gastric cancer (GC). 2016.

La Vecchia C, Negri E, D'Avanzo B, Franceschi S. Food temperature and gastric cancer. Int J Cancer. 1990;46(3):432-4.

Larsson SC, Giovannucci E, Wolk A. Folate intake, MTHFR polymorphisms, and risk of esophageal, gastric, and pancreatic cancer: a meta-analysis. Gastroenterology. 2006;131(4):1271-83.

Lunet N, Lacerda-Vieira A, Barros H. Fruit and vegetables consumption and gastric cancer: a systematic review and meta-analysis of cohort studies. Nutr Cancer. 2005;53(1):1-10.

Macdonald J, Hundahl S, Smalley S, et al. Gastrointestinal oncology: a practical guide. Blanke CD, Rödel C, Talamonti MS (eds.). Heidelberg, Germany: Springer; 2010.

Macdonald JS, Schein PS, Woolley PV, Smythe T, Ueno W, Hoth D, et al. 5-Fluorouracil, doxorubicin, and mitomycin (FAM) combination chemotherapy for advanced gastric cancer. Ann Intern Med. 1980;93(4):533-6.

Macdonald JS, Smalley SR, Benedetti J, Hundahl SA, Estes NC, Stemmermann GN, et al. Chemoradiotherapy after surgery compared with surgery alone for adenocarcinoma of the stomach or gastroesophageal junction. N Engl J Med. 2001;345(10):725-30.

Macdonald JS. Gastric cancer: Nagoya is not New York. J Clin Oncol. 2011;29(33):4348-50.

Morgenstern L. The Virchow-Troisier node: a historical note. Am J Surg. 1979;138(5):703.

Murad AM, Santiago FF, Petroianu A, Rocha PR, Rodrigues MA, Rausch M. Modified therapy with 5-fluorouracil, doxorubicin, and methotrexate in advanced gastric cancer. Cancer. 1993;72(1):37-41.

Noh SH, Park SR, Yang HK, Chung HC, Chung IJ, Kim SW, et al. Adjuvant capecitabine plus oxaliplatin for gastric cancer after D2 gastrectomy (CLASSIC): 5-year follow-up of an open-label, randomised phase 3 trial. Lancet Oncol. 2014;15(12):1389-96.

Park SH, Sohn TS, Lee J, Lim DH, Hong ME, Kim KM, et al. Phase III Trial to Compare Adjuvant Chemotherapy With Capecitabine and Cisplatin Versus Concurrent Chemoradiotherapy in Gastric Cancer: Final Report of the Adjuvant Chemoradiotherapy in Stomach Tumors Trial, Including Survival and Subset Analyses. J Clin Oncol. 2015.

Pieslor PC, Hefter LG. Umbilical metastasis from prostatic carcinoma – Sister Joseph nodule. Urology. 1986;27(6):558-9.

Power DG, Schattner MA, Gerdes H, Brenner B, Markowitz AJ, Capanu M, et al. Endoscopic ultrasound can improve the selection for laparoscopy in patients with localized gastric cancer. J Am Coll Surg. 2009;208(2):173-8.

Resende AL, Mattos IE, Koifman S. Gastric cancer mortality in the State of Pará, Brazil, 1980-1997. Arq Gastroenterol. 2006;43(3):247-51.

SEER. SEER Stat Fact Sheets: stomach cancer Bethesda, MD: SEER; 2014.

Siegel RL, Miller KD, Jemal A. Cancer statistics, 2015. CA Cancer J Clin. 2015;65(1):5-29.

Smalley SR, Benedetti JK, Haller DG, Hundahl SA, Estes NC, Ajani JA, et al. Updated analysis of SWOG-directed intergroup study 0116: a phase III trial of adjuvant radiochemotherapy versus observation after curative gastric cancer resection. J Clin Oncol. 2012;30(19):2327-33.

Smyth E, Schoder H, Strong VE, Capanu M, Kelsen DP, Coit DG, et al. A prospective evaluation of the utility of 2-deoxy-2-[(18) F]fluoro-D-glucose positron emission tomography and computed tomography in staging locally advanced gastric cancer. Cancer. 2012;118(22):5481-8.

Sobala GM, O'Connor HJ, Dewar EP, King RF, Axon AT, Dixon MF. Bile reflux and intestinal metaplasia in gastric mucosa. J Clin Pathol. 1993;46(3):235-40.

Tatematsu M, Takahashi M, Fukushima S, Hananouchi M, Shirai T. Effects in rats of sodium chloride on experimental gastric cancers induced by N-methyl-N-nitro-N-nitrosoguanidine or 4-nitroquinoline-1-oxide. J Natl Cancer Inst. 1975;55(1):101-6.

Tsugane S, Tei Y, Takahashi T, Watanabe S, Sugano K. Salty food intake and risk of Helicobacter pylori infection. Jpn J Cancer Res. 1994;85(5):474-8.

Wagner AD, Unverzagt S, Grothe W, Kleber G, Grothey A, Haerting J, et al. Chemotherapy for advanced gastric cancer. Cochrane Database Syst Rev. 2010(3):CD004064.

Wanebo HJ, Kennedy BJ, Chmiel J, Steele G, Winchester D, Osteen R. Cancer of the stomach. A patient care study by the American College of Surgeons. Ann Surg. 1993;218(5):583-92.

Webb A, Cunningham D, Scarffe JH, Harper P, Norman A, Joffe JK, et al. Randomized trial comparing epirubicin, cisplatin, and fluorouracil versus fluorouracil, doxorubicin, and methotrexate in advanced esophagogastric cancer. J Clin Oncol. 1997;15(1):261-7.

Zilberstein B, Malheiros C, Lourenço LG, Kassab P, Jacob CE, Weston AC, et al. Brazilian consensus in gastric cancer: guidelines for gastric cancer in Brazil. Arq Bras Cir Dig. 2013;26(1):2-6.

# Capítulo 15

# Neoplasias Colorretais

Raelson Rodrigues Miranda
Nora Manoukian Forones

## Introdução

O câncer colorretal (CCR) é a terceira neoplasia mais comum entre os homens e o segundo entre as mulheres. Contudo, 40 a 50% dos indivíduos morrem pela recorrência da doença, sendo que mais de 50% das mortes ocorrem em regiões menos desenvolvidas do planeta.

Nos últimos 35 anos, tem sido observada uma tendência à queda global da mortalidade por essa neoplasia. Apesar de muito se dever ao diagnóstico mais precoce pela colonoscopia, o tratamento como um todo também melhorou: desde a técnica operatória até os tratamentos de radioterapia e quimioterapia. No Brasil, essa doença ocupa posições semelhantes às do restante do mundo, tanto em homens como em mulheres, cuja incidência aumenta com a idade.

## Etiologia

O CCR é uma doença muito ligada ao estilo de vida. Mais especificamente, sua etiologia está relacionada ao consumo de certos alimentos que facilitam a oncogênese. Recentemente, a *International Agency for Research on Cancer* (IARC) classificou o consumo de carne processada, que inclui bacon, frios e salsichas, como alimentos carcinogênicos a humanos (Grupo 1), o que também foi positivo para câncer de estômago. Já o consumo de carne vermelha foi classificado como provavelmente carcinogênico a humanos (Grupo 2), o que também foi positivo para câncer de pâncreas e próstata.

Aproximadamente 20% dos casos de CCR estão associados a grupamentos familiares (*clustering*), refletindo a forte influência genética. Parentes de 1º grau com adenomas colorretais ou CCR invasivo apresentam risco aumentado para CCR, especialmente aqueles com 50 anos ou menos. A suscetibilidade genética inclui a síndrome de Lynch (síndrome hereditária não polipoide) e a polipose adenomatosa familiar.

A síndrome de Lynch (SL) é a síndrome genética mais implicada no surgimento do CCR. Um em cada 35 pacientes com CCR tem a síndrome (2 a 4%) e estima-se que cada paciente com CCR tenha pelo menos três parentes com SL.

Apesar de o sequenciamento genético para pesquisa de instabilidade de microssatélites (IMS) ser o método padrão-ouro, a imuno-histoquímica no tecido tumoral para pesquisa de mutações em genes de reparo de DNA (*mismatch repair* – MMR*) PMS2, MLH1, MSH2 e MSH6*, também é igualmente efetiva como *screening*, com sensibilidade de 94,4% e especificidade de 88,4%.

Desse modo, atualmente, recomenda-se que todo paciente diagnosticado com câncer colorretal com idade ≤ 70 anos e aqueles com mais de 70 anos com presença dos critérios de Bethesda seja testado por imuno-histoquímica para *screening* de SL (Tabela 15.1). Doenças inflamatórias intestinais (doença de Crohn e retocolite ulcerativa inespecífica) são conhecidas por elevar o risco de câncer colorretal. Outros fatores de risco incluem síndrome metabólica, sedentarismo, diabetes melito, fumo e consumo de álcool.

**Tabela 15.1.** Critérios de Bethesda revisados (Umar e cols., 2004)

| |
|---|
| 1. CCR diagnosticado em paciente com menos de 50 anos; |
| 2. Presença de CCR sincrônico (2 cânceres ao mesmo tempo ou com espaço inferior a 6 meses) e/ou metacrônico (novo câncer em espaço maior que 6 meses ou cânceres extracólicos (endométrio, ovário, estômago, intestino delgado, hepatobiliar, pelve renal ou ureter) independentemente da idade |
| 3. CCR com histologia sugerindo IMS diagnosticado em pacientes com menos de 60 anos |
| 4. CCR diagnosticado em um ou mais parentes de 1º grau, com tumor relacionado com a síndrome, com um dos tumores sendo diagnosticado antes dos 50 anos |
| 5. CCR diagnosticado em um ou mais parentes de 1º ou 2º graus, com tumores relacionados à síndrome, independentemente da idade |

## Quadro clínico e diagnóstico

O paciente com câncer colorretal, na maioria das vezes, é assintomático ou oligossintomático. No decorrer da doença, pode manifestar sintomas constitucionais como fraqueza, emagrecimento, perda do apetite e anemia crônica/ferropriva. Alteração de hábito intestinal com diarreia ou obstipação pode ocorrer. Doenças avançadas podem cursar com abdome agudo obstrutivo ou perfurativo e ascite. Dores abdominais, principalmente no hipocôndrio direito, decorrentes de metástases hepáticas são muito frequentes. Náuseas e vômitos também são de difícil controle quando na presença de carcinomatose peritoneal. A icterícia pode aparecer por intermédio de obstrução da via biliar extra-hepática, seja por carcinomatose, linfonodomegalia compressiva, ou mesmo falência hepática.

Metástases ósseas, de sistema nervoso central (SNC) ou pele são infrequentes. Assim, se estiverem presentes na apresentação clínica, não devem fazer parte do diagnóstico diferencial inicial.

O sinal clínico que mais leva a suspeitar de câncer colorretal é a hematoquezia. Nesse caso, o passo seguinte é realizar colonoscopia com biópsia, e o estudo anatomopatológico do tecido é o padrão-ouro para o diagnóstico, sendo o adenocarcinoma o tipo histológico mais comum. Quando a condição clínica não permite colonoscopia ou mesmo outras neoplasias entram no diagnóstico diferencial, pode-se realizar biópsia da metástase e solicitar imuno-histoquímica complementar, que normalmente exibe CK7 negativo, CK20, CEA e CDX2 positivos. Nesse caso, a utilização da radiologia intervencionista costuma ser de grande ajuda. Por vezes, em casos de doença avançada, o único recurso possível para firmar o diagnóstico de neoplasia é a paracentese diagnóstica com pesquisa de citologia oncótica.

Após firmado o diagnóstico de CCR, recomenda-se realizar tomografias computadorizadas (TC) de tórax, abdome e pelve, bioquímica geral e antígeno carcinoembrionário (CEA) para estadiamento. Quando o colonoscópio não consegue transpor o tumor, nos casos de tumores estenosantes, nova colonoscopia deverá ser feita após a cirurgia, para averiguar a presença de tumores sincrônicos no intestino. Nos casos de tumores oriundos do reto, definido como a região a partir da línea pectínea até aproximadamente 15 cm acima, deve ser realizada ressonância magnética (RM) de pelve ou ecoendoscopia baixa para firmar o estadiamento clínico e definição do tratamento. A utilização de tomografia computadorizada por emissão de pósitrons (PET-CT) de rotina não é recomendada na avaliação inicial. Esse exame tem sido utilizado nos casos de câncer colorretal metastático, quando o CEA aumenta, mas as TC ou RM não mostram piora da doença.

A caracterização de lesões hepáticas metastáticas, por vezes, é difícil, mesmo utilizando-se RM com o gadolíneo, principalmente para lesões pequenas de até 1 cm. Nessas situações, a utilização de contraste hepatobiliar como o ácido gadoxético (Primovist®) é de grande ajuda, uma vez que apresenta sensibilidade maior que o gadolíneo na detecção de mestástases hepáticas, mudando a conduta em cerca de 15% dos casos.

Nota: Há casos em que é difícil afirmar se o tumor é oriundo do reto ou do canal anal. Nessa situação, o tipo histológico pode determinar o diagnóstico. Adenocarcinoma é a histologia colorretal mais comum, enquanto células transicionais e espinocelular são as histologias mais comumente encontradas nas neoplasias do canal anal.

## Estadiamento

A finalidade do estadiamento tumoral é de estabelecer o prognóstico e definir o tratamento. O sistema de estadiamento utilizado nas neoplasias colorretais é o TNM (Tumor, Nodo, Metástase) da 7ª edição (2010). A classificação é feita dentro de cinco grupos: 0, I, II, III e IV. A sobrevida em 5 anos para esses estadiamentos é de 100%, 70%, 60%, 50% e 10%, respectivamente.

*Capítulo 15 • Neoplasias Colorretais*

Para que seja possível estadiar o paciente em um dos cinco grupos e entender de forma didática esse sistema de classificação, explicaremos de forma inversa:

- **Estádio IV:** neste grupo, de forma óbvia, a presença de metástases à distância ou linfonodos não regionais, configura paciente no estádio IV. Isto é, linfonodo comprometido, que não faz parte da cadeia de drenagem do órgão, é considerado metástase. Por exemplo: tumor primário de colo que apresenta conglomerado linfonodal comprometido no tronco celíaco visto na tomografia de abdome é considerado metastático.

- **Estádio III:** a presença de linfonodo regional comprometido, não importando a quantidade ou tamanho do tumor, seja no exame de imagem (RM ou ecoendoscopia, nos casos de câncer de reto) ou no anatomopatológico após a cirurgia, configura estádio III.
  - Nota: A expressão do laudo anatomopatológico: "presença de implante metastático em gordura peritoneal" não significa uma metástase. Trata-se de um linfonodo regional que não está na linha de drenagem habitual, também chamado de linfonodo satélite. Configura, portanto, estádio III. Se o paciente não tem metástase à distância nem linfonodo regional comprometido, analisa-se o tumor com vistas ao quanto ele penetra na parede do intestino.

- **Estádio II:** não tem metástase à distância, nem linfonodo regional, mas obstruiu (T3) ou perfurou o intestino (T4), trata-se do estádio II. Ao anatomopatológico, ultrapassa a muscular própria (T3) ou invade a serosa (T4 - peritônio).

- **Estádio I:** não tem metástase, nem linfonodo regional, não obstruiu nem perfurou o cólon. Tumor confinado à submucosa (T1) ou muscular própria (T2).

- **Estádio 0:** não tem metástase nem linfonodo regional. É um tumor limitado à mucosa, também dito intraepitelial ou tumor *in situ* (Tis).

## Tratamento

De modo geral, em oncologia, com exceção do carcinoma hepatocelular e leucemias, todo tratamento sistêmico requer, necessariamente, a confirmação por anatomopatológico e/ou imuno-histoquímica, pois a histologia e a ciência do sítio primário guiarão o tratamento farmacológico.

Em geral, pacientes com câncer morrem de metástases ou complicações locais devido ao tumor avançado. Assim, a melhor estratégia para aumentar a sobrevida será aquela na qual consigamos realizar sempre um tratamento local ou sistêmico, ou os dois. Cabe, portanto, na tática do médico oncologista ou do médico assistente julgar qual lesão é mais ameaçadora à vida em ordem de prioridade: a metastática, ou a lesão local. Para fins didáticos, explicaremos do estádio IV ao 0.

### Estádio IV

O tratamento principal para esses pacientes é a quimioterapia. Todas as quimioterapias têm uma finalidade comum: provocar morte celular por apoptose. O mecanismo pelo qual fazem isso é o que as diferenciam. No câncer colorretal, existem quatro quimioterápicos que são utilizados: 5-fluorouracil (5-FU), seu equivalente oral – capecitabina (Xeloda®), oxaliplatina e irinotecano. Os regimes combinados sempre são superiores aos monoterápicos em termos de sobrevida, ou seja, poliquimioterapia com três fármacos é superior a dois, que, por sua vez, é superior a um. As doses são calculadas de acordo com superfície corpórea ($mg/m^2$) e infundidas em tempos específicos ao tipo de quimioterápico e protocolo. Os perfis de efeitos adversos também são diferentes: 5-FU e capecitabina costumam provocar aftas orais, diarreia e síndrome mão-pé, às vezes vasoespasmo coronariano. Quando ocorre queda de cabelo com essas substâncias, é um sinal clínico de deficiência da enzima hepática DPD (di-hidropirimidina desidrogenase). Nesses casos, esse tipo de quimioterápico é contraindicado, pelo risco de letalidade. Oxaliplatina frequentemente provoca neuropatia periférica, com sensação de formigamento ou pontadas nos dedos das mãos, pés e boca, que pioram quando se toca em superfície fria. O irinotecano provoca mais fadiga, anemia e alopecia.

Além das quimioterapias, são utilizados anticorpos monoclonais: bevacizumabe (anti-VEGF), cetuximabe e panitumumabe (anti-EGFR). Esses dois últimos só podem ser utilizados quando a pesquisa de mutação para KRAS e NRAS, por sequenciamento genético no bloco de parafina, é negativa. O bevacizumabe costuma aumentar a pressão arterial, além de poder provocar proteinúria. Nos casos de hipertensão ou piora da hipertensão com o uso de bevacizumabe, qualquer anti-hipertensivo pode ser utilizado para seu controle, entretanto se houver proteinúria, a medicação deve ser suspensa. Quando o paciente necessita realizar algum procedimento cirúrgico, deve-se suspender a medicação cerca de 3 a 4 semanas antes do procedimento, pelo risco de sangramentos. Cetuximabe e panitumumabe costumam provocar hipomagnesemia e *rash* cutâneo, que podem ser manejados com corticosteroides tópicos, protetores solares e antibióticos tópicos como clindamicina gel.

As diretrizes atuais recomendam o uso de quimioterapia para pacientes que tenham performance ECOG (*Eastern Cooperative Oncology Group*) 0-2 (Tabela 15.1), sendo essa uma escala em que se avalia o grau de funcionalidade do paciente, incluindo sua capacidade de autonomia nas atividades diárias, cuidado pessoal e habilidade física (andar, trabalhar etc.). O tratamento é organizado em "linhas de tratamento", isto é, 1ª e 2ª linhas de quimioterapia. A repetição de linhas utilizadas previamente confere resposta em menos de 10% dos casos e não é uma prática que deve ser feita de rotina, ou seja, o tratamento deve ser melhor do que o tratamento de suporte (cuidado paliativo).

A ascite por carcinomatose peritoneal é tratada com a terapia sistêmica. Paracenteses de alívio devem ser destinadas a pacientes com ascite muito volumosa provocando derrame pleural ou desconforto respiratório, semanalmente ou a cada 15 dias, de acordo com a necessidade do paciente. É a medida mais eficaz no controle de urgência, responsiva em 90% dos casos. O uso de diuréticos, geralmente extrapolado de ascite cirrótica ou cardiogênica, é a primeira medida adotada, responsiva, contudo, em apenas 40% dos pacientes (aqueles com transudato – decorrente de múltiplas metástases hepáticas e obstrução da drenagem

*Capítulo 15 • Neoplasias Colorretais*

linfática). Pacientes com exsudato (gradiente albumina-soro-ascítico < 1,1) são muito pouco responsivos ao uso de diuréticos. O agente mais comumente utilizado é a espironolactona em doses de 100 a 400 mg/dia, contudo, furosemida pode ser associada. Complicações relacionadas ao uso de diuréticos incluem desidratação, toxicidade renal e distúrbio eletrolítico resultando em arritmias.

Os vômitos associados à carcinomatose peritoneal são provocados por três mecanismos: inflamação de alça intestinal; fator mecânico; e liberação pelo tumor de neurotransmissores como a serotonina. Desse modo, nessa situação, o controle de vômitos pode ser obtido com a combinação de procinéticos, corticosteroides (dexametasona) e inibidores da serotonina 5-HT3 (ondasentrona, palonosentrona etc.). Na falha, pode-se tentar haloperidol ou mesmo octreotídeo 200 U, endovenoso a cada 8 horas ou bomba de infusão contínua com ondasentrona.

## Estádios III e II

Pacientes nos estádios II/III devem ser submetidos à colectomia em bloco e linfadenectomia de pelo menos 12 linfonodos regionais. Após a cirurgia, pacientes no estádio III devem ser submetidos à quimioterapia adjuvante com XELOX/FLOX por cerca de seis a oito ciclos para prevenir a recidiva de doença, que, sem o tratamento, ocorre em cerca de 60% nos dois primeiros anos após a cirurgia. Devem receber quimioterapia adjuvante com capecitabina ou 5-FU por cerca de 6 meses os pacientes no estádio II, que apresentam um dos seguintes critérios: tumor pouco/indiferenciado; obstrução ou perfuração; invasão angiolinfática; invasão perineural ou margens cirúrgicas positivas. Os casos de câncer retal T3 em diante, N+/- não metastáticos devem ser submetidos à radioterapia e quimioterapia (5-FU ou capecitabina) concomitantes antes da cirurgia de amputação do reto.

## Estádios I e 0

Pacientes no estádio I devem realizar cirurgia e não necessitam de quimioterapia adjuvante. Pacientes no estádio 0 podem ser tratados apenas com mucosectomia endoscópica desde que as margens cirúrgicas sejam negativas e também não necessitam de quimioterapia.

## Seguimento

Após o tratamento curativo, pacientes estádios II/III devem realizar colonoscopia dentro de 6 meses. Caso normal, repetir em 3 anos e, depois, a cada 5 anos. Se adenoma presente, repetir no próximo ano. Além disso devem ser solicitados TC e CEA a cada 3 a 6 meses por 2 anos e depois a cada 6 meses por 5 anos. Pacientes estádio I também devem fazer colonoscopia aos moldes apresentados anteriormente. Para o estádio 0 não há consenso, mas, na prática, fazemos igualmente ao estádio I.

# Bibliografia

Bang YJ, Kim YW, Yang HK, Chung HC, Park YK, Lee KH, et al. Adjuvant capecitabine and oxaliplatin for gastric cancer after D2 gastrectomy (CLASSIC): a phase 3 open-label, randomised controlled trial. Lancet. 2012;379(9813):315-21.

Bang YJ, Van Cutsem E, Feyereislova A, Chung HC, Shen L, Sawaki A, et al. Trastuzumab in combination with chemotherapy versus chemotherapy alone for treatment of HER2-positive advanced gastric or gastro-oesophageal junction cancer (ToGA): a phase 3, open-label, randomised controlled trial. Lancet. 2010;376(9742):687-97.

Barstad B, Sørensen TI, Tjønneland A, Johansen D. Becker U, Andersen IB, et al. Intake of wine, beer and spirits and risk of gastric cancer. Eur J Cancer Prev. 2005;14(3):239-43.

Bickenbach K, Strong VE. Comparisons of gastric cancer treatments: East vs. West. J Gastric Cancer. 2012;12(2):55-62.

Cunningham D, Allum WH, Stenning SP, Thompson JN, Van de Velde CJ, Nicolson M, et al. Perioperative chemotherapy versus surgery alone for resectable gastroesophageal cancer. N Engl J Med. 2006;355(1):11-20.

DeVita, Hellman, Rosenberg. Cancer: Principles and Practice of Oncology. 10 ed. DeVita Jr VT, Lawrence TS, Rosenberg SA (eds.): LWW; 2014. 2280 p.

Estimativas para o ano de 2014 das taxas brutas de incidência por 100 mil habitantes e do número de casos novos de câncer, segundo sexo e localização primária [Internet]. 2014. Disponível em:< http://www.inca.gov.br/estimativa/2014/tabelaestados.asp?UF=BR>.

Estimativas para o ano de 2016 das taxas brutas de incidência por 100 mil habitantes e do número de casos novos de câncer, segundo sexo e localização primária [Internet]. 2016. Disponível em: <http://www.inca.gov.br/estimativa/2016/>.

Fitzgerald RC, Hardwick R, Huntsman D, Carneiro F, Guilford P, Blair V, et al. Hereditary diffuse gastric cancer: updated consensus guidelines for clinical management and directions for future research. J Med Genet. 2010;47(7):436-44.

Fitzsimmons D, Osmond C, George S, Johnson CD. Trends in stomach and pancreatic cancer incidence and mortality in England and Wales, 1951-2000. Br J Surg. 2007;94(9):1162-71.

Genta RM. Acid suppression and gastric atrophy: sifting fact from fiction. Gut. 1998;43 Suppl 1:S35-8.

Gilliland R, Gill PJ. Incidence and prognosis of Krukenberg tumour in Northern Ireland. Br J Surg. 1992;79(12):1364-6.

GLOBOCAN 2012: Estimated Cancer Incidence, Mortality and Prevalence Worldwide in 2012 [Internet]. 2012. Disponível em: <http://globocan.iarc.fr/Pages/fact_sheets_population.aspx>.

González CA, Jakszyn P, Pera G, Agudo A, Bingham S, Palli D, et al. Meat intake and risk of stomach and esophageal adenocarcinoma within the European Prospective Investigation Into Cancer and Nutrition (EPIC). J Natl Cancer Inst. 2006;98(5):345-54.

González CA, Pera G, Agudo A, Palli D, Krogh V, Vineis P, et al. Smoking and the risk of gastric cancer in the European Prospective Investigation Into Cancer and Nutrition (EPIC). Int J Cancer. 2003;107(4):629-34.

Graham DY, Schwartz JT, Cain GD, Gyorkey F. Prospective evaluation of biopsy number in the diagnosis of esophageal and gastric carcinoma. Gastroenterology. 1982;82(2):228-31.

Haenszel W, Kurihara M. Studies of Japanese migrants. I. Mortality from cancer and other diseases among Japanese in the United States. J Natl Cancer Inst. 1968;40(1):43-68.

Hoff P. Manual de condutas em oncologia. 2 ed. São Paulo, Brasil. 2013. 361 p.

Janjigian YY, Bendell JC, Calvo E, Kim JW, Ascierto PA, Sharma P, et al. CheckMate-032: Phase I/II, open-label study of safety and activity of nivolumab (nivo) alone or with ipilimumab (ipi) in advanced and metastatic (A/M) gastric cancer (GC). 2016.

La Vecchia C, Negri E, D'Avanzo B, Franceschi S. Food temperature and gastric cancer. Int J Cancer. 1990;46(3):432-4.

Larsson SC, Giovannucci E, Wolk A. Folate intake, MTHFR polymorphisms, and risk of esophageal, gastric, and pancreatic cancer: a meta-analysis. Gastroenterology. 2006;131(4):1271-83.

Lunet N, Lacerda-Vieira A, Barros H. Fruit and vegetables consumption and gastric cancer: a systematic review and meta-analysis of cohort studies. Nutr Cancer. 2005;53(1):1-10.

Macdonald J, Hundahl S, Smalley S, et al. Gastrointestinal oncology: a practical guide. Blanke CD, Rödel C, Talamonti MS (eds.). Heidelberg, Germany: Springer; 2010.

MacDonald JS, Schein PS, Woolley PV, Smythe T, Ueno W, Hoth D, et al. 5-Fluorouracil, doxorubicin, and mitomycin (FAM) combination chemotherapy for advanced gastric cancer. Ann Intern Med. 1980;93(4):533-6.

Macdonald JS, Smalley SR, Benedetti J, Hundahl SA, Estes NC, Stemmermann GN, et al. Chemoradiotherapy after surgery compared with surgery alone for adenocarcinoma of the stomach or gastroesophageal junction. N Engl J Med. 2001;345(10):725-30.

Macdonald JS. Gastric cancer: Nagoya is not New York. J Clin Oncol. 2011;29(33):4348-50.

Morgenstern L. The Virchow-Troisier node: a historical note. Am J Surg. 1979;138(5):703.

Murad AM, Santiago FF, Petroianu A, Rocha PR, Rodrigues MA, Rausch M. Modified therapy with 5-fluorouracil, doxorubicin, and methotrexate in advanced gastric cancer. Cancer. 1993;72(1):37-41.

Noh SH, Park SR, Yang HK, Chung HC, Chung IJ, Kim SW, et al. Adjuvant capecitabine plus oxaliplatin for gastric cancer after D2 gastrectomy (CLASSIC): 5-year follow-up of an open-label, randomised phase 3 trial. Lancet Oncol. 2014;15(12):1389-96.

Park SH, Sohn TS, Lee J, Lim DH, Hong ME, Kim KM, et al. Phase III Trial to Compare Adjuvant Chemotherapy With Capecitabine and Cisplatin Versus Concurrent Chemoradiotherapy in Gastric Cancer: Final Report of the Adjuvant Chemoradiotherapy in Stomach Tumors Trial, Including Survival and Subset Analyses. J Clin Oncol. 2015.

Pieslor PC, Hefter LG. Umbilical metastasis from prostatic carcinoma – Sister Joseph nodule. Urology. 1986;27(6):558-9.

Power DG, Schattner MA, Gerdes H, Brenner B, Markowitz AJ, Capanu M, et al. Endoscopic ultrasound can improve the selection for laparoscopy in patients with localized gastric cancer. J Am Coll Surg. 2009;208(2):173-8.

Resende AL, Mattos IE, Koifman S. Gastric cancer mortality in the State of Pará, Brazil, 1980-1997. Arq Gastroenterol. 2006;43(3):247-51.

SEER. SEER Stat Fact Sheets: stomach cancer Bethesda, MD: SEER; 2014.

Siegel RL, Miller KD, Jemal A. Cancer statistics, 2015. CA Cancer J Clin. 2015;65(1):5-29.

Smalley SR, Benedetti JK, Haller DG, Hundahl SA, Estes NC, Ajani JA, et al. Updated analysis of SWOG-directed intergroup study 0116: a phase III trial of adjuvant radiochemotherapy versus observation after curative gastric cancer resection. J Clin Oncol. 2012;30(19):2327-33.

Smyth E, Schoder H, Strong VE, Capanu M, Kelsen DP, Coit DG, et al. A prospective evaluation of the utility of 2-deoxy-2-[(18) F]fluoro-D-glucose positron emission tomography and computed tomography in staging locally advanced gastric cancer. Cancer. 2012;118(22):5481-8.

Sobala GM, O'Connor HJ, Dewar EP, King RF, Axon AT, Dixon MF. Bile reflux and intestinal metaplasia in gastric mucosa. J Clin Pathol. 1993;46(3):235-40.

Tatematsu M, Takahashi M, Fukushima S, Hananouchi M, Shirai T. Effects in rats of sodium chloride on experimental gastric cancers induced by N-methyl-N-nitro-N-nitrosoguanidine or 4-nitroquinoline-1-oxide. J Natl Cancer Inst. 1975;55(1):101-6.

Tsugane S, Tei Y, Takahashi T, Watanabe S, Sugano K. Salty food intake and risk of Helicobacter pylori infection. Jpn J Cancer Res. 1994;85(5):474-8.

Wagner AD, Unverzagt S, Grothe W, Kleber G, Grothey A, Haerting J, et al. Chemotherapy for advanced gastric cancer. Cochrane Database Syst Rev. 2010(3):CD004064.

Wanebo HJ, Kennedy BJ, Chmiel J, Steele G, Winchester D, Osteen R. Cancer of the stomach. A patient care study by the American College of Surgeons. Ann Surg. 1993;218(5):583-92.

Webb A, Cunningham D, Scarffe JH, Harper P, Norman A, Joffe JK, et al. Randomized trial comparing epirubicin, cisplatin, and fluorouracil versus fluorouracil, doxorubicin, and methotrexate in advanced esophagogastric cancer. J Clin Oncol. 1997;15(1):261-7.

Zilberstein B, Malheiros C, Lourenço LG, Kassab P, Jacob CE, Weston AC, et al. Brazilian consensus in gastric cancer: guidelines for gastric cancer in Brazil. Arq Bras Cir Dig. 2013;26(1):2-6.

Capítulo **16**

# Neoplasias Pancreáticas

*Tiago Costa de Pádua*
*Nora Manoukian Forones*
*Jaime Zaladek Gil*

## Introdução

As neoplasias do pâncreas podem ser originadas nas células endócrinas ou exócrinas, apresentando fatores de risco, quadro clínico e tratamento diferentes.

Entre os tumores exócrinos, o adenocarcinoma ductal de pâncreas é o mais comum, representando cerca de 90% dos casos. Trata-se de uma neoplasia de comportamento agressivo, geralmente diagnosticada em estágio avançado, sendo mais comum em homens (1,3 homem:1 mulher), negros e em indivíduos acima dos 50 anos. Estimativas apontam que nos Estados Unidos o câncer de pâncreas representa 3% de todas as neoplasias e 7% das mortes por câncer. No Brasil, dados do Instituto Nacional do Câncer (INCA) estimam cerca de 7.500 casos novos/ano, representando 2% de todas as neoplasias e 4% do total de mortes por câncer.

Os tumores neuroendócrinos do pâncreas são raros – cerca de 1 caso para cada 100 mil habitantes/ano, representando 3% das neoplasias pancreáticas primárias – e têm origem nas células endócrinas do pâncreas, podendo estar associados à secreção de diversas substâncias ou hormônios, resultando em síndromes clínicas especificas.

## Adenocarcinoma ductal

### Etiologia

A grande maioria dos casos de câncer de pâncreas ocorre de forma esporádica, sendo o tabagismo o principal fator de risco. Outros possíveis fatores de risco são obesidade, pancreatite crônica, alteração no metabolismo da glicose, presença de cistos pancreáticos e infecção por *H. pylori*.

O restante dos casos (cerca de 5 a 10%) está associado a alterações genéticas, como as mutações germinativas do *BRCA1*, *BRCA2* e *STK11*. Além disso, algumas síndromes hereditárias estão associadas ao aumento do risco de câncer de pâncreas, como a síndrome de Lynch, polipose adenomatosa familiar, síndrome de Peutz-Jeghers e síndrome de ataxia-telangiectasia.

## Quadro clínico

Os sintomas mais comuns são dor abdominal, icterícia e perda de peso, mas a apresentação inicial dependerá da localização do tumor primário. Icterícia e outros sintomas decorrentes de síndrome colestática estão mais associados com os tumores localizados na cabeça do pâncreas, representando cerca de 60 a 70% dos casos. Contudo, dor abdominal lombar de forte intensidade aumenta a suspeita de lesão primária em corpo ou cauda.

Outras possíveis manifestações são diabetes melito de início recente, tromboflebite superficial (síndrome de Trousseau), síndromes paraneoplásicas cutâneas ou sintomas decorrentes das metástases. Os sítios mais acometidos por metástases são fígado, peritônio (desencadeando ascite neoplásica), pulmões e, menos frequentemente, ossos.

## Diagnóstico e exames complementares

- **Anamnese e exame físico completo:** primeiro passo ao se pensar na possibilidade de neoplasia de pâncreas. É necessário coletar informações detalhadas sobre sintomas, perda ponderal e sinais clínicos como icterícia, presença de ascite ou linfonodomegalia.
- **Exames laboratoriais:** hemograma, provas de função hepática, função renal e eletrólitos.
- **Marcadores tumorais (CA 19-9):** aumentado em até 80% dos casos de doença avançada. Importante fator prognóstico e pode ser usado para mensurar volume tumoral e avaliar resposta ao tratamento.
- **Tomografia computadorizada (TC) de tórax, abdome e pelve:** exame inicial para identificação da lesão e estadiamento. Deve ser solicitado protocolo pâncreas e é necessária a avaliação de estruturas vasculares adjacentes.
- **Ressonância nuclear magnética (RNM) de abdome superior:** fornece melhor avaliação das lesões hepáticas e é fundamental para o planejamento cirúrgico, além de promover melhor avaliação de lesões císticas.
- **Ultrassonografia endoscópica (EUS):** complementar aos exames de imagem no estadiamento e pode ser diagnóstica, permitindo biópsias guiadas da lesão.
- **Tomografia computadorizada por emissão de pósitrons (PET):** pode ser realizada, quando disponível, para detectar metástases extrapancreáticas.
- **Colangiopancreatografia retrógrada endoscópica (CPRE):** pode ser usada nos casos de suspeita de câncer de pâncreas com dilatação de vias biliares e sem visualização de massa tumoral nos outros exames de imagem. Atualmente, costuma ser utilizada de forma mais terapêutica, para desobstrução da via biliar.
- **Videolaparoscopia diagnóstica pré-operatória:** considerar nos casos de candidatos à ressecção e com alto risco de doença avançada/metastática, como

*Parte 3 • Gastro-Oncologia*

nos pacientes com lesões *borderline*, elevação importante do CA 19-9, lesões extensas ou amplo acometimento linfonodal.

- Biópsia guiada: indicada nos casos de doença metastática, para obtenção de material histológico.

## Estadiamento

Por meio dos exames, é necessária realizar a classificação de acordo com o sistema TNM, que avalia a extensão local do tumor (T), acometimento linfonodal regional (N) e a presença de metástases (M), e tem importante associação com sobrevida global em 5 anos (Tabelas 16.1 e 16.2).

## Tratamento

O tratamento do câncer de pâncreas deve envolver uma equipe multidisciplinar, incluindo oncologista clínico, radioterapeuta, gastrocirurgião, radiologista intervencionista, psicólogo, enfermeiro e nutricionista, para manejo e definição de conduta.

**Tabela 16.1.** Classificação TNM da neoplasia de pâncreas

| Extensão local do tumor | Linfonodos regionais |
|---|---|
| ■ TX: tumor primário não avaliável;<br>■ T0: sem evidência de lesão primária;<br>■ Tis: carcinoma *in situ*, inclusive PanIn III (*pancreatic intraepithelial neoplasia*);<br>■ T1: tumor limitado ao pâncreas e ≤ 2 cm;<br>■ T2: tumor limitado ao pâncreas e > 2 cm;<br>■ T3: tumor estende-se além do pâncreas, mas não invade o tronco/plexo celíaco ou a artéria mesentérica superior;<br>■ T4: tumor invade o tronco/plexo celíaco ou a artéria mesentérica superior (tumor primário irressecável). | ■ NX: linfonodos regionais não avaliáveis;<br>■ N0: sem metástases em linfonodos regionais;<br>■ N1: metástase(s) em linfonodo(s) regional(is).<br><br>**Metástases à distância**<br>■ MX: metástase à distância não avaliável;<br>■ M0: sem metástase à distância;<br>■ M1: com metástase(s) à distância. |

**Tabela 16.2.** Estadiamento final e Sobrevida Global (SG) em 5 anos

| Estadiamento | | SG 5 anos |
|---|---|---|
| IA | T1-T2, N0, M0 | 20-30% |
| IB | T2, N0, M0 | 20-30% |
| IIA | T3, N0, M0 | 10-25% |
| IIB | T1, T2, T3, N1, M0 | 10-15% |
| III | T4, qualquer N, M0 | 0-5% |
| IV | qualquer T ou N, M1 | 0% |

A abordagem cirúrgica é o único tratamento curativo, mas, em virtude da dificuldade de detecção precoce (ocasionando diagnóstico tardio na maioria dos casos), menos de 20% dos tumores são ressecáveis ao diagnóstico. Mesmo aqueles submetidos à cirurgia ainda apresentam alto risco de recidiva, com taxa de sobrevida em 5 anos inferior a 20%.

O primeiro passo após realização dos exames de estadiamento é definir a ressecabilidade da lesão, classificando-as em ressecáveis, *borderlines* ou irressecáveis. Os principais critérios de irressecabilidade são envolvimento vascular de artéria mesentérica superior ou tronco celíaco, acometimento de aorta, metástase à distância ou linfonodomegalia não regional.

### Doença ressecável

A técnica utilizada dependerá do tamanho e da localização da lesão, com objetivo de ressecção R0 (margens negativas). A cirurgia por laparotomia ainda é o padrão. Nos casos de tumores na cabeça do pâncreas, está indicada a gastro-duodenopancreatectomia (GDP) e, nos tumores em corpo ou cauda, geralmente é realizado apenas pancreatectomia distal, incluindo ressecção do corpo e cauda do pâncreas e esplenectomia. Preconiza-se a linfadenectomia regional, com retirada de pelo menos 15 linfonodos.

Em razão das altas taxas de recidiva com cirurgia isolada, está indicado tratamento adjuvante com quimioterapia (QT). O esquema de quimioterapia padrão e mais utilizado é com gencitabina por 6 meses, mas o 5-fluorouracil (5-FU) pode ser uma opção. Estudos recentes sugerem benefício da associação de capecitabina com gencitabina, com ganho de sobrevida. A radioterapia (RT) adjuvante ainda é um tema controverso, mas deve ser considerada nos casos de alto risco para recidiva local, como margens comprometidas ou acometimento linfonodal.

### Doença boderline

Nos casos de lesões *borderline*, estudos recentes vêm mostrando benefício em sobrevida e maior taxa de ressecabilidade com uso de quimioterapia sistêmica com finalidade neoadjuvante. São utilizados, por exemplo, o esquema FOLFIRINOX (oxaliplatina + irinotecano + fluorouracil + leucovorin) ou quimiorradioterapia seguidos de ressecção cirúrgica. Apesar do baixo nível de evidência científica, essa conduta vem sendo cada vez mais utilizada e parece ser a melhor opção.

### Doença irressecável

O manejo das lesões irressecáveis ainda é uma área bastante controversa e, apesar da terapia utilizada, o prognóstico é reservado. Pode ser utilizada a radioterapia isolada, a quimiorradioterapia ou a quimioterapia isolada, sendo a última opção a mais empregada e com maior nível de evidência. Caso haja uma boa resposta ao tratamento inicial, o paciente deve ser reavaliado quanto à possibilidade de ressecção da lesão.

### Doença metastática

Na doença metastática, o tratamento consiste em quimioterapia sistêmica com finalidade paliativa. Apesar de baixas taxas de resposta e sobrevida, observa-se um benefício clínico importante, com melhora dos sintomas e da qualidade de vida. Existem alguns esquemas disponíveis como a gencitabina em monoterapia ou FOLFIRINOX, sendo este último aquele com maior sobrevida mediana e taxa de resposta. Entretanto, dada a toxidade associada ao esquema triplo de quimioterapia, é necessária uma seleção rigorosa dos pacientes, levando em consideração a idade e o *status performance*, entre outros fatores. Além do tratamento quimioterápico, devem ser realizados concomitantemente terapia nutricional e controle de dor e, se necessários, procedimentos para desobstrução de via biliar.

Na Figura 16.1, estão representadas as condutas preconizadas para as neoplasias de pâncreas.

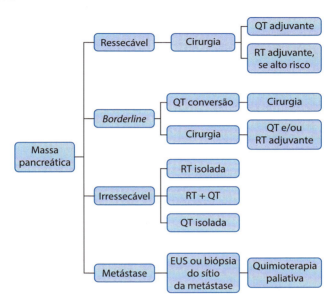

**Figura 16.1.** Algoritmo de conduta ao diagnóstico de neoplasia de pâncreas. QT: quimioterapia; RT: radioterapia.

## Tumores endócrinos

### Classificação, quadro clínico e diagnóstico laboratorial

As neoplasias endócrinas pancreáticas podem ser classificadas de acordo com a sua secreção hormonal e síndrome clínica. Entre os tumores funcionais, os mais comuns são:

- Insulinoma: em sua maioria, os tumores são esporádicos, mas podem estar associados com síndrome de neoplasia endócrina múltipla tipo 1 (NEM1). Geralmente, são únicos e benignos (malignidade está presente em menos 10% dos casos). O quadro clínico é típico, com episódios de hipoglicemia e, consequentemente, confusão mental, alterações visuais, diaforese e tremores. O diagnóstico ocorre por meio da dosagem de altos níveis séricos de insulina durante um episódio de hipoglicemia induzido ou espontâneo, associado a altos níveis de peptídeo C.

- **Glucagonoma:** geralmente solitários e localizados no pâncreas distal. Em decorrência do crescimento lento, cerca de 50 a 80% casos já são metastáticos ao diagnóstico. O quadro clínico é caracterizado por perda ponderal, eritema migratório necrolítico, anemia, diarreia, diabetes melito, trombose venosa e sintomas neuropsiquiátricos. O diagnóstico acontece ao achado de níveis inapropriadamente elevados de glucagon sérico.

- **Gastrinoma:** a maioria ocorre de maneira esporádica, mas cerca de 20 a 30% estão associados a NEM1. Tem alto potencial de malignidade (60 a 90% casos). É caracterizado pela secreção aumentada de gastrina – o que causa hipercloridria e, consequentemente, a síndrome de Zollinger-Ellison – com quadro clínico caracterizado por doença ulcerosa péptica, associado a diarreia e perda de peso. O diagnóstico é feito por meio da dosagem aumentada de gastrina associada à redução do pH gástrico, na ausência de fatores que levam à hipergastrinemia secundária (p. ex.: uso de medicações antissecretoras na última semana). Em casos selecionados, pode-se utilizar o teste da secretina para confirmação diagnóstica.

- **Vipoma:** geralmente solitários, mas cerca de 60 a 80% já são metastáticos ao diagnóstico. Associado à secreção do peptídeo vasoativo intestinal (VIP), causando diarreia aquosa profusa, hipocalemia e hipocloridria (síndrome de Verner-Morrison ou cólera pancreática). O diagnóstico ocorre pela dosagem de VIP sérica, que se encontra aumentada, associada a quadro clínico compatível.

- **Somatostatinoma:** pode ocorrer em associação com a NEM1. O quadro clínico é caracterizado por perda ponderal, diabetes melito, colelitíase, anemia e esteatorreia. O diagnóstico ocorre quando há somatostatina sérica elevada em um paciente com quadro clínico e tumoração compatíveis.

Entre os tumores não funcionantes, os sintomas costumam ser decorrentes do crescimento tumoral ou de suas metástases, geralmente manifestando-se com dor abdominal, perda ponderal e icterícia obstrutiva. Nesses casos, a cromogranina A é o marcador mais comumente secretado.

## Exames complementares

- **Estudos de imagem convencionais (TC, RNM):** geralmente são úteis na detecção de metástases. Para avaliar os tumores primários, sua sensibilidade é proporcional ao tamanho da massa, sendo geralmente capaz de detectar a maioria dos VIPomas, glucagonomas e tumores não funcionantes sintomáticos.

- **EUS:** exame útil para a detecção de tumores intrapancreáticos em 90% dos casos. A punção por agulha fina raramente é necessária devido às características funcionais e bioquímicas do tumor.

- **Exames de imagem funcionais (cintilografia ou PET com análogos da somatostatina marcados):** a capacidade de absorção de análogos da somatostatina pelo tumor primário pode ajudar na sua detecção.

## Tratamento

Como terapia inicial, objetiva-se o controle das manifestações clínicas específicas de cada tipo de tumor. Para a hipersecreção ácida na síndrome de Zollinger-Ellison, os inibidores de bomba de próton são as medicações antissecretoras mais utilizadas, seguida pelos bloqueadores do receptor $H_2$ da histamina. Já para a hipoglicemia secundária aos insulinomas, o fármaco geralmente utilizado é o diazóxido (200 a 600 mg/dia), uma medicação que inibe a liberação de insulina e estimula a glicogenólise.

O tratamento específico depende do estadiamento ao diagnóstico, sendo a cirurgia o tratamento-padrão nos casos ressecáveis, com finalidade curativa. A extensão cirúrgica dependerá do tamanho e localização do tumor, devendo ser preservado o máximo de tecido pancreático sadio. É recomendada dissecção linfonodal em todos os tumores neuroendócrinos do pâncreas, independentemente do tamanho, e não há indicação de tratamento adjuvante.

Nos casos de doença metastática, deve-se avaliar a ressecabilidade das lesões, sendo indicada ressecção da lesão primária e das metástases, sempre que possível. Nos casos considerados irressecáveis, está indicado o uso de análogos da somatostatina (lanreotida ou octreotida), que, apesar das baixas taxas de resposta objetiva, estudos recentes mostram aumento da sobrevida livre de progressão e são importantes no controle dos sintomas em tumores funcionais. Outras opções terapêuticas para tumores neuroendócrinos pancreáticos metastáticos incluem sunitinibe, everolimo ou esquemas de quimioterapia paliativa. Também podem ser consideradas outras modalidades de tratamento local das metástases, como radiofrequência, crioablação ou quimioembolização, sendo fundamental uma avaliação multidisciplinar de cada caso.

O tratamento dos tumores neuroendócrinos pouco diferenciados é diferente e mais agressivo, incluindo cirurgia radical e quimioterapia adjuvante (cisplatina + etoposídeo) na doença localizada ou quimioterapia paliativa para doença metastática.

## Bibliografia

Castillo CF. Clinical manifestations, diagnosis, and staging of exocrine pancreatic cancer. Waltham (MA): UpToDate, 2016.

Conroy T, Desseigne F, Ychou M, et al. FOLFIRINOX versus gemcitabine for metastatic pancreatic cancer. N Engl J Med 2011; 364: 1817–1825.

Feldman M, Friedman LS, Brandt LJ. Sleisenger and Fordtrans's – Ggstrointestinal and liver disease. 9 ed. Saunders.

Metz DC, Jensen RT. Gastrointestinal neuroendocrine tumors: pancreatic endocrine tumors. Gastroenterology 2008;135(5):1469-1492. Siegel RL, Miller KD, Jemal A. Cancer statistics, 2016. CA Cancer J Clin 2016; 66:7.

Strosberg JR. Classification, epidemiology, clinical presentation, localization, and staging of pancreatic neuroendocrine tumors (islet-cell tumors). Waltham (MA): UpToDate, 2016.

*Capítulo 16 • Neoplasias Pancreáticas*

## Capítulo 17

# Tumores dos Ductos Biliares, Vesícula Biliar e Papila Duodenal

*Raelson Rodrigues Miranda*
*Jaime Zaladek Gil*

## Introdução

As neoplasias de vias biliares compreendem os tumores oriundos do epitélio da vesícula biliar e ductos biliares (colangiocarcinoma) intra e extra-hepáticos, na sua vasta maioria adenocarcinomas. O carcinoma de vesícula biliar é a quinta neoplasia mais comum do trato gastrintestinal e, assim como no colangiocarcinoma, é frequentemente diagnosticada apenas em estágios avançados, sendo o mais letal na fase avançada, com sobrevida média de apenas 6 meses. A inflamação crônica provocada por cálculos biliares é o fator causal mais estabelecido nessas doenças. Mais recentemente, a infecção crônica pelo vírus da hepatite C também tem sido implicada em sua etiologia. Outros fatores associados incluem cirrose, diabetes, obesidade, álcool, tabagismo e má formação das vias biliares.

O tumor da papila duodenal maior (papila ou ampola de Vater) pertence ao grupo dos tumores periampulares, que compreendem também os colangiocarcinomas distais, neoplasias da segunda porção duodenal e da cabeça do pâncreas, sendo este último abordado em capítulo específico (Capítulo 16, Tumores do Pâncreas). O tumor de papila é o segundo mais comum entre os periampulares, ficando atrás somente da neoplasia de cabeça do pâncreas. Em virtude de suas manifestações clínicas iniciais, costumam ser diagnosticados em estágios mais precoces, resultando em melhor prognóstico. Em virtude de exibirem comportamento clínico e prognóstico semelhante aos dos tumores biliares extra-hepáticos, devem ser classificados e tratados nesta categoria.

## Classificação do colangiocarcinoma

O colangiocarcinoma pode ser classificado quanto à sua localização em intra-hepáticos (iCCA) ou extra-hepáticos, sendo esses subdividido em peri-hilar (pCCA) e distal (dCCA). Os extra-hepáticos são os mais comuns, correspondendo a cerca de 50 a 60% dos colangiocarcinomas e são localizados principalmente no hilo hepático, onde são denominados tumores de Klatskin (Figura 17.1A). Os tumores peri-hilares, por sua vez, são ainda categorizados em cinco subtipos de acordo com a classificação de Bismuth-Corlette, que é fundamental para a decisão terapêutica (Figura 17.1B).

## Quadro clínico e diagnóstico

Com exceção dos tumores da papila duodenal, o quadro clínico costuma ser discreto durante grande parte da evolução da doença. O diagnóstico, na grande

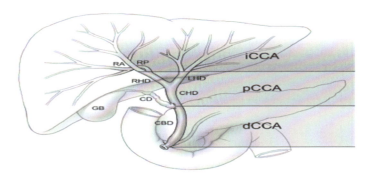

**Figura 17.1A.** Classificação dos colangiocacinomas quanto à localização. Fonte: Adaptado de Biechacz B. Cholangiocarcinoma: Current Knowledge and New Developments. Gut and Liver. 2016. Legenda: RA – ducto hepático anterior direito. RP – ducto hepático posterior direito. RHD – ducto hepático direito. LHD – ducto hepático esquerdo. CHD – ducto hepático comum. GB – Vesícula biliar. CD – ducto cístico. GBD – ducto biliar comum.

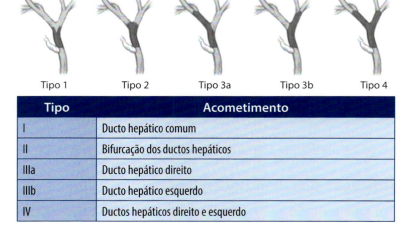

| Tipo | Acometimento |
|---|---|
| I | Ducto hepático comum |
| II | Bifurcação dos ductos hepáticos |
| IIIa | Ducto hepático direito |
| IIIb | Ducto hepático esquerdo |
| IV | Ductos hepáticos direito e esquerdo |

**Figura 17.1B.** Classificação de Bismuth-Corlette para os colangiocarcinomas peri-hilares. Fonte: Adaptado de Biechacz B. Cholangiocarcinoma: current knowledge and new developments. Gut and Liver. 2016.

maioria das vezes, é incidental, por meio de exames de imagem (ultrassonografia [USG], tomografia computadorizada [TC] ou ressonância nuclear magnética [RNM]), comumente realizados por outra finalidade.

Sinais e sintomas inespecíficos, como perda de peso e anemia, podem ocorrer. Em casos avançados os pacientes costumam apresentar quadro clínico mais importante, com dor no hipocôndrio direito, ascite e icterícia, sendo este o achado mais comum (em 90% dos casos que apresentam sinais e sintomas).

Os tumores de papila duodenal costumam apresentar-se clinicamente com icterícia flutuante (isto é, melhora da icterícia devido à necrose tumoral, que desobstrui provisoriamente a via biliar), melena (também pela necrose tumoral) e vesícula biliar palpável, porém indolor (sinal de Courvoisier-Terrier).

O colangiocarcinoma intra-hepático manifesta-se radiologicamente como uma massa na topografia do fígado e, portanto, é imperativo o diagnóstico diferencial com hepatocarcinoma (HCC). Diferentemente do HCC, o colangiocarcinoma intra-hepático não exibe uma imagem típica que possa eximir-se de biópsia. O estudo anatomopatológico é, portanto, muito importante para firmar o diagnóstico. Histologicamente, o adenocarcinoma é o tipo mais frequente, seguido pelo espinocelular. Por outro lado, para o diagnóstico dos colangiocarcinomas extra-hepáticos a colangiorressonância e a colangiopancreatografia retrógrada endoscópica (CPRE) são os procedimentos mais utilizados.

Outra característica que diferencia o colangiocarcinoma é que esta, ao contrário do HCC, não é uma neoplasia produtora de alfafetoproteína. O antígeno carcinoembrionário (CEA) e CA 19-9 são os marcadores mais utilizados, tanto para prognóstico, quanto para acompanhamento durante o tratamento. O CA 19-9 com concentração sérica inferior a 100 U/L apresenta um valor preditivo negativo (VPN) de 92% nesses casos. Nos pacientes com pCCA, valores de CA 19-9 superiores a 129 U/L representam um valor preditivo positivo (VPP) de 57%. Entretanto, deve-se ter cautela ao interpretar esse marcador, visto que também pode se elevar em outras neoplasias de trato gastrintestinal, tumores pancreáticos e ginecológicos e até mesmo em colangiopatias benignas e em casos de obstrução da via biliar.

Neoplasias da vesícula biliar exibem o clássico aspecto de "vesícula em porcelana" à USG ou TC de abdome.

Após a confirmação histológica, deve-se solicitar TC de tórax, abdome e pelve com contraste para avaliar se houve disseminação metastática da doença. A TC com emissão de pósitrons (PET-CT) de corpo inteiro não deve ser solicitada de rotina, pois apresenta baixa sensibilidade e especificidade para essas doenças. Em casos de lesões hepáticas de até 1 cm com dúvida diagnóstica, pode-se utilizar a RNM com contraste hepatobiliar (p. ex.: Primovist®), a qual apresenta sensibilidade superior ao gadolíneo, por maior excreção biliar.

A Figura 17.2 resume o algoritmo para o diagnóstico do colangiocarcinoma.

*Capítulo 17 • Tumores dos Ductos Biliares, Vesícula Biliar e Papila Duodenal*   **151**

## Estadiamento

A classificação atual segue os preceitos do TNM – AJCC/2010 7ª edição. O estadiamento dessas neoplasias é primariamente cirúrgico, isto é, não é possível por exames de imagem estratificar o T e o N, somente após a cirurgia. Exceção a essa regra são os casos de metástases visualizadas nos exames de imagem que, por si só, já configuram estádio IV. O estadiamento é organizado em cinco classes: 0, I, II, III e IV, cuja sobrevida em 5 anos é de 80%, 50%, 30%, 10% e 2,5% respectivamente. Para fins didáticos, estão organizados, a seguir, de forma inversa.

### Estádio IV

É caracterizado pela presença de metástases em órgãos à distância, líquidos cavitários com citologia oncótica positiva (ascite, derrame pleural etc.) e/ou linfonodos não regionais comprometidos, isto é, conglomerado linfonodal visualizado em exame de imagem característico de lesão secundária, mas não pertencente à cadeia de drenagem original. Os locais de metástases mais comumente observados são: linfonodos; peritônio (gerando ascite carcinomatosa); pulmão e ossos. Lesões no sistema nervoso central são incomuns.

### Estádio III

O estádio III do tumor da vesícula biliar e do colangiocarcinoma intra-hepático é marcado pelo tumor que infiltra estruturas adjacentes como o fígado e pâncreas. Já para os tumores periampulares e colangiocarcinomas extra-hepáticos, seguimos o raciocínio do estadiamento de pâncreas, ou seja, é a invasão de vasos do tronco celíaco e/ou mesentéricos que determina o estádio III.

### Estádio II

Com exceção do colangiocarcinoma intra-hepático no estádio II, que se caracteriza por um tumor solitário no parênquima do órgão acometendo vaso sanguíneo, o restante tem o estádio II marcado pela presença de linfonodo regional acometido.

- Nota: *os colangiocarcinomas intra-hepáticos têm vias de drenagem diferentes. Enquanto os tumores no lobo esquerdo drenam para tronco celíaco e pequena curvatura gástrica, o direito drena para linfonodos hilares e aortocavais. Contudo, a caracterização de linfonodo regional de colangiocarcinoma intra-hepático pelo AJCC 7ª edição - 2010 configura estádio IV.*

### Estádios I e 0

O estádio I caracteriza-se pela ausência de tudo o que foi visto anteriormente, ou seja: tumor livre de metástases, sem linfonodos regionais comprometidos e que não invade órgão adjacente nem vaso sanguíneo, ou seja, um tumor isolado no parênquima hepático.

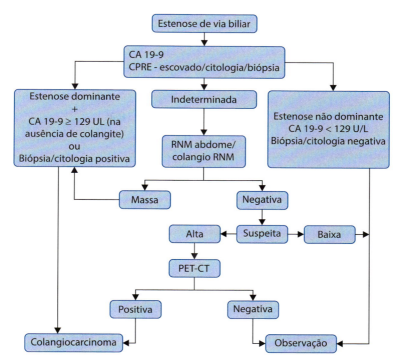

**Figura 17.2.** Algoritmo para o diagnóstico de colangiocarcinoma. CPRE: colangiopancreatografia retrógrada endoscópica; RNM: ressonância magnética nuclear; PET-CT: tomografia computadorizada com emissão de pósitrons.

O estádio 0, de tão raro, é praticamente uma classificação anedótica. Neste grupo estão os tumores *in situ*.

## Tratamento

De forma didática, dividiremos, a seguir, o tratamento em situação de doença ressecável e irressecável ou metastática.

### Doença irressecável ou metastática

O tratamento se dá basicamente por meio de quimioterapia. Contudo, na grande maioria das vezes, o paciente apresenta-se ictérico por obstrução tumoral colestática e, desse modo, a abordagem inicial será desobstruir a via biliar, seja por via cirúrgica mediante desvio com alça intestinal (*bypass* cirúrgico), seja pela colocação de *stent* por via endoscócopica (CPRE) ou percutânea (por meio da radiologia intervencionista). Em termos práticos, a necessidade da drenagem se faz em virtude de os quimioterápicos serem metabolizados pelo fígado e, portanto, o aumento de bilirrubinas superior a três vezes do limite superior da normalidade contraindica tratamento quimioterápico.

O tipo de prótese endoscópica a ser implantado depende de fatores relacionados ao local da obstrução: se distal ou hilar; do tipo de material: plástico ou metal; e da sobrevida do paciente. Os *stents* de plástico costumam ter um tempo de patência por volta de 60 a 120 dias e são de mais fácil remoção ou relocação. Já os *stents* de metal obstruem menos, apresentam patência média de 270 dias, mas costumam requerer maior tempo de hospitalização, antibióticos e realocação, além de custo inicial elevado. Quando há obstrução distal e a sobrevida do paciente é superior a 3 meses, séries retrospectivas têm demonstrado melhores resultados com *stent* metálico. Ao contrário, nos casos de obstrução hilar e sobrevida superior a 3 meses, a preferência é para *stents* de plástico. As complicações mais frequentes são oclusão e migração do *stent*, colangite e colecistite.

Após a drenagem da via biliar, quando necessária, iniciamos com segurança o tratamento quimioterápico. A melhor evidência vem do estudo fase III randomizado (ABC-02), no qual ficou evidente o ganho de 34% em sobrevida global com o uso de cisplatina e gencitabina *versus* gencitabina isolado sem grandes diferenças de toxicidade entre os dois grupos, mesmo renal, haja visto que a dose de cisplatina era baixa. Outras opções incluem a combinação de gencitabina e oxaliplatina, oriunda de estudos retrospectivos e de fase II. Na 2ª linha, as diretrizes atuais orientam combinações de fluoropirimidinas (5-FU ou capecitabina) com platinas (cisplatina ou oxaliplatina), a depender de qual medicamento foi realizado na 1ª linha.

## Doença ressecável

O tratamento cirúrgico para a remoção completa do tumor pode curar o paciente que não tem metástases. Pode-se considerar a realização de laparoscopia prévia para averiguar a presença de metástases peritoneais antes de se realizar uma laparotomia, bem como considerar a realização de drenagem biliar pré-operatória. Taxa de ressecabilidade de 91% tem sido observada em colangiocarcinomas distais, 60% nos intra-hepáticos e 56% em peri-hilares.

## Tratamento cirúrgico e adjuvante de tumores das vias biliares

- Vesícula Biliar: a colecistectomia com segmentectomia hepática (segmentos IV e V) e linfadenectomia com margem negativa é a cirurgia preconizada.
- Colangiocarcinoma intra-hepático: a ressecção hepática com margem cirúrgica negativa é o objetivo a ser alcançado. A linfadenectomia portal pode fornecer significante informação acerca do estadiamento.
- Colangiocarcinoma extra-hepático: os tumores distais devem ser submetidos à duodenopancreatectomia (cirurgia de Whipple). Já os tumores hilares requerem uma cirurgia mais complexa: ressecção da porção central do fígado, geralmente envolvendo o lobo caudado, ressecção de toda a via biliar extra-hepática, linfadenectomia e reconstrução biliar com uma

hepaticojejunostomia em Y de Roux, sempre garantindo uma margem cirúrgica negativa.

- **Quimioterapia adjuvante:** a realização de quimioterapia adjuvante para pacientes com tumores da via biliar ressecados é um assunto muito controverso devido à escassez de estudos clínicos para responder à essa pergunta. As recomendações atuais se baseiam em metanálises que utilizaram estudos muito heterogêneos com diferentes metodologias e objetivos. Há uma tendência em se recomendar quimioterapia adjuvante com gencitabina por 6 meses em pacientes com linfonodo positivo para tumores de vesícula biliar e colangiocarcinoma extra-hepático e gencitabina com cisplatina para aqueles cuja margem cirúrgica é positiva. Vale lembrar que não se realiza radioterapia convencional no fígado pelo risco de hepatite actínica, com alta taxa de mortalidade.

## Seguimento

A recomendação atual do *National Comprehensive Cancer Network* (NCCN) é que, após o tratamento curativo, o paciente seja acompanhado da seguinte maneira: tomografias de tórax, abdome e pelve a cada 6 meses por 2 anos e, após, anualmente. Não há necessidade de seguimento com marcadores tumorais como o CA-19.9.

## Bibliografia

Adler DG, Byrne KR. Endoscopic stenting for malignant pancreaticobiliary obstruction. In: UpToDate, Post TW (Ed), UpToDate, Waltham MA. 2016.

AJCC. AJCC Cancer Staging. 7 ed. Springer, 2010.

Anderson S. Percutaneous transhepatic cholangiography. In: UpToDate, Post TW (Ed), UpToDate, Waltham MA. 2016.

André T, Tournigand C, Rosmorduc O, Provent S, Maindrault-Goebel F, Avenin D, et al. Gemcitabine combined with oxaliplatin (GEMOX) in advanced biliary tract adenocarcinoma: a GERCOR study. Ann Oncol; 15(9):1339-43.

Blechacz B, Gores GJ. Tumores do ducto biliar, vesícula e ampola. In: Sleisenger e Fordtran – gastroenterologia e doenças do fígado. 9 ed. Rio de Janeiro: Elsevier, 2014: 1171-84.

Blechacz B. Cholangiocarcinoma: current knowledge and new developments. Gut and Liver. 2016.

Donato F, Gelatti U, Tagger A, Favret M, Ribero ML, Callea F, et al. Intrahepatic cholangiocarcinoma and hepatitis C and B virus infection, alcohol intake, and hepatolithiasis: a case-control study in Italy. Cancer Causes Control. 2001; 12(10):959-64.

Li J, Merl M, Lee MX, Kaley K, Saif MW. Safety and efficacy of single-day GemOx regimen in patients with pancreatobiliary cancer: a single institution experience. Expert Opin Drug Saf. 2010; 9(2):207-13.

National Comprehensive Cancer Network. Hepatobiliary Cancers. 2015.

Parente B. Contraste hepatobiliar: diagnóstico diferencial das lesões hepáticas focais, armadilhas e outras indicações. Radiol Bras. 2014; 47(5):301-9.

Shaib Y, El-Seraq H, David J, Morgan J, MacGlynn K. Risk factors of intrahepatic cholangiocarcinoma in the United States: a case-control study. Gastroenterology. 2005; 128(3):620-6.

Valle J, Wasan H, Palmer DH, Cunningham D, Anthoney A, Maraveyas A, et al. Cisplatin plus gemcitabine versus gemcitabine for biliary tract cancer. N Engl J Med. 2010; 362(14):1273-81.

Welzel TM, Mellemkjaer L, Gloria G, Sakoda LC, Hsing AW, El Ghormli L, et al. Risk factors for intrahepatic cholangiocarcinoma in a low-risk population: a nationwide case-control study. Int J cancer. 2007; 120(3):638-41.

Capítulo **18**

# Tumores Neuroendócrinos e Síndrome Carcinoide

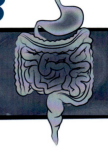

*Paula Freire Cardoso*
*Nora Manoukian Forones*

## Introdução

O termo tumor "neuroendócrino" (TNE) é atribuído a tumores com histologia neuroendócrina e origem no trato gastrintestinal (TGI), pulmões ou sítios primários raros como rins e ovários. O termo carcinoide é atribuído aos tumores neuroendócrinos bem diferenciados. As células neuroendócrinas, por sua vez, estão distribuídas por toda superfície corporal e são capazes de produzir grânulos neurossecretores culminando com a secreção de hormônios ou bioaminas como insulina, glucagon, somatostatina, peptídeo intestinal vasoativo (VIP), serotonina e gastrina, dentre outros.

Os TNE são neoplasias relativamente raras e, segundo a estatística americana demonstrada pelos dados da *Surveillance Epidemiology and End Results* (SEER), a incidência é de 6,46 casos em 100 mil habitantes, totalizando 35.618 casos entre 1973 a 2004, incluindo os tumores neuroendócrinos de origem pancreática e os bem diferenciados. As taxas de incidência no sexo feminino e masculino foram, respectivamente, de 2 e 2,4 casos em 100 mil habitantes. Em estimativa brasileira realizada pelo Instituto Nacional do Câncer (INCA), em 2016, não há especificação quanto à classificação histológica, sendo estimados 18.380 casos novos de neoplasias de cólon e reto. Até 55% dos TNE são localizados no TGI, entre eles, 45% são originados no íleo, seguido pelo reto (20%), apêndice (16%), cólon (11%) e estômago (7%). A síndrome carcinoide caracteriza-se pelo conjunto de sinais e sintomas mediados por vários fatores humorais e hormonais produzidos pelos tumores carcinoides.

## Patologia e terminologia

Os TNE têm, geralmente, morfologia distinta e comportamento clínico menos agressivo do que os adenocarcinomas, que são os tumores mais comuns. Macroscopicamente, os TNE de TGI bem diferenciados são circunscritos e apresentam, geralmente, arranjo celular organoide com padrões sólidos ou trabeculares. Os carcinomas neuroendócrinos pobremente diferenciados têm arquitetura difusa e irregular, cursando com maior agressividade e pior prognóstico. Os TNE funcionais são definidos pela presença de sintomas e sinais clínicos em decorrência da produção excessiva de hormônios diretamente relacionados ao sítio primário da neoplasia. Dessa maneira, os TNE bem diferenciados com origem pancreática são classificados de acordo com o principal hormônio produzido, como exemplo: insulinoma, gastrinoma, glucagonoma, vipoma e somatostatinoma. Embora a funcionalidade tumoral possa influenciar no prognóstico, é a biologia tumoral classificada pelos achados da patologia por meio do grau de indiferenciação, taxa mitótica e taxa de proliferação (Ki-67), que determina e direciona o tratamento, refletindo na sobrevida.

## Quadro clínico

Os TNE podem secretar até 40 tipos de substâncias ativas, sendo as mais comuns representadas pela serotonina, histamina, neuroquininas, neuropeptídeos, calicreína e prostaglandinas. Cerca de 1% do aminoácido triptofano adquirido pela dieta é convertido em serotonina; no entanto, em até 70% dos pacientes com tumores carcinoides, esse metabolismo encontra-se alterado, culminando na hiperprodução de serotonina, ocasionando aumento da secreção e motilidade intestinal, bem como diminuição da absorção pelo epitélio intestinal. A apresentação dos tumores carcinoides é variável, podendo ser assintomático ou ocasionar sintomas pela síndrome carcinoide ou, ainda, como resultado do crescimento tumoral, sendo esse caracterizado por dor abdominal recorrente, hemorragias digestivas (hematêmese ou enterrorragia) obstrução intestinal, hepatomegalia (em caso de metástases hepáticas) e saciedade precoce. Geralmente, os TNE gástricos podem cursar com anemia perniciosa em até 65% dos casos, bem como gastrite atrófica em menor porcentagem e a depender da classificação histológica.

Cerca de 75 a 80% dos pacientes que apresentam síndrome carcinoide têm doença metastática com origem tumoral primária em intestino delgado, predominantemente jejuno e íleo, enquanto os TNE brônquicos e gástricos cursam com síndrome carcinoide atípica. Os principais achados da síndrome carcinoide são *flushing* cutâneo, telangiectasia venosa, diarreia, broncoespasmo e lesões vasculares cardíacas.

O *flushing* cutâneo está presente em até 85% dos casos, com predomínio em face, pescoço e tórax anterior, com aparecimento espontâneo e duração de até 30 minutos, podendo ocorrer em concomitância hipotensão e taquicardia. Alguns episódios de *flushing* podem ser desencadeados pela alimentação, ingesta de álcool, durante a evacuação ou palpação do fígado ao exame físico, perante alterações emocionais ou indução anestésica.

Diarreia secretora com característica aquosa e sem sinais invasivos pode estar presente em 80% dos pacientes, caracterizando o sintoma mais debilitante da síndrome, com até 30 episódios ao dia associados à dor abdominal intensa tipo cólica, sendo considerado diagnóstico diferencial para as doenças inflamatórias intestinais. Em contrapartida, a síndrome carcinoide atípica caracteriza-se por aumento na produção de histamina, causando *flushing* cutâneo pruriginoso, desigual, bem delimitado e serpentiginoso, podendo durar de horas a dias.

As lesões valvares cardíacas são ocasionadas por depósito de tecido fibroso no tecido endocárdico das valvas cúspides, principalmente nas valvas pulmonar e tricúspide, e cursam com insuficiência cardíaca moderada a severa. Nos tumores carcinoides brônquicos, elas podem estar relacionados à confusão metal, ansiedade, tremores, edema periorbital, salivação, hipotensão e taquicardia, além de broncoespasmo e dispneia.

## Exames complementares e diagnóstico

A presença de sintomas como *flushing* e diarreia são sugestivos de síndrome carcinoide, no entanto, alguns diagnósticos diferenciais como eventos fisiológicos (síndrome do climatério, estresse emocional, anafilaxia) e uso de alguns tipos de drogas (álcool, diltiazem, nitrato, nicotina, levodopa) podem apresentar os mesmos sintomas, sendo necessária a realização de exames complementares para definição.

Os testes bioquímicos mais utilizados consistem na dosagem da excreção urinária de 5-ácido hidroxi-indolacético (5-HIAA) e serotonina, concentração sérica de cromogranina e de serotonina e dosagem plasmática de 5-HIAA. O produto final da metabolização da serotonina é representado pelo 5-HIAA, sendo sua dosagem feita pela excreção urinária de 24 horas e correspondendo a 90% de sensibilidade e especificidade. O resultado falso positivo pode ocorrer em vigência de consumo de alimentos ricos em triptofanos (abacate, abacaxi, banana, kiwi, tomate) e determinadas substâncias (acetominofeno, cumarínicos, fenobarbital, efedrina, anfetaminas, cafeína, fluorouracil, melfalano), devendo estes serem evitados por 3 dias anteriores à coleta. Geralmente, a dosagem de 5-HIAA urinário é mais utilizada em tumores carcinoides de jejuno, íleo, apêndice cecal e cólon ascendente, cursando com valores entre 99 mg/dia a 2.070 mg/dia (valor de referência: 8 mg/dia).

As cromograninas são proteínas armazenadas e liberadas pelos tecidos neuroendócrinos, e apresentam nível de secreção aumentado nos TNE, sendo as cromograninas B e C indicadores menos sensíveis comparados às cromograninas A (CgA). O valor de referência da CgA para o diagnóstico depende do valor de corte para cada técnica utilizada e tem especificidade de até 95% e sensibilidade de 55%. A presença de resultado falso-positivo pode ocorrer em decorrência de vários fatores, sendo a utilização de inibidores de bomba de prótons a principal. Dessa maneira, não é recomendado o uso rotineiro de dosagem de CgA para *screening* diagnóstico, mas pode ser recomendado no acompanhamento de pacientes com TNE metastático em tratamento.

Os principais exames de imagem utilizados para a realização do diagnóstico são: tomografia computadorizada (TC); ressonância magnética (RM); e cintilografia com receptor de somatostatina (Octreoscan). A realização da TC é indicada em todos os pacientes com suspeita de tumor carcinoide para avaliação da extensão tumoral e presença de metástases. A habilidade da TC em localizar o tumor primário é variável,

*Capítulo 18 • Tumores Neuroendócrinos e Síndrome Carcinoide*

pois lesões originadas no jejuno e íleo são de difícil avaliação, com necessidade de TC helicoidal multifásica e administração de contraste endovenoso e oral, sendo a fase arterial capaz de detectar lesões pequenas e iniciais.

O achado clássico consiste em massa sólida com característica fibrosa e extensão para o mesentério e cadeia linfonodal mesentérica, o que dificulta a distinção com o adenocarcinoma de cólon. A RM apresenta grande sensibilidade para detecção de metástases hepáticas, no entanto, tal método pode subestimar o tamanho do tumor, sendo ainda a TC contrastada o melhor método para o diagnóstico e visualização de lesões primárias. Alguns TNE bem diferenciados podem expressar altos níveis de somatostatina, sendo de grande utilidade a realização do octreoscan, o qual utiliza um análogo de somatostatina (octreotide) radiomarcado para maior sinalização dessa hiperexpressão. Enfim, o octreoscan constitui uma técnica de rápida visualização por imagem de todo corpo, além de oferecer informação sobre a funcionalidade tumoral por meio da hiperexpressão dos receptores de somatostatina. A endoscopia digestiva e a colonoscopia devem ser realizadas em tumores carcinoides metastáticos de sítio primário desconhecido.

## Classificação e estadiamento

As neoplasias neuroendócrinas originadas no TGI são geralmente divididas em duas categorias principais: tumores bem diferenciados e pobremente diferenciados, os quais apresentam comportamento mais agressivo e rápido curso clínico. Em 2010, a Organização Mundial da Saúde (OMS) propôs uma classificação baseada na taxa de proliferação celular por meio do número de mitoses identificados por campo determinado e também pela taxa de Ki-67 (índice de proliferação nuclear), além do acréscimo de alguns achados morfológicos e presença de necrose tumoral.

Dessa maneira, os tumores neuroendócrinos do TGI são divididos em graus (G) 1, 2 e 3; sendo que todas as neoplasias neuroendócrinas pobremente diferenciadas de alto grau, Ki-67 maior que 20% e/ou taxa mitótica maior que 20/10 HPF (campo de aumento) são classificadas em G3. Os tumores neuroendócrinos bem diferenciados podem ser divididos em G1, cuja taxa mitótica equivale a 2/10 HPF e o Ki-67 é menor que 3% e G2, nos quais a taxa mitótica encontra-se entre 2 e 20/10 HPF e o Ki-67 entre 3 e 20%. Alguns pacientes podem apresentar neoplasias com taxa mitótica equivalente a G2, porém com Ki-67 maior que 20% (G3) ou, então, tumores com classificação G1 a princípio se transformarem em G2 ao longo do tempo. Geralmente, para a decisão terapêutica, leva-se em conta o valor de mais alta taxa de proliferação.

## Tratamento

O tratamento de escolha para pacientes com doença bem diferenciada e localizada é a ressecção cirúrgica extensa a depender da localização tumoral. A cirurgia também pode ser realizada em pacientes com doença metastática com a finalidade de reduzir possíveis complicações como obstrução intestinal, sangramento ou dor abdominal por compressão extrínseca tumoral (Figura 18.1).

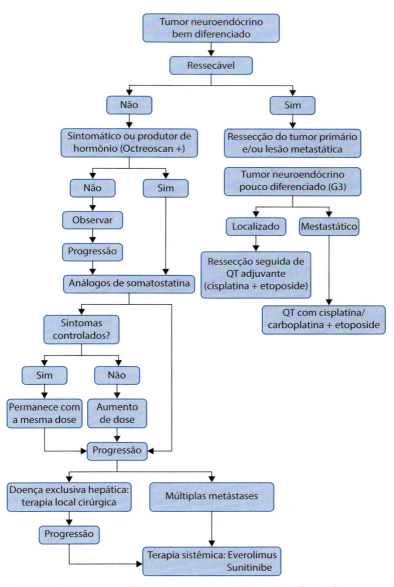

**Figura 18.1.** Algoritmo para conduta nos tumores neuroendócrinos bem diferenciados.

Dessa maneira, quando doença é localizada no apêndice cecal, o tratamento consiste em apendicectomia simples se tumores menores que 2 cm e sem invasão do mesoapêndice; no entanto, a colectomia a direita é indicada se tumores maiores que 2 cm ou com invasão do mesoapêndice.

Geralmente, a maioria dos tumores do intestino delgado (ID) está localizada no íleo e tem grande potencial de metastatização, sendo necessária a palpação de todo o trajeto intestinal durante a cirurgia. A ressecção cirúrgica em tumores de ID deve ser amplamente realizada, a despeito de doença metastática, cursando com diminuição de complicações e aumento de sobrevida.

Tumores com localização primária na ampola de Vater têm indicação de duodenopancreatectomia em decorrência da agressividade da doença. As neoplasias localizadas no reto devem ser ressecadas se maiores que 2 cm. Em tumores menores que 2 cm, pode ser realizada a ressecção endoscópica a depender dos fatores de risco, como Ki-67 e invasão angiolinfática (IAL). Pacientes com tumores localizados no cólon devem ser submetidos à colectomia parcial, seguida de linfadenectomia.

Neoplasias neuroendócrinas gástricas são tratadas a depender da classificação; se tipo 3 (esporádico e agressivo), deve ser realizada gastrectomia total ou parcial com ressecção linfonodal; se tipo 1 e 2 com tamanho menor que 2 cm, a realização de ressecção endoscópica é preferencial, sendo considerada a antrectomia no tipo 1 em virtude da associação com gastrite atrófica. O seguimento após o tratamento cirúrgico deve ser realizado de acordo com o tempo pós ressecção; entre 3 e 12 meses após a cirurgia, o paciente deve ser seguido com história e exame físico, sendo recomendável a realização de TC/RM de abdome, dosagem de 5-HIAA urinário e CgA sérica; já após 1 ano da ressecção, o paciente deve ser seguido com exame físico e exames de imagem se necessário.

A maioria dos pacientes com TNE bem diferenciados tem metástases hepáticas e o prognóstico varia de acordo com o sítio primário, sendo favorável quando a localização é em ID, e de pior prognóstico quando no cólon e pulmão. A despeito de doença metastática, a ressecção cirúrgica pode ser indicada para controle sintomático e para evitar complicações. No entanto, a caracterização de sintomas torna-se fundamental para decisão terapêutica nos casos de doença irressecável. Pacientes sem sintomatologia e com pequeno volume tumoral podem ser observados a princípio e, se houver surgimento de sintomas e progressão de doença, pode ser iniciada a terapia com análogos de somatostatina (octreotide e lanreotide). Para pacientes com doença irressecável e com sintomas caracterizados pela síndrome carcinoide, a terapia com análogos de somatostatina é altamente eficaz.

A indicação de tratamento com análogos da somatostatina também inclui pacientes com doença metastática e assintomática, porém com presença de grande captação pelo Octreoscan. Os análogos de somatostatina incluem o octreotide e o lanreotide, os quais são efetivos no controle sintomático. Os pacientes sintomáticos devem iniciar a terapia com o octreotide de ação rápida, com transição posterior para a formulação de liberação lenta. A dose de octreotide de liberação lenta consiste em 20 a 30 mg intramuscular mensal, com aumento até 60 mg/mês se não houver controle dos sintomas. O lanreotide tem eficácia semelhante ao octreotide, com dose entre 60 e 120 mg de aplicação subcutânea a cada 4 semanas. Geralmente, os análogos de somatostatina são bem tolerados, com efeitos colaterais leves como náuseas, desconforto abdominal, edema, diarreia, intolerância à glicose e litíase biliar.

A manipulação do tumor realizada em procedimentos cirúrgicos ou até mesmo pela indução anestésica pode desencadear a crise carcinoide, causada pela liberação de metabólitos hormonais ativos produzidos pelos tumores carcinoides, podendo cursar com instabilidade hemodinâmica, *flushing*, diarreia, taquicardia, arritmias, broncoespasmo e confusão mental.

O tratamento é feito com a administração imediata de octreotide de ação rápida, iniciando com 300 mcg imediatamente, seguido de infusão contínua de 50 mcg a 100 mcg/hora. Dessa maneira, está indicada, sempre que houver programação de qualquer procedimento invasivo, a administração prévia de octreotide na dose de 300 mcg.

Além do controle sintomático, os análogos de somatostatina controlam o crescimento tumoral. De acordo com o estudo randomizado fase III PROMID, realizado em 2009, o tempo de sobrevida livre de progressão de doença foi estatisticamente maior no grupo que utilizou o octreotide em comparação com placebo (14,6 meses *versus* 6 meses).

Em pacientes que apresentam progressão tumoral em vigência de análogos de somatostatina, pode ser utilizado everolimus (inibidor da via mTOR) como terapia de 2ª linha. Poucos estudos avaliaram a terapia combinada de interferon (IFN) com análogos da somatostatina, não sendo observada significância estatística com o acréscimo do IFN, mas foi identificada uma discreta tendência a maior efeito antitumoral. Alguns estudos de fase II realizados com agentes inibidores da tirosinaquinase (TKI), exemplificado pelo sunitinibe, demonstraram baixa taxa de resposta; no entanto, apresentaram alta taxa de doença estável e sobrevida livre de progressão (SLP), sendo opção favorável, após falha ou progressão, a terapia com análogos de somatostatina.

O benefício da quimioterapia citotóxica ainda continua sendo tema de debate para pacientes com doença metastática, bem diferenciada e de baixo grau. Alguns regimes mostraram maior eficácia em estudos de fase II, incluindo fluoropirimidinas, oxaliplatina e temozolamida; no entanto, são necessários mais estudos confirmatórios e de fase III para comprovação terapêutica.

## Bibliografia

Adler DG, Byrne KR. Endoscopic stenting for malignant pancreaticobiliary obstruction. In: UpToDate, Post TW (Ed), UpToDate, Waltham MA. 2016.

AJCC. AJCC Cancer Staging. 7 ed. Springer, 2010.

Anderson S. Percutaneous transhepatic cholangiography. In: UpToDate, Post TW (Ed), UpToDate, Waltham MA. 2016.

André T, Tournigand C, Rosmorduc O, Provent S, Maindrault-Goebel F, Avenin D, et al. Gemcitabine combined with oxaliplatin (GEMOX) in advanced biliary tract adenocarcinoma: a GERCOR study. Ann Oncol; 15(9):1339-43.

Blechacz B, Gores GJ. Tumores do ducto biliar, vesícula e ampola. In: Sleisenger e Fordtran – gastroenterologia e doenças do fígado. 9 ed. Rio de Janeiro: Elsevier, 2014: 1171-84.

Blechacz B. Cholangiocarcinoma: current knowledge and new developments. Gut and Liver. 2016.

Donato F, Gelatti U, Tagger A, Favret M, Ribero ML, Callea F, et al. Intrahepatic cholangiocarcinoma and hepatitis C and B virus infection, alcohol intake, and hepatolithiasis: a case-control study in Italy. Cancer Causes Control. 2001; 12(10):959-64.

Li J, Merl M, Lee MX, Kaley K, Saif MW. Safety and efficacy of single-day GemOx regimen in patients with pancreatobiliary cancer: a single institution experience. Expert Opin Drug Saf. 2010; 9(2):207-13.

National Comprehensive Cancer Network. Hepatobiliary Cancers. 2015.

*Capítulo 18 • Tumores Neuroendócrinos e Síndrome Carcinoide*

Parente B. Contraste hepatobiliar: diagnóstico diferencial das lesões hepáticas focais, armadilhas e outras indicações. Radiol Bras. 2014; 47(5):301-9.

Shaib Y, El-Seraq H, David J, Morgan J, MacGlynn K. Risk factors of intrahepatic cholangiocarcinoma in the United States: a case-control study. Gastroenterology. 2005; 128(3):620-6.

Valle J, Wasan H, Palmer DH, Cunningham D, Anthoney A, Maraveyas A, et al. Cisplatin plus gemcitabine versus gemcitabine for biliary tract cancer. N Engl J Med. 2010; 362(14):1273-81.

Welzel TM, Mellemkjaer L, Gloria G, Sakoda LC, Hsing AW, El Ghormli L, et al. Risk factors for intrahepatic cholangiocarcinoma in a low-risk population: a nationwide case-control study. Int J cancer. 2007; 120(3):638-41.

# Capítulo 19

# Tumores Estromais Gastrintestinais

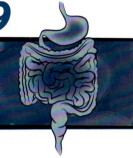

*Pedro Nazareth Aguiar Junior*
*Nora Manoukian Forones*

## Introdução

Os tumores estromais gastrintestinais (GIST, do inglês *GastroIntestinal Stromal Tumors*) são o tipo mais comum de neoplasia mesenquimal que acomete o trato gastrintestinal. Os tumores mesenquimais gastrintestinais apresentam-se tipicamente como massas subepiteliais.

Classicamente, o GIST era classificado como benigno ou maligno, apesar de sempre ter um potencial de malignidade. Por isso, os termos "benigno" e "maligno" caíram em desuso e fatores como o tamanho tumoral, índice mitótico e sítio primário passaram a ser utilizados como fatores preditivos guiando inclusive o tratamento adjuvante, como será discutido neste capítulo.

Embora menos comuns que o GIST, as outras neoplasias mesenquimais que acometem o trato gastrintestinal são idênticas às neoplasias de tecidos moles que ocorrem no organismo. Isso inclui leiomiomas, leiomiossarcomas, tumores desmoides, lipomas, lipossarcomas e tumores da bainha do nervo periférico (classicamente conhecidos como schwanomas).

Mesmo sendo as neoplasias não epiteliais mais comuns do trato gastrintestinal, os tumores mesenquimais representam apenas 1% do total de neoplasias do aparelho digestivo. A verdadeira incidência do GIST é desconhecida porque a maior parte dos programas de vigilância epidemiológica internacionais foi concebida antes da caracterização molecular da doença, o que pode subestimar os dados. Estudos epidemiológicos norte-americanos específicos para GIST estimam uma incidência anual entre 4 mil e 6 mil novos casos (algo em torno de 0,7 a 2 casos por 100 mil habitantes/ano). No Brasil, não existem dados precisos sobre a incidência desses tumores.

O GIST é uma neoplasia de indivíduos de meia-idade e é infrequente em pacientes com idade inferior a 40 anos. No estudo epidemiológico descrito anteriormente, a média de idade ao diagnóstico foi 63 anos. Esse dado é compatível com dados brasileiros em que há relato de 62 anos como mediana da idade ao diagnóstico.

Os tumores são mais frequentes no estômago (entre 60 e 70% dos casos) seguido pelo intestino delgado (20 a 25% dos casos), cólon e reto (5% dos casos) e esôfago (menos de 5% dos casos). Essa frequência de distribuição pelo trato gastrintestinal também foi observada em estudo brasileiro.

## Classificação e patogênese molecular

Classicamente, o GIST era classificado como um tumor derivado da musculatura lisa. Contudo, no início da década de 1990, percebeu-se que a doença era heterogênea, podendo apresentar características miogênicas isoladas, neurogênicas isoladas, miogênicas e neurogênicas ou nenhuma das duas. Além disso, percebeu-se que dois terços dos tumores expressavam CD34, apesar dessa característica não ser específica do GIST.

A grande mudança de paradigma na caracterização do GIST ocorreu após a identificação da expressão imuno-histoquímica do CD117 na superfície das células tumorais, diferentemente de outras neoplasias mesenquimais que são tipicamente CD117-negativas. O antígeno CD117 é parte do receptor tirosinaquinase KIT, que é produto do proto-oncogene de mesmo nome. No GIST, uma mutação no gene leva a uma dimerização independente de ligante extracelular e consequente ativação contínua do receptor, provocando uma sinalização oncogênica para a célula.

As mutações no gene que codifica o receptor KIT são verificadas em cerca de 95% dos casos de GIST. Cerca de três quartos das mutações do gene KIT afetam o éxon 11 do gene. Os outros éxons com mutações descritas são 9, 13 e 17. Os significados prognósticos e terapêuticos das mutações em diferentes éxons serão discutidas na seção de tratamento da doença metastática desse capítulo.

Na minoria dos casos em que não há mutação do gene *KIT*, a patogênese do tumor tem relação com a presença de uma mutação em outro receptor tirosinaquinase conhecido como receptor alfa do fator de crescimento derivado de plaquetas (PDGFR-alfa), que é verificado em muitos casos.

Ainda assim, alguns casos (menos de 5%) não apresentam mutações nos genes que codificam os receptores KIT ou PDGFR-alfa. Esses tumores geralmente são multicêntricos e ocorrem predominantemente no estômago. Além disso, essas neoplasias são mais resistentes ao tratamento com imatinibe e mais sensíveis ao tratamento com sunitinibe. Em aproximadamente 85% dos casos de crianças com GIST sem mutações do KIT ou do PDGFR-alfa, uma mutação no gene que codifica a enzima succinato desidrogenase foi observada. Essa alteração está associada às neoplasias familiares e não apresenta significado terapêutico ou prognóstico.

O diagnóstico de GIST em pacientes portadores de tumores sem expressão imuno-histoquímica de KIT pode ser realizado por meio da presença da proteína GIST-1 (ou DOG1) que apresenta sensibilidade próxima a 90% nesses casos e viabiliza o diagnóstico de GIST em um cenário no qual a pesquisa de outras mutações não esteja disponível.

## Quadro clínico

A maioria das neoplasias mesenquimais do trato gastrintestinal é assintomática, sendo descoberta ao acaso durante um exame endoscópico ou radiológico solicitado por outra queixa alheia ao tumor.

Inicialmente, podem ocorrer sintomas inespecíficos, como empachamento e saciedade precoce.

Os sintomas específicos surgem nas fases mais avançadas da doença e derivam, geralmente, dos efeitos locais provocados pelo crescimento da massa tumoral. Em uma série de pacientes com todas as histologias de tumores mesenquimais, observou-se que os sintomas mais frequentes são sangramento gastrintestinal e massa abdominal palpável (40% dos casos), seguidos de dor abdominal (20% dos casos). Em uma série brasileira, a dor abdominal (49% dos casos) foi tão comum quanto a presença de massa abdominal palpável (47% dos casos) e mais frequente que o sangramento digestivo (28% dos casos).

## Exames complementares

Os principais exames complementares para auxiliar no diagnóstico e estadiamento dos tumores mesenquimais gastrintestinais são:

- Tomografia Computadorizada (TC): é o método de imagem de escolha na caracterização da massa abdominal e avaliação da extensão da doença localmente e à distância;

- Ressonância Nuclear Magnética (RNM): apesar de apresentar sensibilidade e especificidade comparável à TC e evitar a exposição à radiação, esse exame deve ser solicitado de rotina apenas para pacientes com contraindicação ao contraste iodado da TC;

- Tomografia por Emissão de Pósitrons (PET-TC): apresenta alta sensibilidade para detecção de doença à distância, mas não tem especificidade para realizar o diagnóstico. Por isso, o papel do PET, na prática, limita-se ao seguimento dos pacientes portadores de doença metastática, já que a atividade glicolítica pode ser utilizada como parâmetro na avaliação de resposta tumoral;

- Endoscopia Digestiva Alta (EDA): geralmente é solicitada por outras queixas e detecta a massa subepitelial que é suspeita para tumor mesenquimal gastrintestinal. A biópsia endoscópica padrão, geralmente, não obtém material suficiente para o diagnóstico de GIST. A biópsia profunda da mucosa com a técnica de laço (comum para pólipos gástricos) pode provocar perfuração gástrica e deve ser evitada;

- Ultrassonografia Endoscópica (EUS): método mais acurado para distinguir leiomiomas de outras lesões da submucosa. Além disso, a biópsia por agulha fina guiada por EUS pode permitir o diagnóstico anatomopatológico de GIST (sensibilidade de 82% e especificidade de 100% em uma série com 28 casos).

Nos indivíduos com doença metastática, deve-se planejar cuidadosamente o local de biópsia, favorecendo sempre a biópsia guiada por EUS.

*Capítulo 19 • Tumores Estromais Gastrintestinais*

## Tratamento

### Doença localizada ou localmente avançada

A maioria dos casos (80 a 85%) se apresenta com doença localizada no momento do diagnóstico.

A cirurgia pode ser realizada mesmo antes da biópsia sempre que houver suspeita clínica e radiológica de GIST, possibilidade de ressecção completa da lesão e também caso o paciente reúna condições clínicas suficientes para submeter-se ao procedimento cirúrgico. Isso porque existe um risco não desprezível de sangramento e contaminação da cavidade abdominal após a punção das lesões ressecáveis.

Pacientes assintomáticos, com tumores menores que 2 cm e sem suspeita de GIST ao exame de imagem, podem ser acompanhados com vigilância ativa por meio de avaliação clínica e exames de imagem. Apesar de a ressecção cirúrgica da neoplasia ser o tratamento padrão do GIST, estudos sobre tratamento adjuvante foram desenvolvidos porque cerca de metade dos pacientes apresentará recorrência da doença após 5 anos do procedimento cirúrgico.

O estudo XVIII do Grupo Escandinavo de Sarcomas estabeleceu o tratamento que é utilizado como padrão. Nesse estudo, foram incluídos 400 pacientes com o tumor completamente ressecado e ao menos um dos seguintes fatores de risco para recorrência da neoplasia: tamanho tumoral maior que 10 cm; índice mitótico superior a 10 mitoses por campo de grande aumento (CGA); tamanho tumoral maior que 5 cm com índice mitótico superior a 5 mitoses por CGA; ou ruptura tumoral independentemente do tamanho da massa e do índice mitótico. Os pacientes foram randomizados para receber imatinibe 400 mg/dia durante 12 ou 36 meses. O tratamento por 3 anos promoveu aumento estatisticamente significativo da sobrevida livre de recorrência em 5 anos (66% *versus* 48%; HR 0,46; IC 95%: 0,32-0,65) e também da sobrevida global em 5 anos (92% *versus* 82%; HR 0,45; IC 95%: 0,22-0,89).

O tratamento adjuvante com imatinibe não é recomendado para pacientes sem mutação do *KIT* e com mutação exclusiva do *PDGFR*-alfa, independentemente dos fatores de risco observados na peça cirúrgica.

Caso a massa tumoral seja potencialmente ressecável, pode-se utilizar o tratamento neoadjuvante com imatinibe, tendo em vista a atividade do fármaco observada nos casos de doença avançada. Contudo, não existem estudos randomizados de fase III avaliando o benefício do tratamento neoadjuvante. A principal evidência desse tratamento deriva de uma série retrospectiva de 46 casos na qual, entre 11 pacientes com a doença localmente avançada, houve uma resposta patológica completa e oito respostas radiológicas parciais. A duração do tratamento neoadjuvante não foi estabelecida e a decisão pode ser individualizada de acordo com a tolerância do paciente, extensão e localização primária da doença.

### Doença metastática

O tratamento do GIST metastático baseia-se fundamentalmente nas medicações orais inibidoras dos receptores de tirosinaquinase implicados na patogênese da neoplasia. Não existe papel para a ressecção cirúrgica da lesão primária nem mesmo após a falha do tratamento sistêmico.

O agente mais utilizado é o imatinibe que é um inibidor dos receptores KIT e PDGFR-alfa. Outro composto utilizado no tratamento do GIST é o sunitinibe que é um inibidor, entre outros, dos receptores PDGFR. Estudo recente demonstrou atividade antitumoral também com o uso do pazopanibe que é um inibidor dos receptores KIT e PDGFR, entre outros. Uma outra opção terapêutica é o regorafenibe, que age inibindo uma ampla variedade de receptores tirosinaquinase.

O tratamento inicial do GIST baseia-se no uso do imatinibe na dose de 400 mg/dia. A taxa de resposta objetiva é alta (superior a 50%), e 70% dos que respondem permanecem nessa situação após 3 anos. Estudos sugerem que pacientes com a mutação no éxon 11 do *KIT* (principalmente próximas aos códons 557-558) apresentam maiores taxas de resposta do que aqueles com mutação no éxon 9, com maior sobrevida livre de progressão e maior sobrevida global (SG). A relevância da dose inicial de imatinibe foi avaliada em vários estudos. Metanálise avaliando um total de 1.640 pacientes demonstrou que a dose de 800 mg/dia de imatinibe resultou em maior sobrevida livre de progressão (HR 0,89; p = 0,041), sem diferença de sobrevida global (HR 1,00; p = 0,97). Quando os indivíduos foram estratificados pela presença de mutação nos diferentes éxons do gene *KIT*, o benefício em sobrevida livre de progressão com a dose de 800 mg/dia foi restrito aos portadores de mutação no éxon 9 (HR 0,58; p = 0,017). O aumento na taxa de resposta com a dose de 800 mg/dia também foi observado naqueles com mutação no éxon 9 (47% *versus* 21%, p = 0,0037). Com base nesses dados, os guias americano e europeu recomendam iniciar o tratamento com a dose de 800 mg/dia para pacientes com mutação no éxon 9. Caso o tipo específico de mutação não seja conhecido, a recomendação é iniciar o tratamento com 400 mg/dia e escalonar a dose para 800 mg/dia após progressão da doença na dose inicial.

Adicionalmente, a grande maioria dos casos que progridem precocemente ao imatinibe apresenta mutação no éxon 9 do *KIT*, no *PDGFR*-alfa ou alguma outra mutação que confere resistência ao fármaco. Nesse contexto, o papel do sunitinibe foi demonstrado em estudo randomizado de fase III que comparou sunitinibe *versus* placebo em 312 pacientes não mais responsivos ao imatinibe, mostrando aumento de sobrevida global, com redução do risco de morte de cerca de 50% (p = 0,00674), embora a resposta tumoral não seja duradoura nesses casos (50% dos pacientes mantêm resposta somente até o 6º mês de tratamento). Diferentemente do que é observado no tratamento com imatinibe, pacientes portadores de tumores com mutação no éxon 11 apresentam maior resistência ao uso de sunitinibe, apesar de não apresentarem pior prognóstico.

Após falha ao tratamento com imatinibe e sunitinibe, restam limitadas opções terapêuticas que apresentam uma atividade modesta na doença. Estudo de fase III randomizou 199 pacientes na proporção de 2:1 para receber regorafenibe ou placebo. Aqueles tratados com regorafenibe obtiveram aumento significativo da mediana de sobrevida livre de progressão (4,8 meses *versus* 0,9 meses; HR 0,27; p < 0,0001) e maior taxa de controle de doença (resposta e doença estável) (53% *versus* 9%). Contudo, o tratamento apresentou efeitos colaterais importantes como hipertensão

*Capítulo 19 • Tumores Estromais Gastrintestinais*

(23%), síndrome mão-pé (20%) e diarreia (5%). Estudo de fase II multicêntrico randomizou 81 pacientes para pazopanibe ou suporte clínico exclusivo; houve um aumento significativo da sobrevida livre de progressão em 4 meses (45,2% com pazopanibe e 17,6% com suporte clínico exclusivo; HR 0,59; p = 0,03). Não houve benefício em SG, porém houve taxa alta de *crossover* no estudo (88%). Além disso, o tratamento com pazopanibe foi bem tolerado pelos pacientes. Vale salientar que para a 3ª linha de tratamento do GIST, somente o regorafenibe é aprovado no Brasil.

## Bibliografia

Andtbacka RHI, Ng CS, Scaife CL, Cormier JN, Hunt KK, Pisters PWT, et al. Surgical resection of gastrointestinal stromal tumors after treatment with imatinib. Ann Surg Oncol [Internet]. 2006 Dec 13 [cited 2016 Dec 21];14(1):14–24. Disponível em: <http://www.ncbi.nlm.nih.gov/pubmed/17072676>.

Chou FF, Eng HL, Sheen-Chen SM. Smooth muscle tumors of the gastrointestinal tract: analysis of prognostic factors. Surgery [Internet]. 1996 Feb [cited 2016 Dec 21];119(2):171-7. Disponível em: <http://www.ncbi.nlm.nih.gov/pubmed/8571202>.

DeMatteo RP, Gold JS, Saran L, Gönen M, Liau KH, Maki RG, et al. Tumor mitotic rate, size, and location independently predict recurrence after resection of primary gastrointestinal stromal tumor (GIST). Cancer [Internet]. 2008 Feb 1 [cited 2016 Dec 21];112(3):608–15. Disponível em: <http://www.ncbi.nlm.nih.gov/pubmed/18076015>.

Demetri GD, Reichardt P, Kang YK, Blay JY, Rutkowski P, Gelderblom H et al. Efficacy and safety of regorafenib for advanced gastrointestinal stromal tumours after failure of imatinib and sunitinib (GRID): an international, multicentre, randomised, placebo-controlled, phase 3 trial. Lancet. 2013;381(9863):295-302.

Demetri GD, van Oosterom AT, Garrett CR, Blackstein ME, Shah MH, Verweij J, et al. Efficacy and safety of sunitinib in patients with advanced gastrointestinal stromal tumour after failure of imatinib: a randomised controlled trial. Lancet [Internet]. 2006 Oct 14 [cited 2016 Dec 21];368(9544):1329-38. Disponível em: <http://www.ncbi.nlm.nih.gov/pubmed/17046465>.

Eorge D Emetri GD, Argaret Von Ehren MM, Harles B Lanke CD, Nnick V An Den A Bbeele AD, Urton Isenberg BE, Eter R Oberts PJ, et al. Efficacy and safety of imatinib mesylate in advanced gastrointestinal stromal tumors background constitutive activation of KIT receptor. N Engl J Med. 2002;472(7).

Fletcher CDM, Berman JJ, Corless C, Gorstein F, Lasota J, Longley BJ, et al. Diagnosis of gastrointestinal stromal tumors: a consensus approach. Int J Surg Pathol [Internet]. 2002 Apr [cited 2016 Dec 21];10(2):81–9. Disponível em: <http://www.ncbi.nlm.nih.gov/pubmed/12075401>.

Gayed I, Vu T, Iyer R, Johnson M, Macapinlac H, Swanston N, et al. The role of 18F-FDG PET in staging and early prediction of response to therapy of recurrent gastrointestinal stromal tumors. J Nucl Med [Internet]. 2004 Jan [cited 2016 Dec 21];45(1):17–21. Disponível em: <http://www.ncbi.nlm.nih.gov/pubmed/14734662>.

Glabbeke M Van. Comparison of two doses of imatinib for the treatment of unresectable or metastatic gastrointestinal stromal tumors: a meta-analysis of 1,640 patients. J Clin Oncol. 28:1247-53.

Heinrich MC, Corless CL, Demetri GD, Blanke CD, von Mehren M, Joensuu H, et al. Kinase Mutations and Imatinib Response in Patients With Metastatic Gastrointestinal Stromal Tumor. J Clin Oncol [Internet]. 2003 Oct 27 [cited 2016 Dec 21];21(23):4342-9. Disponível em: <http://www.ncbi.nlm.nih.gov/pubmed/14645423>.

Hirota S, Isozaki K, Moriyama Y, Hashimoto K, Nishida T, Ishiguro S, et al. Gain-of-function mutations of c-kit in human gastrointestinal stromal tumors. Science [Internet]. 1998 Jan 23 [cited 2016 Dec 21];279(5350):577-80. Disponível em: <http://www.ncbi.nlm.nih.gov/pubmed/9438854>.

Joensuu H, Eriksson M, Sundby Hall K, Hartmann JT, Pink D, Schutte J, et al. One vs three years of adjuvant imatinib for operable gastrointestinal stromal tumor. JAMA [Internet]. 2012 Mar 28 [cited 2016 Dec 21];307(12):1265. Disponível em: <http://www.ncbi.nlm.nih.gov/pubmed/22453568>.

Lewin KJ, Appelman HD, Lewin P. Atlas of tumor pathology: tumors of the esophagus and stomach [Internet]. 3 ed. Washington, DC: Armed Forces Institute of Pathology; 1996 [cited 2016 Dec 21]. 467 p. Disponível em: <https://www.ncbi.nlm.nih.gov/nlmcatalog/101140577>.

Lopes LF, West RB, Bacchi LM, van de Rijn M, Bacchi CE. DOG1 for the diagnosis of gastrointestinal stromal tumor (GIST): comparison between 2 different antibodies. Appl Immunohistochem Mol Morphol [Internet]. 2010 Jul [cited 2016 Dec 21];18(4):333-7. Disponível em: <http://www.ncbi.nlm.nih.gov/pubmed/20571340>.

Miettinen M, Lasota J. Gastrointestinal stromal tumors – definition, clinical, histological, immunohistochemical, and molecular genetic features and differential diagnosis. Virchows Arch [Internet]. 2001 Jan [cited 2016 Dec 21];438(1):1–12. Disponível em: <http://www.ncbi.nlm.nih.gov/pubmed/11213830>.

Miettinen M, Sobin LH, Sarlomo-Rikala M. Immunohistochemical spectrum of GISTs at different sites and their differential diagnosis with a reference to CD117 (KIT). Mod Pathol [Internet]. 2000 Oct [cited 2016 Dec 21];13(10):1134-42. Disponível em: <http://www.nature.com/doifinder/10.1038/modpathol.3880210>.

Mir O, Cropet C, Toulmonde M, Cesne A Le, Molimard M, Bompas E, et al. Pazopanib plus best supportive care versus best supportive care alone in advanced gastrointestinal stromal tumours resistant to imatinib and sunitinib (PAZOGIST): a randomised, multicentre, open-label phase 2 trial. Lancet Oncol. 2016;17(5):632-41.

Newman PL, Wadden C, Fletcher CD. Gastrointestinal stromal tumours: correlation of immunophenotype with clinicopathological features. J Pathol [Internet]. 1991 Jun [cited 2016 Dec 21];164(2):107-17. Disponível em: <http://doi.wiley.com/10.1002/path.1711640204>.

Pappo AS, Janeway KA. Pediatric gastrointestinal stromal tumors. Hematol Oncol Clin North Am [Internet]. 2009 Feb [cited 2016 Dec 21];23(1):15–34. Disponível em: <http://www.ncbi.nlm.nih.gov/pubmed/19248968>.

Patel S. Long-term efficacy of imatinib for treatment of metastatic GIST. Cancer Chemother Pharmacol [Internet]. 2013 Aug 17 [cited 2016 Dec 21];72(2):277-86. Disponível em: <http://www.ncbi.nlm.nih.gov/pubmed/23503753>.

Patel SR, Benjamin RS. Management of peritoneal and hepatic metastases from gastrointestinal stromal tumors. Surg Oncol [Internet]. 2000 Aug [cited 2016 Dec 21];9(2):67–70. Disponível em: <http://www.ncbi.nlm.nih.gov/pubmed/11094325>.

Sepe PS, Brugge WR. A guide for the diagnosis and management of gastrointestinal stromal cell tumors. Nat Rev Gastroenterol Hepatol [Internet]. 2009 Jun 14 [cited 2016 Dec 21];6(6):363–71. Disponível em: <http://www.ncbi.nlm.nih.gov/pubmed/19365407>.

Tio TL, Tytgat GN, den Hartog Jager FC. Endoscopic ultrasonography for the evaluation of smooth muscle tumors in the upper gastrointestinal tract: an experience with 42 cases. Gastrointest Endosc [Internet]. [cited 2016 Dec 21];36(4):342–50. Disponível em: <http://www.ncbi.nlm.nih.gov/pubmed/2210274>.

Tran T, Davila JA, El-Serag HB. The epidemiology of malignant gastrointestinal stromal tumors: an analysis of 1,458 cases from 1992 to 2000. Am J Gastroenterol [Internet]. 2005 Jan [cited 2016 Dec 21];100(1):162-8. Disponível em: <http://www.ncbi.nlm.nih.gov/pubmed/15654796>.

Valadão M, Linhares E, Monteiro M, De D, Fernandes S, Vidal EI, et al. Perfil dos portadores de GIST operados no estado do Rio de Janeiro: estudo multicêntrico SBCO. Rev Bras Cancerol. 2009;55(552):145-9.

Watson RR, Binmoeller KF, Hamerski CM, Shergill AK, Shaw RE, Jaffee IM, et al. Yield and performance characteristics of endoscopic ultrasound-guided fine needle aspiration for diagnosing upper GI tract stromal tumors. Dig Dis Sci [Internet]. 2011 Jun 1 [cited 2016 Dec 21];56(6):1757-62. Disponível em: <http://link.springer.com/10.1007/s10620-011-1646-6>.

*Capítulo 19 • Tumores Estromais Gastrintestinais*

# Capítulo 20

# Linfomas Gastrintestinais

*Carmelia Maria Noia Barreto*
*Nora Manoukian Forones*

## Introdução

O trato gastrintestinal (TGI) é o sítio extranodal mais comum de acometimento de linfomas (predomínio de linfoma não Hodgkin [LNH] e, mais raramente, linfoma de Hodgkin [LH]). Eles podem se apresentar como acometimento de sítio primário ou ser local de disseminação extranodal à distância de linfomas nodais. A maioria acomete o sexo masculino, de idade jovem ou de meia-idade e, às vezes, pode estar relacionado com as condições imunossupressoras ou imunoproliferativas. O sítio mais comum é o estômago (60%), seguido de intestino delgado, cólon e reto e, por último, esôfago. Os linfomas do TGI são, na sua maioria, de células B.

## Etiologia

Há alguns fatores predisponentes para os linfomas gastrintestinais, como: infecção por *Helicobacter pylori* (linfoma MALT do estômago e, em menor escala, em outros sítios do TGI); e doenças autoimunes (artrite reumatoide, síndrome de Sjögren, lúpus eritematoso sistêmico [LES], granulomatose de Wegener), e esta relação é ainda maior quando o paciente se encontra em terapia imunossupressora. Outros fatores predisponentes são imunossupressão e imunodeficiência, sejam estas congênitas ou adquiridas.

Doenças intestinais também estão relacionadas ao surgimento dos linfomas, especialmente doença celíaca e doenças inflamatórias intestinais. A hiperplasia nodular linfoide também é fator predisponente para o desenvolvimento de linfomas gastrintestinais, principalmente de intestino delgado; cursam com deficiência de IgA e, na maioria dos casos, ocorre na ausência de terapia imunossupressora. Infecções por hepatite C, Epstein-Barr vírus (EBV), HIV e HTLV-1 também aumentam o risco de linfomas do TGI.

## Quadro clínico

Tendo em vista que os linfomas podem acometer qualquer localização do TGI, os sintomas serão apresentados de acordo com o local do tumor.

### Esôfago

Local de acometimento bastante raro, representando menos de 1% de todos os linfomas gastrintestinais. Geralmente, decorre de invasão contígua e concomitante ao tumor de mediastino ou de estômago. Quando o esôfago é o sítio primário, geralmente aparece em terço distal. Há uma variedade de imagens radiológicas e o diagnóstico é confirmado com endoscopia digestiva alta (EDA) e biópsia da lesão. A maioria dos pacientes é assintomática, e, quando cursa com sintomas, costuma desencadear disfagia ou odinofagia.

### Estômago

Em torno de 68 a 75% dos linfomas de TGI ocorrem no estômago e mais de 95% dos linfomas gástricos são do tipo não Hodgkin. Os linfomas gástricos compreeendem 3% de todas as neoplasias malignas do estômago.

Sintomas inespecíficos, como epigastralgia, dor abdominal, náuseas, vômitos, sangue oculto nas fezes, plenitude pós-prandial, saciedade precoce, perda ponderal e anorexia podem ocorrer. Cerca de 12% dos casos cursam com sintomas B (febre, sudorese noturna e perda ponderal).

Ao exame físico, podem ser palpadas linfadenopatias periféricas ou massas abdominais se a doença for avançada. Os exames laboratoriais podem ser normais ou exibir anemia comum à doença crônica.

### Intestino delgado

O intestino delgado é o segundo local mais frequente dos linfomas do TGI, representando cerca de 30% dos casos. A clínica dependerá da doença imunoproliferativa de base, como doença celíaca, linfoma de células T realcionada à enteropatia ou linfoma sem associação com doença imunoproliferativa.

Os relacionados à doença intestinal imunoproliferativa ocorrem na maioria das vezes no sexo masculino, adultos jovens em torno de 25 anos, com síndrome de má absorção, dor abdominal, diarreia cronica, perda ponderal importante, desnutrição e edema de membros inferiores. Geralmente a paraproteina está presente.

Os linfomas não relacionados à doença intestinal imunoproliferativa também predominam no sexo masculino, com mediana de 37 anos, de perfil mais longilíneo. Cursam com dor abdominal, massa abdominal palpável, sangramento, sinais de obstrução ou perfuração intestinal. Geralmente, a paraproteina é ausente.

Há relação entre esse linfoma e baixo nível socioecônomico, além de infestações de parasitas gastrintestinais. Infecções por *Campylobacter*, além de fatores genéticos (p. ex.: complexo HLA), podem estar associados ao linfoma de intestino delgado.

## Colorretal

Forma incomum de linfoma de TGI, representando 3% dos linfomas de TGI e 0,3% das neoplasias de intestino grosso. Dor abdominal, diarreia, sangramento oculto nas fezes, intussuscepção e obstrução intestinal são sinais e sintomas frequentes. O diagnóstico é feito por colonoscopia e biópsia, e as principais formas histológicas são os linfomas do tipo difuso de grandes células B, células do manto e Burkitt (este último ocorre em 50% dos casos em crianças).

É comum acometimento linfonodal e, às vezes, doença disseminada para fígado e baço.

# Exames complementares

## Esôfago

A endoscopia digestiva alta deve ser realizada para visualizar a lesão e definir se trata-se de linfoma de sítio primário de esôfago ou por invasão por contiguidade. À anatomia patológica, a maior parte dos casos é do tipo difuso de grandes células B. Tomografias de tórax e abdome devem ser realizadas para avaliar extensão da doença e pesquisar lesões metastáticas.

## Estômago

A EDA com biópsia da lesão é o padrão-ouro para o diagnóstico. Os principais achados são lesão polipoide, tumor com ou sem ulceração, nodulação e espessamento das pregas gástricas. A ultrassonografia endoscópica associada à punção por agulha fina tem acurácia subótima.

Os principais tipos histológicos são o MALT (linfoma da mucosa associado ao tecido linfoide: 38 a 48% dos casos; também chamado de célula B zona marginal extranodal) e o linfoma difuso de grandes células B (45 a 59% dos casos). Outras histologias menos comuns são: célula do manto (1%); folicular (0,5 a 2%); e de célula T periférico (1,5 a 4%).

As tomografias de tórax, abdome e pelve têm como objetivo estadiar a doença.

## Intestino delgado

A tomografia computadorizada por emissão de pósitrons (PET-CT) do corpo todo é ideal para LH não indolentes e os LNH agressivos. Os subtipos que geralmente acometem o intestino delgado apresentam avidez pelo fluorodesoxiglicose (FDG), diferentemente dos linfomas foliculares e de zona marginal.

As tomografias de tórax, abdome e pelve com contraste devem ser realizadas para estadiamento da doença.

A EDA está indicada nos tumores localizados acima do ângulo de Treitz. A enteroscopia por cápsula endoscópica permite a visualização de lesões abaixo do ângulo de Treitz, onde a colonoscopia pode não alcançar.

*Capítulo 20 • Linfomas Gastrintestinais*　　　**175**

O aspecto macroscópico da lesão pode sugerir o diagnóstico histológico (mas nunca confirmá-lo):

- **Linfoma de células T relacionado com a enteropatia:** úlcera acometendo toda a circunferência do órgão, porém sem efeito de massa;
- **Linfoma de células do manto:** tumores polipoides ou nodulares, de 0,2-2,0 cm, com tecido normal de permeio, polipose linfomatosa;
- **Linfoma folicular primário intestinal:** lesões polipoides multiplas, de 1-5 mm, em porção descendente do duodeno, muitas vezes acometendo a ampola de Vater (clusterização). Cerca de 15% são lesões solitárias, podendo ser confundidas com adenomas. Nas outras partes do intestino delgado, o envolvimento ocorre em torno de 17%.
- Deve ser realizada a pesquisa de alfaparaproteína de cadeia pesada, que costuma estar presente nas doenças imunoproliferativas intestinais em 75% dos casos, e ausente nas não imunoproliferativas.

## Colorretal

A colonoscopia com biópsias da lesão é o exame de escolha. Os principais achados encontrados são nodulações difusas na mucosa, alterações colite-*like* e lesões tumorais, com ou sem ulceração.

Tomografias de tórax, abdome e pelve com contraste devem ser realizadas para estadiamento da doença.

## Estadiamento

O estadiamento utiliza a classificação de Lugano, que estadia os linfomas nodais e extranodais. Nos extranodais (E), que incluem os gastrintestinais, foi incluído no estádio IE o tumor confinado ao trato gastrintestinal e, no estádio IIE, os tumores com invasão linfonodal próximo ao tumor primário.

Outra classificação é a de Ann Arbor modificada por Musschoff, em que também o E significa doença extralinfonodal (Tabela 20.1). Os linfomas são ainda classificados em A (ausência) ou B (presença) de sintomas clínicos (febre acima de 38 ºC, sudorese e emagrecimento superior a 10% do peso corporal nos últimos 6 meses).

**Tabela 20.1.** Classificação de Ann Arbor modificada por Musschoff

| $I_E$: | Confinado ao trato gastrintestinal |
|---|---|
| $II_{1E}$ | Disseminado apenas para linfonodos regionais contíguos |
| $II_{2E}$ | Disseminado apenas para linfonodos abdominais |
| $III_E$: | Disseminado a linfonodos em ambos os lados do diafragma ou baço; ou grandes massas |
| $IV_E$ | Disseminação extralinfática (fígado, medula óssea, sistema nervoso central). |

## Tratamento

Basicamente são três linhas gerais de tratamento para os linfomas gastrintestinais (Figura 20.1).

- **Linfoma Gástrico MALT:** avaliar presença ou ausência do *H. pylori*.
  - Pacientes *H. pylori* positivos em estágio inicial sem mutação do t(11;18): recomendação de erradicar o *H. pylori* em vez de tratamento radioterápico. Pacientes devem ser avaliados posteriormente quanto ao *status* de erradicação ou não do *H. pylori*;
  - Pacientes *H. pylori* negativos em estágio inicial ou com mutação do t(11;18): recomendação de radioterapia local, quimioterapia, imunoterapia ou gastrectomia.

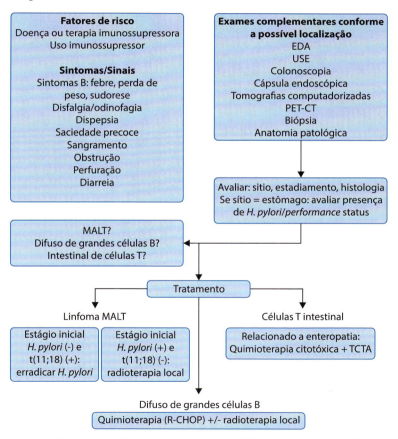

**Figura 20.1.** Algoritmo para diagnóstico e tratamento dos linfomas gastrintestinais. EDA: endoscopia digestiva alta; USE: ultrassonografia endoscópica; PET-CT: tomografia computadorizada com emissão de prótons; R-CHOP: rituximab, ciclofosfamida, doxorubicina, vincristina, prednisona; TCTA: transplante autólogo.

- **Linfoma difuso de grandes células B de TGI:** esquemas de quimioterapia citotóxica e biológico (rituximab, ciclofosfamida, doxorubicina, vincristina, prednisona [R-CHOP]), com radioterapia local associada, se indicada.
- **Linfoma intestinal de células T associado à enteropatia:** se o paciente exibir bom *performance status*, recomendam-se quimioterapia citotóxica sensível e preparação para transplante autólogo (TCTA) – tratamento definitivo, de intenção curativa.

De forma mais rara, nos linfomas primários intestinais foliculares, a recomendação é de vigilância ativa. Há relatos de casos de tratamento radioterápico local entre 30 e 45 Gy e também de rituximabe monoterapia, porém são estudos pequenos, sem impacto para solidez de conduta.

No linfoma de células do manto, a cirurgia é indicada nos casos de obstrução ou sangramento incontrolável. Como se apresenta na maioria das vezes em pacientes idosos e de forma disseminada, a quimioterapia é o tratamento de escolha.

Nos linfomas de Burkitt, a quimioterapia também é o tratamento de escolha, porém, em pacientes com riscos de obstrução ou perfuração, é possível optar por procedimento cirúrgico de ressecção local.

## Bibliografia

Cheson BD, Fisher RI, Barrington SF, Cavalli F, Schwartz LH, Zucca E, Lister TA. Recommendations for initial evaluation, staging, and response assessment of Hodgkin and non-Hodgkin lymphoma: the Lugano classification. J Clin Oncol 2014; 32(27):3059-68.

Lewin KJ, Ranchod M, Dorfman RF. Lymphomas of the gastrointestinal tract: a study of 117 cases presenting with gastrointestinal disease. Cancer 1978; 42:693-707.

National Comprehensive Cancer Network NCCN guidelines version 3.2016. Non-Hodgkin's Lymphomas. Disponível em: <https://www.nccn.org>.

Zucca E, Dreyling M, ESMO Guidelines Working Group. Gastric marginal zone lymphoma of MALT type: ESMO clinical recommendations for diagnosis, treatment and follow-up. Ann Oncol. 2013; 24 Suppl 6:vi144-8.

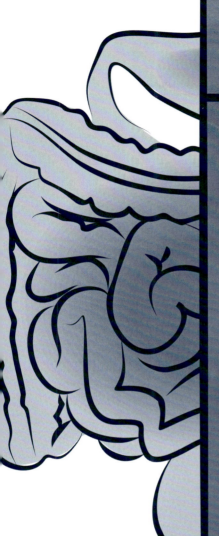

# Parte 4

## Intestino

# Capítulo 21

# Diarreias Agudas

Nathália Ambrozim Santos Saleme
Marjorie Costa Argollo

## Introdução

Diarreia é definida por 3 ou mais episódios de fezes pastosas, amolecidas ou líquidas, ou diminuição da consistência das fezes e aumento na frequência evacuatória, comparado ao normal de cada indivíduo. Em algumas referências, utiliza-se como definição de diarreia a perda de fezes maior do que 200 g/dia, porém essa não se mostra muito prática. A diarreia aguda tem um tempo de duração de menos de 14 dias, em comparação com a persistente, que tem de 14 a 30 dias, e a crônica, com mais de 30 dias de evolução. Outro conceito importante é o de disenteria ou diarreia invasiva, que se apresenta como diarreia sanguinolenta, associada a febre e dor abdominal. A maioria dos casos de diarreia é associada a alimentos e água contaminados e normalmente são autolimitados.

De acordo com a WHO (World Health Organization-Organização Mundial da Saúde – OMS) e o Unicef (Fundo das Nações Unidas para a Infância – *United Nations Children's Fund*, cerca de 2 bilhões de casos de diarreia no mundo são diagnosticados por ano, representando uma das 5 principais causas de morte pelo mundo e a segunda causa em crianças abaixo de 5 anos. Não há predileção por gênero.

## Etiologia

A diarreia aguda pode ter causa infecciosa ou não infecciosa, e em alguns pacientes podem ocorrer simultaneamente. Causas não infecciosas incluem drogas, alergias/intolerâncias alimentares, doenças gastrointestinais, como doença inflamatória intestinal, e outras doenças, como tireotoxicose e síndrome carcinoide. Já as causas infecciosas incluem vírus (norovírus, rotavírus, adenovírus, entre outros), bactérias (*Salmonella, Campylobacter, Clostridium difficile, Escherichia coli* enterotoxigênica, entre outros) e protozoários (*Criptosporidium, Cyclospora, Entamoeba histolytica, Giardia lamblia*, entre outros). As principais etiologias estão listadas na Tabela 21.1.

**Tabela 21.1.** Etiologia da diarreia aguda

| Não infecciosas | Infecciosas |
|---|---|
| | Vírus:<br>■ Norovírus<br>■ Rotavírus<br>■ Adenovírus<br>■ Entre outros |
| ■ Medicamentos<br>■ Alergias alimentares<br>■ Apresentação inicial de diarreia crônica (como nas doenças inflamatórias intestinais)<br>■ Tireotoxicose<br>■ Síndrome Carcinoide | Bactérias:<br>■ *Salmonella*<br>■ *Campylobacter*<br>■ *Clostridium difficile*<br>■ *E. coli* enterotoxigênica; entre outros |
| | Protozoários:<br>■ *Criptosporidia*<br>■ *Cyclospora*<br>■ *Entamoeba*<br>■ *Giardia*<br>■ Entre outros |

Normalmente a maior parte dos casos é de etiologia viral, sendo a bacteriana a mais grave e a de protozoários a menos comum. As causas de diarreia podem variar de região para região, de áreas rurais para urbanas, assim como nos pacientes com diversas comorbidades, como HIV e outras condições imunossupressoras.

## Quadro clínico

A avaliação inicial de pacientes com diarreia aguda deve incluir uma história clínica detalhada em relação à duração dos sintomas, frequência e características das fezes. A história do paciente pode ajudar na identificação do patógeno associado ao episódio de diarreia, e assim guiar a terapêutica quando indicada. É importante também diagnosticar se a diarreia tem origem no intestino delgado (grande volume) ou no cólon (pequeno volume). Questionar a respeito de fatores de exposição a potenciais patógenos como fatores ocupacionais, residenciais, viagens recentes, animais de estimação e *hobbies*. A história alimentar auxilia no diagnóstico: o consumo de produtos não pasteurizados, carnes e peixes crus ou malcozidos e preparados vitamínicos orgânicos pode sugerir alguns patógenos. Adicionalmente, o tempo dos sintomas após exposição ao alimento contaminado é um importante indicador diagnóstico. Sintomas de início após 6 horas de exposição sugerem ingestão de toxinas de *Staphylococcus aureus* ou *Bacillus cereus*. Já aqueles com 8 a 16 horas sugerem infecção por *Clostridium perfringens*. Sintomas com mais de 16 horas de exposição resultam de infecção viral ou bacteriana (contaminação alimentar por *E.coli* enterotoxigênica ou entero-hemorrágica). Algumas síndromes diarreicas que progridem para febre e outros sintomas sistêmicos, como cefaleia, mialgia, rigidez

**182**  Parte 4 • Intestino

de nuca, podem sugerir infecção por *Listeria monocytogenes*, principalmente em mulheres grávidas.

O questionamento a respeito do uso recente de antibiótico (para pesquisa de infecção por *Clostridium difficile*) ou outras medicações e obter o prontuário médico completo (identificar pacientes imunocomprometidos e a possibilidade de infecção nosocomial) é importante para o diagnóstico.

Ao exame físico, devemos ficar atentos a sinais de depleção de volume extracelular, como diminuição do turgor da pele, hipotensão ortostática, mucosas secas, entre outros. Além de avaliar se há sinais de irritação peritoneal e febre, pois podem indicar infecção por patógeno entérico invasivo.

Alguns patógenos apresentam características peculiares, como o *Vibrio cholerae,* que se apresenta com diarreia aquosa ("água de arroz" com muco), vômitos e cólicas abdominais, sendo a febre incomum. Já na infecção por *Shigella dysenteriae* sorotipo 1 o quadro clínico é de disenteria. A shigelose mostra-se com diarreia sanguinolenta em pequena quantidade, podendo ou não apresentar muco, cólicas abdominais, tenesmo, febre e anorexia. Entretanto, o tipo específico de infecção não pode ser determinado por sinais e sintomas, já que vários patógenos podem causar diarreia aquosa e disenteria, e ser indistinguíveis. A Tabela 21.2 apresenta algumas características clínicas das infecções mais comuns.

**Tabela 21.2.** Características clínicas da diarreia por alguns patógenos

| Patógenos | Características clínicas | | | | |
|---|---|---|---|---|---|
| | Dor abdominal | Febre | Evidência fecal de inflamação | Vômito, náusea | Sangue nas fezes |
| *Shigella* | ++ | ++ | ++ | ++ | + |
| *Salmonella* | ++ | ++ | ++ | + | + |
| *Campylobacter* | ++ | ++ | ++ | + | + |
| *Yersinia* | ++ | ++ | + | + | + |
| Norovírus | ++ | +/- | - | ++ | - |
| *Vibrio* | +/- | +/- | +/- | +/- | +/- |
| *Cyclospora* | +/- | +/- | - | + | - |
| *Cryptosporidium* | +/- | +/- | + | + | - |
| *Giardia* | ++ | - | - | + | - |
| *Entamoeba histolytica* | + | + | +/- | +/- | +/- |
| *Clostridium difficile* | + | + | ++ | - | + |
| *E. coli* produtora de toxina shiga | ++ | 0 | 0 | + | ++ |

Chave: ++ comum, + ocorre, +/- variável, - não é comum, 0 atípico/normalmente não está presente.

*Capítulo 21 • Diarreias Agudas*

**183**

## Complicações

A sequela da depleção do volume circulante grave é a complicação mais importante da diarreia aguda em adultos. Várias características clínicas podem ser úteis em determinar a gravidade da hipovolemia, como olhos escavados, boca e língua secas, sede e diminuição do turgor, sendo esses vistos como hipovolemia moderada, enquanto diminuição do nível de consciência, inabilidade de beber e pulso fraco indicam estágios mais avançados de desidratação. Outras complicações sistêmicas relatadas são bacteremia, síndrome hemolítico-urêmica, síndrome de Guillain-Barré e artrite reativa.

## Exames complementares

Nos casos de diarreia aguda, a prioridade é manter o volume intravascular e corrigir os distúrbios eletrolíticos ao invés de identificar o agente causal.

Muitas vezes não se faz necessária a solicitação de coprocultura, uma vez que, por sua duração curta e autolimitada, em sua maioria, não é possível obter um resultado positivo em paciente com provável causa bacteriana, exceto naqueles com doença severa. Assim, indicamos a coprocultura:

- Pacientes imunocomprometidos, incluindo os HIV-positivos;
- Pacientes com comorbidades que aumentam o risco de complicações;
- Pacientes com diarreia inflamatória grave (incluindo diarreia sanguinolenta);
- Pacientes com doença inflamatória intestinal nos quais a distinção entre atividade de doença e infecção é difícil;
- Pacientes com ocupações de risco, como os manipuladores de alimentos, requerem coproculturas negativas, associadas à resolução dos sintomas, para retornarem ao trabalho.

Uma coprocultura de rotina vai identificar principalmente *Salmonella*, *Campylobacter* e *Shigella*. Quando *Aeromonas* e *Yersinia* são possíveis patógenos, o laboratório deve ser notificado, pois esses organismos crescem em culturas de rotina, porém frequentemente são esquecidos, exceto se os isolados são especificados. A despeito de ovos e parasitas, que são liberados de modo intermitente, esses patógenos são excretados continuamente. Assim, uma cultura negativa não é normalmente um falso negativo.

Nos casos suspeitos em que devemos pedir cultura para ovos e parasitas, enviar 3 amostras coletadas em dias consecutivos (ou cada amostra com intervalo de 24h), já que a excreção do parasita é intermitente, em contraste com o patógeno bacteriano. Esses casos são especificados a seguir: diarreia persistente e diarreia persistente após viagem para Rússia, Nepal e regiões montanhosas (associação com *Giardia*, *Cryptosporidium* e *Cyclospora*); diarreia persistente com contato com crianças em creches (associação com *Giardia* e *Cryptosporidium*); diarreia em homossexuais e paciente com AIDS (associação com *Giardia* e *Entamoeba histolytica* no primeiro e vários tipos de parasitas no segundo); surto por água contaminada na comunidade (associação com *Giardia* e *Cryptosporidium*); diarreia sanguinolenta com poucos ou ausência de leucócitos fecais (associação com amebíase intestinal).

A pesquisa de leucócitos fecais fica restrita aos casos de alto risco, em que se faz pedido de coprocultura. Já a lactoferrina e calprotectina fecais são marcadores mais precisos para distinguir entre causas inflamatórias e não inflamatórias de diarreia, porém esses não são exames amplamente disponíveis.

O exame endoscópico é solicitado nos casos em que há necessidade em distinguir-se entre doença inflamatória intestinal e diarreia infecciosa; em pacientes imunocomprometidos que estão sob risco de infecções oportunistas como citomegalovírus; e naqueles com suspeita de colite isquêmica nos quais o diagnóstico permanece incerto após avaliação clínica e radiológica.

## Tratamento

O manejo do paciente com diarreia aguda tem início com medidas gerais, como hidratação e alteração de dieta. Na maioria dos casos, não há necessidade de instituir-se o tratamento com antimicrobianos, justificado pela natureza autolimitada desses quadros; contudo, em situações específicas, ele pode ser utilizado. A terapia mais importante para pacientes com diarreia é hidratação, preferencialmente com soluções por via oral que contenham água, sal e açúcar. A composição da solução de reidratação oral (por litro de água) recomendada pela OMS consiste em: 3,5 gramas (g) de cloreto de sódio, 2,9 g de citrato trissódico ou 2,5 g de bicarbonato de sódio, 1,5 g de cloreto de potássio e 20 g de glicose ou 40 g de sacarose. Uma solução semelhante pode ser feita pela adição de meia colher de chá de sal, meia colher de chá de bicarbonato de sódio e 4 colheres de sopa de açúcar a 1 litro de água.

A decisão de tratar com antibiótico empírico mostra benefício, com significativa redução da duração da diarreia e outros sintomas, em casos selecionados. As indicações são para aqueles com diarreia do viajante de moderada a grave, caracterizada por mais de 4 episódios de fezes não formadas, com sangue, pus ou muco e febre; naqueles com mais de 8 evacuações por dia; com depleção de volume intravascular; sintomáticos por mais de 1 semana; naqueles em que se considera hospitalização; e nos imunocomprometidos. Terapia antibiótica empírica pode ainda ser considerada em pacientes que se apresentam com sinais e sintomas sugestivos de diarreia bacteriana, como febre, fezes sanguinolentas (exceto por *E. coli* entero-hemorrágica e *Clostridium*) e a presença de sangue oculto ou leucócitos nas fezes.

Recomenda-se terapia empírica com fluoroquinolona oral (ciprofloxacino 500 mg 2 ×/dia, norfloxacino 400 mg 2 ×/dia ou levofloxacino 500 mg 1 ×/dia) por 3 a 5 dias na ausência de suspeita de infecção por *E. coli* entero-hemorrágica ou *Campylobacter* resistente à fluoroquinolona. Azitromicina 500 mg 1 ×/dia por 3 dias ou eritromicina 500 mg 2 ×/dia durante 5 dias são drogas alternativas, principalmente se há possibilidade de resistência à fluoroquinolona.

A loperamida (agente antimotilidade) pode ser usada no controle dos sintomas em pacientes com diarreia aguda, sem sinais de invasão ou toxemia. A dose é de 4 mg inicialmente, seguida por 2 mg após cada episódio de fezes malformadas, sem exceder 16 mg/dia por no máximo 2 dias.

*Capítulo 21 • Diarreias Agudas*

O benefício das recomendações nutricionais específicas não foi bem estabelecido. Contudo, uma adequada nutrição durante o episódio de diarreia aguda é importante para facilitar a renovação de enterócitos. Amidos cozidos e cereais (por exemplo, batatas, macarrão, arroz, trigo e aveia) com sal são indicados em pacientes com diarreia aquosa, além disso, biscoitos, bananas, sopas e legumes cozidos também podem ser consumidos. Alimentos com grande teor de gordura devem ser evitados até a função intestinal voltar ao normal. Adicionalmente, quadros transitórios de intolerância a lactose podem ocorrer após episódio de gastroenterite com duração de semanas a meses, justificando a sua restrição. Não há benefício na suplementação com probióticos ou iogurte em adultos (Figura 21.1).

## Prevenção

Para prevenção de episódios de diarreia aguda em adultos devem-se seguir medidas básicas de higiene, consumo de alimentos e água limpos e em bom estado de conservação, assim como medidas relacionadas a saneamento básico.

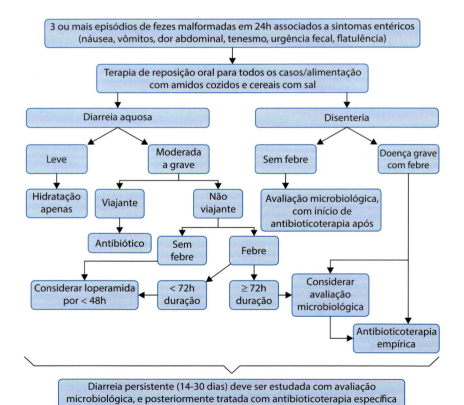

**Figura 21.1.** Algoritmo de atendimento à diarreia aguda.

# Bibliografia

Feldman M, Friedman LS, Brandt LJ. Sleisenger and Fordtran's: Gastrointestinal and Liver Disease. 9ª ed. Saunders.

Harris JB, Mark Pietroni M, MBBChir, FRCP, DTM&H. Approach to the child with acute diarrhea in resource-limited countries. UpToDate. 2016. Disponível em: <www.uptodate.com>. Acesso em: 19/06/2016.

Riddle MS, DuPont HL, Connor BA. ACG Clinical Guideline: Diagnosis, Treatment, and Prevention of Acute Diarrheal Infections in Adults. Am J Gastroenterol advance online publication, 12 April 2016; doi: 10.1038/ajg.2016.126.

Sweetser S. Evaluating the patient with diarrhea: a case-based approach. Mayo Clin Proc. 2012; 87(6):596-602.

Wanke CA. Approach to the adult with acute diarrhea in resource-rich countries. UpToDate. 2016. Disponível em: <www.uptodate.com>. Acesso em: 19/06/2016.

Wanke CA. Epidemiology and causes of acute diarrhea in resource-rich countries. UpToDate. 2016. Disponível em: <www.uptodate.com>. Acesso em: 19/06/2016.

World Gastroenterology Organization Global Guidelines. Acute diarrhea in adults and children: a global perspective. February 2012.

*Capítulo 21 • Diarreias Agudas*

# Capítulo 22

# Diarreias Crônicas

*Luciana Miguel Gomes de Barros*
*Marjorie Costa Argollo*
*Orlando Ambrogini Junior*

## Introdução

Diarreia crônica é definida como diarreia de duração prolongada, acima de 3 semanas, contínua ou intermitente.

## Etiologia

Para facilitar a avaliação diagnóstica, a diarreia crônica pode ser classificada, de acordo com sua fisiopatologia, em osmótica, secretora, exsudativa e motora. Pode ainda ser classificada em relação à região intestinal acometida e à gravidade.

### Quanto à fisiopatologia

- **Osmótica:** caracteriza-se pela presença de substâncias inabsorvíveis ou pouco absorvidas na luz intestinal e que, pelo seu poder osmótico, impedem a absorção de água e eletrólitos ou favorecem sua passagem do meio interno para a luz. Diarreias causadas por esse mecanismo apresentam melhora com o jejum. Pode ser causada por:
  - Ingestão de solutos inabsorvíveis, como laxativos (sulfato ou fosfato de sódio, potássio, magnésio, lactulose);
  - Má digestão de nutrientes, como ocorre nos casos de insuficiência pancreática, insuficiência biliar (colestase), supercrescimento bacteriano, enterectomias, doença celíaca, doença de Whipple e parasitoses (*Strongyloides stercoralis, Giardia lamblia*).
- **Secretora:** caracterizada pelo aumento na secreção de íons e água para a luz intestinal. Não apresenta melhora dos sintomas com o jejum. Pode ser causada por:

- Infecções, que constituem a causa mais frequente, por agentes como *Vibrio cholerae, Escherichia coli, Shigella* spp., *Salmonella* spp.;
- Antibióticos, levando a infecção por *Clostridium difficile*;
- Hormônios/neurotransmissores como gastrina (Zollinger-Ellison), VIP (Verner Morrison), serotonina (carcinoide), prostaglandinas, somatostatina, glucagon, câncer medular da tireoide.

- **Exsudativa:** caracteriza-se pelo aumento na secreção de muco e/ou sangue e material proteico. Pode ser causada por:
  - Doenças inflamatórias como RCUI, doença de Crohn, tuberculose;
  - Tumores como adenoma viloso e linfoma;
  - Parasitoses como *Giardia lamblia, Entamoeba histolytica, Criptosporidium, Strongyloides stercoralis*;
  - Bactérias como *E. coli* enteroinvasiva, *E. coli* entero-hemorrágica, *Campylobacter jejuni, Yersinia enterocolitica*.

- **Motora:** caracterizada por alteração da motilidade intestinal. Pode ser causada por:
  - Hipermotilidade, causando rapidez do trânsito enterocólico: hipertireoidismo, tumores digestivos produtores de hormônios gastroentéricos, síndrome do intestino irritável;
  - Hipomotilidade, causando estase e supercrescimento bacteriano: esclerodermia, diabetes, diverticulose do intestino delgado, suboclusões intestinais crônicas.

## Quanto à região intestinal acometida

Diarreias que acometem o delgado apresentam características que diferem das diarreias que acometem o cólon (Tabela 22.1).

**Tabela 22.1.** Diferenciação do local de origem da diarreia

| Características | Intestino delgado | Intestino grosso |
|---|---|---|
| Número | Pequeno | Grande |
| Volume | Grande | Pequeno |
| Consistência das fezes | Normal/Pastosa | Desfeita/liquefeita |
| Cor | Normal ou brilhante | Normal |
| Odor | Característico/rançoso | Característico/pútrido |
| Puxo e tenesmo | Não | Sim |
| Urgência fecal | Raramente | Frequentemente |
| Dor abdominal | Periumbilical e/ou QID | QIE |

Continua

Continuação

| Características | Intestino delgado | Intestino grosso |
|---|---|---|
| Alívio da dor com evacuação | Não | Sim |
| Muco | Não | Sim |
| Sangue visível | Incomum | Mais comum |
| Restos alimentares | Mais frequente | Pouco frequente |
| Desnutrição | Mais frequente | Pouco frequente |

QID: quadrante inferior direito; QIE: quadrante inferior esquerdo.

## Quanto à gravidade

A diarreia crônica pode ser considerada funcional quando o paciente apresenta estado geral preservado, longo tempo de evolução, relatos de relação com alterações emocionais, várias abordagens sem diagnóstico definitivo e mínima investigação. Já na diarreia crônica orgânica, o paciente apresenta estado geral comprometido, sinais de alarme presentes e necessidade de investigação mais extensa.

## Investigação

Consiste na solicitação de exames séricos, exames de fezes e de imagem de acordo com a necessidade (Figura 22.1).

- Os exames séricos que podem ser solicitados são hemograma, proteína total e frações, sódio, potássio, glicemia, cálcio, TSH, T4 livre e cromogranina A;
- A investigação das fezes pode ser feita com protoparasitológico, cultura, pesquisa de leucócitos, calprotectina, pesquisa de muco e sangue, pesquisa de gordura (Sudam III), pH fecal, alfa-1-antitripsina fecal e eletrólitos fecais;
- Em caso de esteatorreia, a investigação pode ser ampliada, solicitando-se, além do Sudam III, dosagem quantitativa da gordura fecal, teste de absorção da D-xilose, avaliação pancreática e intestinal;
- Os exames de imagem que podem auxiliar na investigação incluem trânsito intestinal (convencional ou duplo contraste), enema opaco, ultrassonografia de abdome, enterotomografia, ressonância magnética, colangiopancreatografia retrógrada endoscópica (CPRE), endoscopia, cápsula endoscópica;
- Em casos selecionados, a biópsia (intestinal, gástrica, hepática) pode se fazer necessária.

*Capítulo 22 • Diarreias Crônicas*

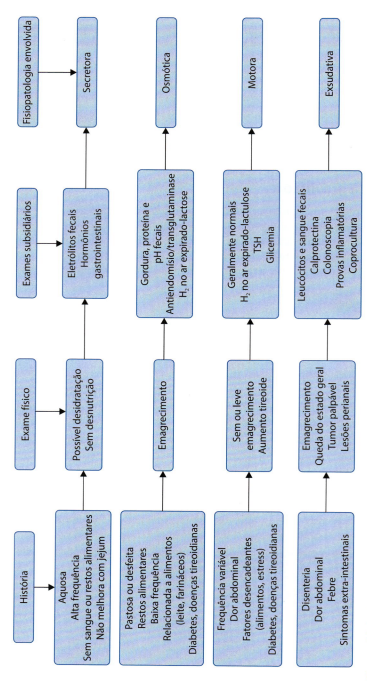

**Figura 22.1.** Algoritmo de investigação da diarreia crônica.

# Bibliografia

Bonis P, Lamont J. Approach to the adult with chronic diarrhea in developed countries. 2016. http//www.uptodate.com [Acesso em 07/07/2016].

DuPont HL. Persistent diarrhea. JAMA [Internet]. 2016;315(24):2712. Disponível em: http://jama.jamanetwork.com/article.aspx?doi=10.1001/jama.2016.7833.

Feldman M, Friedman L, Brandt L. Sleisenger e Fordtran Tratado Gastrointestinal e Doenças do Fígado. 9ª ed. Rio de janeiro:Elsevier; 2014. 2592p.

Nikaki K, Gupte GL. Assessment of intestinal malabsorption. Best Pract Res Clin Gastroenterol [Internet]. Elsevier 2016;30(2):225–35. Disponível em: http://dx.doi.org/10.1016/j.bpg.2016.03.003.

Paula FM, Costa-Cruz JM. Epidemiological aspects of strongyloidiasis in Brazil. Parasitology [Internet]. 2011;(2011):1–10. Disponível em: http://www.journals.cambridge.org/abstract_S003118201100120X.

Capítulo **23**

# Doença de Crohn

*Vanessa Paula Lins Porto Mota*
*Marjorie Costa Argollo*

## Introdução

Doença inflamatória intestinal (DII) é o termo empregado para designar, dentre outras, a doença de Crohn (DC) e a retocolite ulcerativa (RCU), que são patologias caracterizadas pela inflamação crônica do intestino. Neste capítulo, abordaremos a doença de Crohn, uma enfermidade que acomete principalmente a população jovem, com um pico de incidência entre 20 e 30 anos de idade (podendo haver um segundo pico mais tardio, entre a quinta e a sétima década de vida) e com distribuição igual em ambos os gêneros. Assim como a RCU, a doença de Crohn é mais comum em indivíduos caucasianos e que vivem em áreas urbanas e industrializadas, como nos países da América do Norte e da Europa Ocidental, em comparação a regiões em desenvolvimento, como Ásia, África e América do Sul. Entretanto, essa diferença vem diminuindo com o desenvolvimento e urbanização dessas áreas.

## Etiologia

Embora tenham sido propostas muitas teorias para explicar a DII, sua causa ainda é desconhecida. Sugere-se que a doença se desenvolva em indivíduos geneticamente predispostos, associada a resposta imune desregulada a antígenos luminais desconhecidos (provavelmente ambientais ou infecciosos – incluindo agentes da microflora endógena), resultando em um processo inflamatório contínuo, mediado pelo sistema imunológico.

## Quadro clínico

A doença de Crohn caracteriza-se por focos de inflamação transmural que podem afetar qualquer segmento do trato gastrointestinal, desde a boca até o ânus e região perianal. A doença pode evoluir para fístulas, estenoses (com possibilidade de obstrução intestinal) e abscessos. O risco é aumentado para câncer colorretal quanto maiores a duração da doença e a extensão do seu acometimento, sendo por isso indicada a realização de colonoscopia anual (com coleta de material para estudo anatomopatológico preferencialmente guiada por cromoscopia) após 8 a 10 anos de evolução. O quadro clínico depende do segmento envolvido e, de uma maneira geral, os sintomas incluem dor abdominal, diarreia, perda de peso, mal-estar, anorexia e febre.

Quando existe comprometimento importante do íleo terminal, pode ocorrer prejuízo na absorção de sais biliares e vitamina B12, o que leva a diarreia colerética e anemia megaloblástica, respectivamente. As estenoses do intestino delgado podem causar supercrescimento bacteriano. Ainda, se a doença se estender ao intestino delgado, pode haver má absorção, esteatorreia, anemia, perda ponderal e desnutrição. As manifestações anais e perianais são muito comuns: os pacientes queixam-se de dor anorretal, ardor e secreção purulenta perianal; podem aparecer abscessos e fístulas, além de fissuras, úlceras, incontinência fecal e estenose.

A DC em esôfago, estômago e duodeno é rara. Os sintomas mais comuns são disfagia, dor epigástrica, dispepsia, anorexia, náuseas, vômitos e perda ponderal.

As manifestações extraintestinais são comuns (cerca de um terço dos pacientes) e podem ou não estar relacionadas com a atividade da doença. As mais frequentes acometem as articulações (sacroileíte, espondilite anquilosante ou artrites periféricas). Também podem ocorrer afecções dermatológicas (pioderma gangrenoso, eritema nodoso), oftalmológicas (blefarite, episclerite, uveíte), hepatobiliares (colangite esclerosante primária), entre outras.

O espectro de alterações ao exame físico é bastante variável, e os pacientes podem apresentar-se emagrecidos, com anemia, desnutrição e febre. Na infância pode haver retardo do desenvolvimento. O exame da cavidade oral pode apresentar gengivites, aftas e glossites. Deve-se sempre procurar por sinais de manifestações extraintestinais. O exame do abdome pode apresentar dor à palpação profunda, principalmente no quadrante inferior direito, massa palpável, plastrão ou trajetos fistulosos. O exame da região perianal é imperativo na suspeita de doença inflamatória intestinal e pode revelar fissuras, fístulas e estenoses.

## Diagnóstico

O diagnóstico da DC é uma combinação de achados clínicos, laboratoriais, endoscópicos, radiológicos e histológicos.

Laboratorialmente, podemos encontrar anemia ferropriva, leucocitose, hipoalbuminemia, trombocitose e aumento de provas de atividade inflamatória, como o PCR e o VHS. O ASCA – anticorpo (IgG e IgA) contra o *Saccharomyces cerevisiae* –, presente em 55 a 70% dos pacientes com DC, não deve ser utilizado para diagnóstico, mas pode ajudar na diferenciação de casos indeterminados. Os marcadores fecais lactoferrina, calprotectina e elastase polimorfonuclear neutrofílica são proteínas derivadas de neutrófilos que podem diferenciar a doença ativa da inativa. A alfa-1-antitripsina, uma proteína inibidora de protease, é uma boa ferramenta para avaliar perda proteica.

A colonoscopia permanece como padrão-ouro para o diagnóstico da doença de Crohn, já que, além do aspecto endoscópico, permite a coleta de material para análise histopatológica. As lesões endoscópicas clássicas da doença de Crohn incluem edema e ulcerações (aftoides ou serpiginosas) que, intercaladas por mucosa preservada ou regenerada, podem formar o clássico aspecto em "pedra de calçamento". As lesões são salteadas, podendo afetar diferentes segmentos intestinais, não necessariamente contínuos. Na doença de evolução crônica, podem-se notar a formação de pseudopólipos (ilhas de epitélio regenerado ou sadio que apresentam aspecto polipoide) e pontes de mucosa. O reto é poupado na maior parte dos casos, e o íleo terminal e o ceco são os segmentos mais frequentemente atingidos.

Em relação aos exames de imagem utilizados na avaliação da DC, podem-se citar:

- **Radiografia simples de abdome:** indicada em situações emergenciais, quando há suspeita de complicações perfurativas ou obstrutivas;
- **Trânsito intestinal:** ulcerações, estenoses e eventuais fístulas podem ser documentadas, mas esse exame vem sendo progressivamente substituído por exames mais completos, como a enterotomografia ou enterorressonância, capazes de avaliar melhor a atividade inflamatória e o comprometimento extraintestinal da doença de Crohn;
- **Enterografia por tomografia computadorizada e por ressonância magnética:** são realizadas por meio da distensão de alças pela ingestão de contraste oral neutro (densidade semelhante à água), associada a contraste venoso para avaliação de segmentos de alça doentes e achados extraluminais, como ingurgitamento de vasos e linfonodomegalias. A vantagem da RM é a não utilização de radiação ionizante. Como desvantagens, apresenta menor resolução espacial para avaliação das alças e maior incidência de artefatos, além de menor disponibilidade, maior custo e maior tempo de exame para sua realização e interpretação;
- **Ressonância magnética (RM) pélvica/perianal:** na doença perianal, a RM é especialmente útil na avaliação de fístulas complexas, permitindo a identificação de trajetos múltiplos e de abscessos;

Os aspectos histopatológicos da DC não são específicos. Como as lesões são multifocais, em uma mesma lâmina podem ser encontradas áreas de mucosa normal e áreas com lesões agudas, crônicas ou regenerativas. Por isso, múltiplas biópsias devem ser obtidas durante a colonoscopia para um diagnóstico mais preciso. O granuloma, achado característico (mas não patognomônico) da doença de Crohn, é pequeno, compacto e sem necrose associada.

## Classificação e índice de atividade

A Classificação de Montreal permite qualificar a doença de Crohn quanto à localização do acometimento intestinal (intestino delgado e/ou cólon) e à forma predominante (inflamatória, estenosante ou penetrante/fistulizante).

*Capítulo 23 • Doença de Crohn*

Para avaliação clínica, a classificação mais utilizada é o índice de atividade da doença de Crohn (IADC). Em uma escala de pontuação de 0 a 600, é possível classificar entre resposta e remissão clínica (queda de 70 a 100 pontos sugere resposta clínica; valor total < 150 sugere remissão), atividade leve (pontuação entre 150 e 250), atividade moderada (pontuação > 250) e grave (> 350) (Tabela 23.1).

**Tabela 23.1.** Índice de atividade inflamatória na doença de Crohn (IADC)

| Critérios | Multiplicado por: |
| --- | --- |
| Número de evacuações líquidas na última semana | 2 |
| Dor abdominal (ausente = 0; leve = 1; moderada = 2; severa = 3) | 5 |
| Estado geral (ótimo = 0; bom = 1; regular = 2; mau = 3; péssimo = 4) | 7 |
| Número de sintomas/sinais associados:<br>■ artralgia/artrite;<br>■ irite/uveíte;<br>■ eritema nodoso/pioderma gangrenoso/aftas orais;<br>■ fissura anal, fístula ou abscesso;<br>■ outras fístulas;<br>■ febre | 20 (valor máximo = 120) |
| Consumo de antidiarreico (não = 0; sim = 1) | 30 |
| Massa abdominal (ausente = 0; duvidosa = 2; bem definida = 5) | 10 |
| Déficit do hematócrito (diferença entre o valor do paciente): homens = 47; mulheres = 42 | 6 |
| Peso/peso habitual x 100<br>Peso*: porcentagem abaixo do esperado | 1 |
| Soma total: < 150 = Remissão<br>150 a 250 = Atividade leve<br>250 a 350 = Atividade moderada<br>> 350 = Atividade grave | |

## Tratamento

O objetivo do tratamento da doença de Crohn é atingir a remissão profunda (CDAI < 150 associada à cicatrização completa da mucosa) e sustentada (por mais de 2 anos).

## Tratamento farmacológico

Os medicamentos utilizados no tratamento clínico da DC envolvem o uso de:

■ Derivados salicílicos:

Nesse grupo estão a sulfassalazina e a mesalazina. Quando ingerida, a sulfassalazina é desdobrada no cólon, por ação bacteriana, em sulfapiridina e ácido 5-aminossalicílico (mesalazina). A mesalazina é o princípio ativo do medicamento, agindo topicamente, não tendo utilidade no tratamento da doença de Crohn, uma doença transmural. A sulfassalazina pode ser tentada nos casos leves de DC ativa com envolvimento colônico. Os efeitos colaterais incluem dor abdominal, náuseas, vômitos, anorexia, cefaleia, hemólise, infertilidade masculina, entre outros.

Ácido fólico deve ser dado durante o uso da SSZ pelo risco de anemia macrocítica. A dose da sulfassalazina, para indução de remissão, é de 3 a 4 gramas por dia. Não há indicação de aminossalicilato no tratamento de manutenção da doença de Crohn.

- **Corticosteroides:**

Na doença ativa leve a moderada, o tratamento com prednisona oral (1 mg/kg/dia) pode ser empregado até a resposta clínica, quando então se passa a fazer o desmame. Em pacientes com maior gravidade, a via endovenosa consiste na melhor alternativa e, assim que possível, deve ser substituída pela via oral.

Os efeitos colaterais são bem conhecidos e incluem aumento de peso, edema, insônia, labilidade emocional, psicose, acne, Cushing, osteoporose, entre outros. A budesonida na dose de 9 mg/dia é eficaz na doença leve ileocecal, sem aumento de efeitos colaterais em relação ao placebo.

Corticosteroides são eficazes na indução de remissão da doença de Crohn, mas não são boas opções para manutenção.

- **Imunossupressores:**

Nesse grupo estão incluídos a azatioprina (AZA), a 6-mercaptopurina (6-MP), a ciclosporina e o metotrexato (MTX).

Após a absorção, a azatioprina é convertida em 6-mercaptopurina nos eritrócitos. Embora potentes imunossupressores, as tiopurinas (AZA e 6-MP) não são tão eficazes na indução de remissão em pacientes com doença ativa, já que o efeito desejado com pico de ação ocorre em até 3 meses. O risco de linfoma não Hodgkin é aumentado nos pacientes que fazem seu uso, assim como o risco de câncer de pele não melanoma (daí a importância de reforçar a utilização de protetor solar). Os efeitos colaterais incluem depressão medular, infecções, alterações de enzimas hepáticas, neoplasia, entre outros. A dose usual da azatioprina é de 2 a 2,5 mg/kg/dia e 6-mercaptopurina 1 a 1,5 mg/kg/dia. Devido ao risco de mielotoxicidade, iniciamos o uso em dose mais baixa (por exemplo, 50 mg/dia) e só aumentamos para a dose recomendada após o hemograma de controle (em 2 semanas do início de uso) não demonstrar anormalidades.

A ciclosporina pode ser utilizada na doença de Crohn refratária e fistulizante, sem bons resultados a médio e longo prazos, não sendo uma boa droga para tratamento de manutenção. Os efeitos colaterais, relativamente frequentes, incluem parestesias, hipertensão arterial, hipertricose, insuficiência renal, cefaleia, infecções oportunistas, entre outros. Convulsões do tipo "grande mal" podem ocorrer com níveis séricos baixos de colesterol (< 120 mg/dL) ou hipomagnesemia. As doses normalmente usadas são 2 a 4 mg/kg/dia, via intravenosa, em infusão contínua, por 1 a 2 semanas, seguidas da administração oral da droga na dose de 6 a 8 mg/kg/dia.

O metotrexato é um antagonista do folato e interfere na síntese de DNA. Age sobre a atividade de citocinas e mediadores inflamatórios. É o principal substituto das tiopurinas. Os efeitos colaterais incluem náuseas, diarreia, estomatite, leucopenia, entre outros. A administração de ácido fólico auxilia na prevenção de estomatite, diarreia e toxicidade medular. A dose normalmente utilizada é de 25 mg, via intramuscular ou subcutânea, 1 vez por semana, e pode ser reduzida para 15 mg/semana após resposta.

- ▪ Imunobiológicos:

    A introdução dos agentes biológicos revolucionou o tratamento das doenças inflamatórias intestinais. Os imunobiológicos disponíveis em nosso país para doença de Crohn são o infliximabe, o adalimumabe, o certolizumabe, o vedolizumabe e, mais recentemente, ustequinumabe. O infliximabe, adalimumabe e certolizumabe são direcionados ao bloqueio do fator de necrose tumoral-alfa (anti-TNF), o vedolizumabe ao bloqueio de integrina específica (alfa-4-beta-7) e o ustequinumabe é um anticorpo monoclonal que se liga à subunidade proteica p40 das citocinas humanas interleucinas IL- 12 e IL-23. São eficazes na indução e manutenção de resposta clínica e remissão.

    O infliximabe e o adalimumabe parecem ter poucas diferenças em termos de eficiência, e a opção por qualquer um é de escolha conjunta entre o médico e o paciente. As vantagens do infliximabe incluem o maior intervalo entre as aplicações e, de maneira mais subjetiva, alguns pacientes o preferem por ser uma medicação intravenosa, aplicada em clínicas de infusão, o que pode fornecer uma maior sensação de segurança. O adalimumabe, por sua vez, tem a facilidade de ser uma medicação que o próprio paciente pode administrar em seu domicílio, já que é subcutâneo. Outra vantagem seria o menor índice de reações alérgicas, já que se trata de um anticorpo monoclonal 100% humanizado.

    Quando o paciente não responde ou perde a resposta com o uso de um dos anti-TNF, pode-se tentar dobrar a dose (no caso do infliximabe) ou diminuir o intervalo de aplicações (no caso de ambos). Há ainda a possibilidade de resposta com a troca entre os anti-TNF-alfa.

    Os melhores resultados a longo prazo são obtidos quando esses agentes são administrados combinados com um imunossupressor, objetivando sinergismo de ação das drogas e diminuição da formação de anticorpos antibiológicos.

    Os principais efeitos colaterais são infecção e malignidades (sobretudo linfoma Não-Hodgkin) e insuficiência cardíaca. A preocupação com infecções oportunistas (sobretudo tuberculose em nosso meio) é uma realidade, devendo ser realizada uma triagem infecciosa antes do início do tratamento (Tabela 23.2).

**Tabela 23.2.** Triagem de pacientes para tratamento com imunobiológicos

| PPD* e radiografia de tórax |
| --- |
| Sorologias para vírus das hepatites B e C e HIV |
| Avaliação dermatológica e ginecológica |
| Afastar outras parasitoses e outras infecções |
| Verificar história prévia ou pessoal de neoplasias |

* Purified protein derivative.

O infliximabe é feito na dose de 5 mg/kg, via intravenosa, nas semanas 0, 2 e 6, durante a indução e a cada 8 semanas durante a manutenção. O adalimumabe é feito via subcutânea, na dose de 160 mg na semana 0, 80 mg na semana 2 e 40 mg na semana 4 (indução) e, após, na dose de 40 mg a cada 2 semanas (fase de manutenção).

O vedolizumabe parece ter um início de ação mais lento que o infliximabe e o adalimumabe, podendo ser necessária uma ponte com corticosteroide. Apresenta menores taxas de infecção sistêmica como efeito colateral, não sendo necessária a triagem infecciosa que é feita para os agentes anteriormente citados. A dose de indução deve ser de 300 mg nas semanas 0, 2 e 6, seguidas por infusões de manutenção a cada 8 semanas, na mesma dosagem.

O certolizumabe deve ser aplicado via subcutânea com duas ampolas de 200mg, nas semanas 0, 2 e 4 (indução) e, após, a cada 30 dias (manutenção). Apesar da menor eficácia em relação aos demais, esse fármaco chega ao feto em níveis mínimos, sendo uma medicação segura para se manter até o final da gestação (ao contrário dos demais anti-TNF, cuja suspensão é em geral recomendada – salvo algumas exceções – no último trimestre gestacional).

O vedolizumabe parece ter um início de ação mais lento que o infliximabe e adalimumabe, podendo ser necessária uma ponte com corticoide. Apresenta menores taxas de infecção sistêmica como efeito colateral. A dose de indução deve ser 300mg nas semanas 0, 2 e 6, seguidas por infusões de manutenção a cada oito semanas, na mesma dosagem.

O tratamento com ustequinumabe deve ser iniciado com uma única dose intravenosa com base no peso corporal. A solução de infusão é composta por número de frascos de 130 mg ($\leq$ 55 kg: 2 frascos; > 55 e $\leq$ 85: 3 frascos ; >85: 4 frascos). A primeira dose subcutânea é fixa, de 90 mg, e deve ser administrada 8 semanas após dose intravenosa. Para as seguintes, recomenda-se uma administração em intervalos de 12 semanas ou 8 conforme resposta.

A abordagem terapêutica da doença de Crohn compreende duas estratégias principais: a tradicional (*step-up*) e uma mais potente e precoce (*top-down*).

Na abordagem *step-up* inicia-se o tratamento com budesonida em casos leves de doença ileocecal. Na doença leve de cólon, pode-se tentar o uso de sulfassalazina. Em pacientes com doença em atividade moderada a grave ou naqueles não responsivos

*Capítulo 23 • Doença de Crohn*

ao tratamento clínico inicial, corticosteroide oral ou venoso (a depender da gravidade) pode ser empregado. A partir daí, os imunossupressores estão indicados para manutenção. A não resposta a essas medidas indica a terapia biológica.

Na estratégia top-down, inicia-se o tratamento já com biológicos e imunossupressores (terapia combinada), evitando-se corticosteroides. A terapia combinada já é uma realidade durante o uso de infliximabe e adalimumabe, mas ainda faltam dados que indiquem sua necessidade para vedolizumae e ustequinumabe. Em caso de terapia combinada, após ser obtida a remissão profunda sustentada, pode-se tentar tirar um dos componentes da terapia. Em pacientes com doença moderada a grave, essa estratégia comprovou ser mais eficaz. Assim, em pacientes com critérios de mau prognóstico (Tabela 23.3), opta-se pela estratégia top-down..

O *step up* acelerado consiste em progressão de tratamento clínico de maneira mais rápida com períodos de reavaliação mais curtos.

## Tratamento cirúrgico

Estima-se que 40% dos pacientes necessitarão de algum tipo de cirurgia em 5 anos e 70% em 10 anos. O tratamento cirúrgico na doença de Crohn visa tratar as complicações associadas, melhorando a qualidade de vida dos pacientes. Como existe sempre a possibilidade de novas ressecções, é importante que em cada cirurgia seja preservado o máximo do órgão para evitar a síndrome do intestino curto.

Intratabilidade clínica, presença de displasia ou neoplasia e situações de urgência (obstrução intestinal aguda, perfuração intestinal, hemorragia maciça, abscesso intra-abdominal, colite aguda/megacólon tóxico) são as indicações cirúrgicas mais comuns.

Na doença de intestino delgado, as ressecções devem se limitar à área do segmento acometido. Em algumas situações é necessário ostomia protetora de anastomose. Quando há múltiplas estenoses, podem-se realizar estenoplastias sem ressecção intestinal.

Na doença de Crohn do intestino grosso as técnicas mais utilizadas são a colectomia segmentar, a colectomia total com ileorretoanastomose e a proctocolectomia

**Tabela 23.3.** Fatores de mau prognóstico na doença de Crohn

| |
|---|
| Idade jovem (< 40 anos) |
| Gênero masculino |
| Doença perianal ao diagnóstico |
| Gravidade na primeira apresentação:<br>■ Perda de peso > 5 kg<br>■ Necessidade de corticosteroides |
| Doença estenosante ao diagnóstico |
| Tabagismo |
| ASCA + * |

*Anticorpo contra *Saccharomyces cerevisiae*.

*Parte 4 • Intestino*

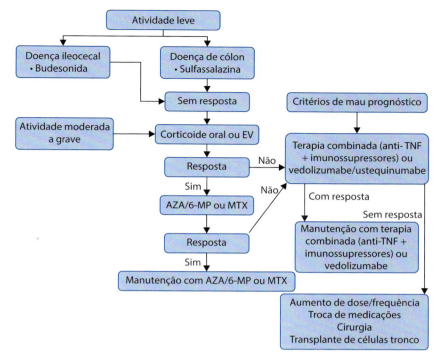

**Figura 23.1.** Algoritmo de tratamento da doença de Crohn.

total com ileostomia definitiva (ou com confecção da bolsa ileal em J), dependendo do grau, da extensão do acometimento e do segmento envolvido.

## Transplante de células-tronco

Realidade recente em nosso país, o transplante de células-tronco é uma possibilidade para pacientes com doença avançada, refratários ao tratamento clínico convencional, com o objetivo de restaurar o sistema imunológico. Poucos são os centros que realizam o procedimento no Brasil.

O fluxograma de tratamento da DC está demonstrado na Figura 23.1.

## Bibliografia

Beaugerie L, Seksik P, Nion-Larmurier I, Gendre JP, Cosnes J. Predictors of Crohn's disease. Gastroenterology 2006; 130:650-56.
Cardozo WS, Sobrado CW. Doença inflamatória intestinal. 2. ed. São Paulo: Manole, 2015.
Ha C, Korbluth A. Vedolizumab as a Treatment for Crohn's disease and Ulcerative Colitis. Gastroenterology e Hepatology 2014; 10:793-800.
Ha F, Khalil H. Crohn's disease: a clinical update. The Adv Gastroenterol 2015, 8(6): 352-59.
Loly C, Belaiche J, Louis E. Predictors of severe Crohn's disease. Scand J Gastroenterol 2008; 43:948-54.
Simon E G, Ghosh S, Lacucci M, Moran G W. Ustekinumab for the treatment of Crohn's disease:can it find its niche? Thep Adv Gastroenterol 2016; 1:26-36.

Tanida S, Ozeki K, Mzoshita T, Tsukamoto H, Kataoka H, Kamiya T, Joh T. Managing refractory Crohn's disease: challenges and solutions. Clinical and Experimental Gastroenterology 2015; 8: 131-40.

Wehkamp J, Gotz M, Herrlinger K, Steurer W, Stange EF. Inflamatory bowel disease. Crohn's disease and ulcerative colitis. Dtsch Arztebl Int 2016; 113: 72-78.

Zaterka S, Eisig JN. Tratado de Gastroenterologia. São Paulo: Atheneu, 2011.

# Capítulo 24

# Retocolite Ulcerativa

*Rafaela Richa Campos*
*Cláudia Utsch Braga*

## Introdução

A retocolite ulcerativa (RCU) é uma doença inflamatória crônica que acomete o reto e o cólon. Tem incidência semelhante entre homens e mulheres, principalmente entre a segunda e terceira décadas de vida, e se apresenta em períodos de atividade e remissão, gerando grande morbimortalidade e redução da qualidade de vida.

## Etiologia

Apresenta etiologia ainda incerta. Acredita-se que ocorra interação de fatores genéticos e ambientais, desencadeando processo inflamatório com acometimento intestinal.

## Apresentação clínica

A RCU pode apresentar distribuição variável pelo cólon, sendo classificada segundo a Classificação de Montreal (Tabela 24.1).

Os sintomas são bem variáveis, podendo se correlacionar com a proporção do cólon acometida. Os mais comuns são diarreia persistente, na maioria das vezes com sangue e muco, tenesmo, urgência evacuatória e dor abdominal. Podem estar associados ao quadro sintomas sistêmicos como: febre, astenia e perda ponderal.

Tabela 24.1. Classificação de Montreal

| | |
|---|---|
| Proctite (E1) | Envolve apenas o reto |
| Colite esquerda (E2) | Estende-se ao lado esquerdo até a flexura esplênica |
| Colite extensa (E3) | Estende-se além da flexura esplênica |

O exame físico pode estar inalterado ou apresentar dor e defesa abdominal à palpação, febre, hipotensão, taquicardia e palidez cultânea e sangramento ao toque retal.

O paciente com RCU podem apresentar manifestações extraintestinais associadas à doença, que pode afetar qualquer sistema. Os mais comuns são: pele, olhos, boca, articulações e fígado. Essas manifestações são divididas de acordo com sua relação com a atividade da doença inflamatória:

- Relacionadas à atividade da doença: eritema nodoso (2-4%), úlceras aftosas orais, esclerite, artropatia tipo 1 (pauciarticular);
- Não relacionadas à atividade da doença: pioderma gangrenoso (1-2%), síndrome de Sweet (dermatose neutrofílica febril aguda), piodermite vegetante de Hallopeau, uveíte, artropatia periférica tipo 2 (poliarticular), sacroileíte (10-15%), espondilíte anquilosante (1-2%), colangite esclerosante primária (CEP).

As complicações mais comuns associada à doença são:

- Sangramento severo: 3% dos pacientes, e pode necessitar de intervenção cirurgica;
- Colite fulminante: >10 evacuações/dia, sangramento contínuo, dor abdominal, distensão e sintomas agudos e graves de toxicidade como febre e anorexia. Esse paciente tem elevado risco de evolução para megacólon tóxico;
- Megacolón tóxico: distensão colônica aguda importante, com diâmetro de cólon transverso > ou igual a 5,5 cm e perda das haustrações (ao exame radiológico) associado à presença de toxicidade sistêmica;
- Perfuração: mais comum como consequência do megacólon tóxico. Associado a 50% de mortalidade;
- Estenose: 5% dos pacientes, mais associada a colite extensa e doença de longa data. Normamente são curtas (2 a 3 cm), distais à flexura esplênica, e apresentam hipertrofia e espessamento da muscular da mucosa, em vez de fibrose. Sempre avaliar presença de neoplasia associada;
- Displasia e câncer colorretal (CCR): portadores de RCU têm risco aumentado de CCR, sendo esse muito associado à duração e à extensão da doença. Outros fatores de risco são a associação de CEP, história familiar de CCR, idade ao diagnóstico, gravidade da inflamação, presença de pseudopólipos e de ileíte de refluxo. Incidência de 0,5 a 1% ao ano após 8 a 10 anos de doença. É recomendada colonoscopia de rastreio anual ou bianual em pacientes com RCU que tenham doença com extensão além do reto e por mais de 8 a 10 anos.
- Trombose venosa/tromboembolismo: devido ao risco aumentado de evento trombótico, a tromboprofilaxia deve ser instituída sempre na atividade grave de doença e hospitalização.

## Exames diagnósticos

O diagnóstico é baseado em um conjundo de achados clínicos, endoscópicos e histopatológicos.

- **Exames laboratoriais:** hemograma, PCR, ureia, creatinina, sódio, potássio, magnésio, albumina, pANCA e calprotectina fecal.
- **Exames para descartar causa infecciosa associada:** protoparasitológico de fezes, cultura de fezes, pesquisa de toxinas A e B do *Clostridium difficile*, pesquisa de microrganismos atípicos, como *Microspora, Isospora* e *Criptosporidium*, e pesquisa para citomegalovírus (CMV).
- **Radiografia de abdome:** pode estar normal em paciente com doença leve e moderada. Em paciente com doença grave é importante para avaliar grau de distensão de alças e descartar complicações como megacólon tóxico e perfuração.
- **Exame endoscópico:** em paciente com doença grave ativa, recomenda-se a realização de retossigmoidoscopia com biópsia, devido ao grande risco de perfuração do cólon com a colonoscopia. Após controle do quadro, deve ser realizada colonoscopia para avaliação da extensão da doença e para excluir doença de Crohn ou outros estados que possam agravar a RCU.

  Os achados endoscópicos são: acometimento simétrico e contínuo, que se inicia no reto, acompanhado de perda do padrão vascular, com eritema e edema importante de mucosa nas fases iniciais ou em doença leve. Em casos mais graves pode-se observar mucosa granular e friável ou até com sangramento espontâneo, recoberta por exsudato mucopurulento, associado a ulcerações de mucosa (puntiformes, anulares, lineares, serpiginosas). Mais cronicamente, podem ser observadas alterações cicatriciais, como pseudopólipos, hipertrofia muscular, perda das haustrações (tubulização do cólon), diminuição do diâmetro luminal e encurtamento do cólon.
- **Histopatológico:** mostra inflamação difusa limitada a mucosa com edema de lâmina própria e congestão dos capilares e vênulas, inflitrado de células inflamatórias de neutrófilos, linfócitos, células plasmáticas e macrófagos; abscesso, ramificações anormais e atrofia de criptas, além de redução da produção de mucina pelas células caliciformes.

## Classificação/escore/critérios diagnósticos

Os critérios mais utilizados para avaliar a atividade de doença são a classificação de Truelove e Witts e o escore de Mayo (Tabelas 24.2 e 24.3). O primeiro é

**Tabela 24.2.** Classificação de Truelove e Witts

|  | Leve | Moderada | Grave |
|---|---|---|---|
| Evacuações/dia | < 4 | ≥ 4 | ≥ 6 (mais um critério abaixo) |
| Pulso | < 90 bpm | ≤ 90 bpm | > 90 bpm |
| Temperatura | < 37,5 °C | ≤ 37,8 °C | > 37,8 °C |
| Hemoglobina | > 11,5 g/dL | ≥ 10,5 g/dL | < 10,5 g/dL |
| VHS ou PCR | < 20 mm/h ou normal | ≤ 30 mm/h ou ≤ 30 mg/L | < 30 mm/h ou > 30 mg/L |

*Capítulo 24 • Retocolite Ulcerativa*

**Tabela 24.3.** Escore de Mayo

| Frequência de evacuações | |
|---|---|
| 0 | Normal para o paciente |
| 1 | 1 a 2 evacuações acima do normal |
| 2 | 3 a 4 evacuações acima do normal |
| 3 | 5 ou mais evacuações acima do normal |
| Subescore 0 a 3 | |
| **Sangramento retal** | |
| 0 | Ausente |
| 1 | Raias de sangue nas fezes em menos da metade das evacuações |
| 2 | Sangramento óbvio junto às fezes na maioria das evacuações |
| 3 | Sangramento predominante sem fezes |
| Subescore 0 a 3 | |
| **Achados endoscópicos** | |
| 0 | Normal ou inativa |
| 1 | Atividade leve (eritema, redução do padrão vascula, friabilidade leve) |
| 2 | Atividade moderada (eritema intenso, perda do padrão vascular, friabilidade, erosões) |
| 3 | Atividade grave (sangramento espontêneo, ulcerações) |
| Subescore 0 a 3 | |
| **Avaliação global do médico assistente** | |
| 0 | Normal |
| 1 | Doença leve |
| 2 | Doença moderada |
| 3 | Doença grave |
| Subescore 0 a 3 | |

exclusivamente clínico e particularmente útil na decisão entre aqueles pacientes que podem receber terapia oral e ambulatorial e aqueles que apresentam maior gravidade e risco de complicações, que requerem hospitalização e uso de drogas endovenosas. O escore de Mayo é mais utilizado para seguimento ambulatorial, levando em conta também a avaliação endoscópica. Existem diversos outros escores ainda sem validação, que avaliam a cicatrização da mucosa, mas são menos utilizados na prática clínica.

## Tratamento

O tratamento da RCU objetiva a cicatrização profunda da mucosa, que normalmente se correlaciona com a melhora clínica, e a remissão livre de corticosteroide, sendo determinado conforme a gravidade e a extensão da doença (Tabela 24.4).

- **Proctite:** mesalazina tópica, supositório ou enema, leva a remissão em 90% dos pacientes e a manutenção da remissão em 75% deles. Podem ser associados mesalazina oral e corticosteroide.

- **Colite esquerda/extensa:** quadros leves e moderados devem ser tratados com mesalazina tópica e oral na dose habitual com associação a corticoterapia oral. Pacientes com critérios de gravidade devem ser internados e avaliados quanto à necessidade de corticoterapia venosa.

- **Doença grave de qualquer extensão:** internação hospitalar, excluir causa infecciosa intestinal, hidratação e correção de distúrbios hidroeletrolíticos, retossigmoidoscopia, instituir profilaxia de tromboembolismo (enoxaparina SC dose profilática), suporte nutricional, acompanhamento multidisciplinar (inclusive pela equipe de gastroenterologia cirúrgica), evitar medicamentos anticolinérgicos, antidiarreicos, anti-inflamatórios não esteroidais (AINES) e opioides, suporte transfusional para manter hemoglobina entre 8-10 g/dL, manter terapia com mesalazina tópica (se tolerada) e oral, corticoterapia venosa, e iniciar antibióticoterapia com ciprofloxacino 500 mg 12/12 horas e metronidazol 500 mg 8/8 horas para evitar o translocamento bacteriano.

- **Colectomia:** paciente com quadros graves sem resposta a ciclosporina ou imunobiológicos após 4 a 7 dias devem ser encaminhados para tratamento cirúrgico.

*Capítulo 24 • Retocolite Ulcerativa*

**Tabela 24.4.** Tratamento da RCU

| Droga | Dose | Observações |
|---|---|---|
| Corticosteroide | ■ Endovenosa: Metilprednisolona 1 mg/kg<br>■ Oral: Prednisona 1 mg/kg | Não devem ser utilizados por longo período pelo elevado risco de infecções e efeitos colaterais, manter em dose alta por no máximo 8 semanas. Desmame progressivo da medicação até a sua suspensão. |
| Aminossalicilato<br>■ Mesalazina/<br>　Sulfassalazina | ■ Mesalazina supositório ou enema: 1 g via retal<br>■ Via oral:<br>　• Atividade: 3- 4 g/dia<br>　• Remissão: 1-2 g/dia | Associação das duas vias de administração sempre que possível - melhor resposta. Efeitos colaterais mais comuns: náuseas, cefaleia e epigastralgia. |
| Imunossupressor<br>■ Azatioprina<br>■ Mercaptopurina<br>■ Ciclosporina | ■ 2-2,4 mg/kg/dia<br>■ 1-1,5 mg/kg/dia<br>■ Indução: 2-4 mg/kg/dia BIC | Azatioprina/mercaptopurina apresentam pico de ação em torno de 2-3 semanas de uso; Estão indicadas para pacientes com doença grave refratária a corticoterapia (recorrência da doença na redução da corticoterapia para menos de 10 mg/dia até 3 meses do início do tratamento, ou até 3 meses após a suspensão do corticosteroide). A ciclosporina está indicada em paciente com doença grave refratária a corticoterapia (ausência de resposta VO em 7 dias e IV em 3 dias); É necessário dosagem do nível sérico para ajuste da dose da medicação (200-400 ng/mL); Uso com cautela em pacientes com baixos valores de colesterol total e magnésio devido ao aumento da incidência de efeitos adversos neurológicos (convulsão); Após 3 meses de uso, ocorre perda de efetividade da medicação. |
| Imunobiológicos (Anti-TNF-alfa)<br>■ Infliximabe<br><br>■ Adalimumabe | ■ Indução: 5 mg/kg IV semanas 0, 2 e 6<br>■ Manutenção: 5 mg/kg IV 8/8 semanas<br>■ Indução: semana 0 160 mg SC, semana 2 80 mg SC e semana 4 40 mg SC<br>■ Manutenção: 40 mg SC a cada 2 semanas | Para doença grave refratária a corticoterapia. Iniciados após investigação de tuberculose latente/ativa (teste tuberculínico e/ou IGRA negativo e radiografia de tórax sem alterações) e sorologia para hepatite B (HbsAg) negativa, pelo risco de reativação dessas doenças.<br>A escolha entre ciclosporina ou imunobiológico é baseada na disponibilidade da medicação, na dosagem de ciclosporinemia e na habilidade no manejo das drogas. Nosso serviço tem mostrado eficácia semelhante entre elas para rápida remissão. |
| Imunobiológico (Anti-integrina)<br>■ Vedolizumabe | ■ Indução: 300 mg IV semanas 0, 2 e 6<br>■ Manutenção: 300 mg IV 8/8 semanas | Indicado para o tratamento de doentes adultos com doença moderada a grave com resposta inadequada, perda de resposta ou intolerantes à terapêutica convencional ou a anti-TNF-α. Pela sua seletividade intestinal e menor risco de infecções oportunistas, além de menor formação de anticorpos que interferem no nível sérico, diminuindo a necessidade de associação com imunossupressores, também tem sido proposto para uso em pacientes graves virgens de tratamento com anti-TNF-α. |

# Fluxograma

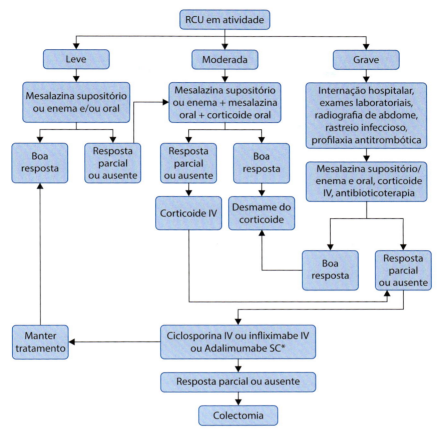

**Fluxograma 24.1.** Algoritmo de atendimento da retocolite ulcerativa.

# Bibliografia

Abraham C, Cho JH. Inflamatory bowel disease: mechanisms of disease. N Engl J Med 2009; 361:2066-78.

Brazilian Study Group of Inflamatory Bowel Diseases. Consensus Guidelines for the Management of Inflamatory Bowel Disease. Arq Gastroenterol. 2010; 47: 3.

Danese S, Fiocchi C. Ulcerative colitis: medical progress. N Engl J Med 2011; 365: 1713-25.

Diagnass A, Eliakim R, Magro F, Maaser C, Chowers Y, Geboes K, Mantzaris G, Reinisch W, Colombel J, Vermeire S, Travis S, Lindsay JO, Van Assche G. Second European evidence-based consensus on the diagnosis and management of ulcerative colitis part 1: Definitions and diagnosis. Journal of Crohn`s and Colitis 2012; 6:965-1030.

Diagnass A, Lindsay JO, Sturm A, Windsor A, Colombel J, Allez M, D'Haens G, D'hoore A, Mantzaris G, Movacek G, Oresland T, Reinisch W, Sans M, Stange E, Vermeire S, Travis S, Van Assche G. Second European evidence-based consensus on the diagnosis and management of ulcerative colitis part 2: Current management. Journal of Crohn`s and Colitis 2012; 6:991–90.

Feldman M, Friedman LS, Brandt LJ. Sleisenger & Fordtran: Tratado gastrointestinal e doenças do fígado. 9a ed. Rio de Janeiro: Elsevier, 2014.

Kornbluth A, Sachar DB, and The Practice Parameters Committee of the American College of Gastroenterology. Ulcerative Colitis Practice Guidelines in Adults. The American Journal of Gastroenterology2010: 105.

Peppercom MA, Kane SV. Clinical manifestation, diagnosis, and prognosis of ulcerative colitis in adults. In: Post, TW, editor. UpToDate. Waltham (MA): UpToDate; 2016.

# Capítulo 25

# Doença Celíaca

*Lívia Guimarães Moreira Koga*
*Cláudia Utsch Braga*

## Introdução

A doença celíaca (DC) é uma enteropatia imunomediada, que se desenvolve em indivíduos geneticamente predispostos, desencadeada pela exposição ao glúten (proteína presente no trigo, na cevada e no centeio). Afeta principalmente o intestino delgado, causando atrofia e prejuízo à função absortiva. Houve um aumento significativo na prevalência da doença ao longo dos últimos 50 anos e na taxa de diagnóstico nos últimos 10 anos, devido a maior sensibilidade e especificidade dos testes de rastreio, mas ainda é uma patologia subdiagnosticada. A prevalência varia entre diferentes populações, devendo-se essa diversidade a fatores genéticos e ambientais. É uma patologia comum, ocorre em cerca de 0,5 a 1% da população geral na maioria dos países e tem alta prevalência entre parentes de primeiro grau (cerca de 10%), denotando um forte componente genético. A DC ocorre principalmente em caucasianos, especialmente os de ascendência europeia, e parece ter uma prevalência maior no gênero feminino.

## Etiologia

A ocorrência intrafamiliar frequente e a associação com classe de HLA-DQ2 e/ou DQ8 levam à compreensão atual da doença celíaca como um distúrbio imunológico, que é desencadeado por um agente ambiental (glúten) em indivíduos com predisposição genética.

A fisiopatologia da DC envolve uma resposta imunológica tanto inata quanto adaptativa e, diferentemente das alergias alimentares, a DC não é mediada por IgE. Em vez disso, os fragmentos de glúten sofrem ação da enzima transglutaminase tecidual (TTG) presente no epitélio intestinal permitindo sua apresentação aos linfócitos T CD4, que levam a liberação de citocinas e aumento da permeabilidade intestinal e desencadeiam a resposta inflamatória. A resposta imune adaptativa envolve as células apresentadoras de antígenos como macrófagos, células dendríticas e as células B, que expressam a classe II de HLA DQ2 / DQ8 nas suas superfícies. Essas células interagem com células TCD4 específicas para gliadina, o que resulta na produção de anticorpos e alterações histológicas na mucosa intestinal, com aumento de linfócitos intraepiteliais, atrofia das vilosidades e hiperplasia de criptas.

## Quadro clínico

Embora classicamente uma doença de crianças, a doença celíaca frequentemente se apresenta mais tardiamente, podendo ser diagnosticada em qualquer faixa etária. Assim, o quadro clássico de uma criança com má absorção é muitas vezes substituído pela apresentação atípica da doença no adulto, com sintomas leves e inespecíficos ou mesmo apresentação assintomática (Tabela 25.1).

- Manifestações gastrointestinais: sintomas clássicos como diarreia, esteatorreia, distensão abdominal e flatulência.
- Manifestações secundárias à má absorção: atraso no crescimento, perda ponderal, anemia carencial, distúrbios neurológicos e osteopenia.

**Tabela 25.1.** Manifestações clínicas da doença celíaca

- Forma clássica: Má absorção intestinal sintomática. Podem ocorrer: diarreia crônica, dor abdominal, distensão abdominal, perda de peso e flatulência.
- Forma atípica: Ausência de sintomas ou poucos sintomas gastrointestinais, presença de sintomas atípicos, como anemia por deficiência de ferro, osteoporose ou osteopenia, infertilidade, baixa estatura. É a apresentação mais comum.
- Forma silenciosa: Diagnóstico ocasional, histológico ou sorológico, em indivíduos assintomáticos. Forma latente: Há duas formas: 1- Pacientes com diagnóstico prévio de DC que responderam à dieta isenta de glúten e apresentam histologia normal ou apenas aumento de linfócitos intraepiteliais. 2- Indivíduos com mucosa intestinal normal, sob dieta com glúten, que subsequentemente desenvolverão DC.
- Forma refratária: Pacientes com DC que não respondem a dieta isenta de glúten.

## Quem deve ser testado

Teste para a doença celíaca deve ser considerado nos pacientes com:
- Sintomas gastrointestinais: diarreia crônica ou recorrente, má absorção, perda de peso, esteatorreia, distensão abdominal. Isso inclui pacientes com sintomas de síndrome do intestino irritável ou intolerância à lactose;
- Sinais/sintomas como anemia por deficiência de ferro, folato ou vitamina B12, elevação persistente das transaminases, baixa estatura, puberdade tardia, perda fetal recorrente, RN de baixo peso, infertilidade, estomatite aftosa persistente, hipoplasia de esmalte dentário, neuropatia periférica idiopática, ataxia cerebelar não hereditária ou enxaquecas recorrentes;

**214** *Parte 4 • Intestino*

- Portadores de diabetes mellitus tipo 1, outras doenças autoimunes (como Hashimoto) e familiares de primeiro grau de indivíduos com DC devem ser testados em caso de sinais, sintomas ou evidência laboratorial de possível doença celíaca, uma vez que têm um risco aumentado. O teste pode ser considerado em parentes de primeiro grau assintomáticos, em particular as crianças, e naqueles com síndrome de Down.

O rastreio da população em geral não é recomendado. Triagem de pacientes com osteoporose também não é recomendada.

## Dermatite herpetiforme

O achado clínico clássico da dermatite herpetiforme é o desenvolvimento de múltiplas pápulas pruriginosas e vesículas agrupadas. Cotovelos, antebraços, joelhos, couro cabeludo, costas e nádegas estão entre os locais mais acometidos. O diagnóstico é confirmado histologicamente pela demonstração de depósitos de IgA com padrão granular na membrana basal subepidermal. Anticorpos contra a transglutaminase tecidual (anti-tTG) são elevados em pacientes com a doença, e os autoanticorpos são dirigidos principalmente contra a transglutaminase epidérmica. A dermatite herpetiforme é comum em pacientes com DC, e ambas estão associadas aos mesmos HLA. A dermatite herpetiforme também responde à retirada do glúten, no entanto, isso pode levar vários meses ou anos sem tratamento adicional.

## Exames complementares

Uma abordagem para o diagnóstico da doença celíaca é resumida na Figura 25.1.

Todos os testes devem ser realizados enquanto os pacientes estão em dieta sem a exclusão do glúten. O diagnóstico é estabelecido quando existe uma concordância entre os resultados sorológicos e a biópsia. Confirma-se quando os sintomas e as alterações histológicas regridem após introdução de dieta livre de glúten.

## Avaliação sorológica

Como regra geral, os testes devem começar com a avaliação sorológica. Os anticorpos antigliadina (AGA) foram utilizados durante décadas e são razoavelmente precisos quando existe uma elevada prevalência pré-teste de DC. No entanto, os anticorpos antiendomísio (EMA), antitransglutaminase tecidual (tTG) e antigliadina deaminada (DGP) são mais sensíveis e específicos. O antitransglutaminase tecidual IgA é o teste inicial de preferência para a detecção de doença celíaca em adultos, por ter boa sensibilidade e especificidade, além de custo mais acessível que os demais.

A IgA total deve ser medida, especialmente se o anti-tTG IgA for negativo, uma vez que indivíduos portadores de DC têm uma prevalência de deficiência seletiva de IgA maior que a da população geral. Em pacientes com deficiência de IgA, devem ser realizados testes baseados em IgG, de preferência antigliadina deaminada IgG (IgG DGP).

*Capítulo 25 • Doença Celíaca*

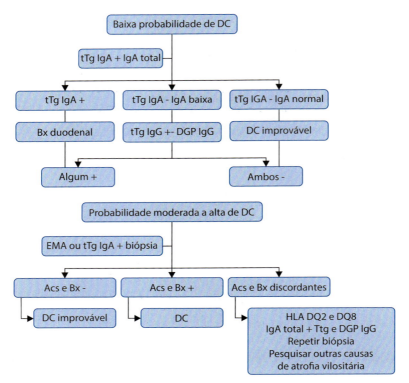

**Figura 25.1.** Algoritmo para diagnóstico da doença celíaca.

## Biópsia do intestino delgado

Os pacientes com sorologia positiva e os com alta probabilidade de DC (independentemente da sorologia) devem ser submetidos a uma endoscopia digestiva alta com biópsia duodenal para confirmar o diagnóstico. As características histológicas variam de uma alteração leve caracterizada apenas pelo aumento de linfócitos intraepiteliais (LIE) a uma mucosa plana com atrofia total de vilosidades e hiperplasia das criptas. Os achados histológicos na doença celíaca podem ser descritos usando-se a classificação de Marsh-Oberhuber (Tabela 25.2). A histologia com avaliação da altura das vilosidades, profundidade das criptas e densidade de LIE fornece o método mais sensível e preciso para monitorar a atividade da doença. A gravidade das alterações

**Tabela 25.2.** Classificação de Marsh Modificada (Oberhuber)

- Marsh I: lesão infiltrativa; arquitetura vilosa e mucosa normal; aumento de LIE (> 30-40 linfócitos por 100 enterócitos contados).
- Marsh II: lesão hiperplásica; semelhante ao Marsh I, mas apresenta também hiperplasia de criptas.
- Marsh III: lesão destrutiva; subdividido em IIIa - atrofia vilosa parcial; IIIb - atrofia vilosa subtotal; e IIIc - atrofia vilosa total.

histológicas no intestino delgado não está necessariamente correlacionada com a gravidade das manifestações clínicas.

## HLA DQ2/DQ8

O fator de risco genético mais importante para DC é a presença de HLA-DQ heterodímeros DQ2 (presente em cerca de 90% dos pacientes) e DQ8 (presente na maioria dos restantes). Não são necessários ao diagnóstico, mas podem ser úteis em caso de discordância entre sorologia e biópsia ou em pacientes já em dieta isenta de glúten.

## Resultados discordantes entre biópsia e anticorpos

Devem ser pesquisados HLA-DQ2 e DQ8, e a negatividade para eles tem valor preditivo negativo de cerca de 100% para DC. Portanto, se ausentes, a doença é excluída, e caso a biópsia evidencie atrofia duodenal devem ser pesquisadas outras causas (Tabela 25.3).

Os pacientes que têm uma sorologia positiva, mas com histologia normal ou não diagnóstica quando em dieta sem glúten e que são positivos para HLA DQ2/DQ8, devem ser submetidos a um desafio com 3 g de glúten / dia durante 2 semanas e, se tolerado, mantido por um período adicional de 6 semanas, seguido de biópsia duodenal. Sorologia deve ser realizada ao final do desafio e, caso negativa, deve ser repetida em 2 a 8 semanas (*gluten challenge*). Os pacientes que optam por continuar em uma dieta livre de glúten, sem sofrer o desafio formal, podem ser tratados de maneira semelhante àqueles com doença celíaca.

**Tabela 25.3.** Outras causas de atrofia das vilosidades duodenais

- Espru tropical
- Supercrescimento bacteriano do intestino delgado
- Enteropatia autoimune
- Hipogamaglobulinemia
- Enteropatia associada a drogas (por exemplo, olmesartana)
- Doença de Whipple
- Espru colagenoso
- Doença de Crohn
- Enterite eosinofílica
- Linfoma intestinal
- Tuberculose intestinal
- Enterite infecciosa (por exemplo, giardíase)
- Doença do enxerto *versus* hospedeiro
- Subnutrição
- Enteropatia associada a síndrome de imunodeficiência adquirida

*Capítulo 25 • Doença Celíaca*

## Tratamento

Elementos-chave no tratamento da DC: consulta com um nutricionista qualificado, aderência à dieta sem glúten a longo prazo, educação sobre a doença, identificação e tratamento de deficiências nutricionais.

A eliminação do glúten na dieta é indicada para todas as formas clínicas da doença, exceto pacientes com DC latente, que atualmente não são aconselhados a seguir a dieta livre de glúten, mas devem continuar a ser monitorados.

As principais fontes de glúten na dieta são o trigo, o centeio e a cevada, e, portanto, alimentos com esses grãos devem ser excluídos. Pacientes com doença celíaca podem ter intolerância à lactose secundária, com baixa tolerância ao consumo de produtos lácteos. A aveia deve ser introduzida na dieta com cautela, cerca de 50 a 60 g/dia, pelo risco de contaminação com outros cereais, e os pacientes devem ser monitorados para reações adversas. Pacientes com doença grave devem evitar a aveia.

A capacidade de tolerar o glúten na dieta é altamente variável entre os pacientes com DC. Embora alguns sejam extremamente sensíveis mesmo a pequenas quantidades de glúten, outros podem tolerar a reintrodução de pequenas quantidades na sua dieta sem apresentar sintomas após alcançar a remissão. A dieta sem glúten deve ser rigorosa para todos os pacientes, independentemente dos sintomas clínicos. Apesar de oligossintomáticos, podem ter uma variedade de deficiências de micronutrientes e risco de ter sequelas clínicas, como a perda óssea devido à deficiência de vitamina D, anemias carenciais, entre outras. Além disso, existe maior risco de malignidade (doença linfoproliferativa e câncer do trato gastrointestinal) em pacientes com DC comparados com a população geral, que é menor nos pacientes aderentes à dieta.

O tempo de resposta a uma dieta livre de glúten é variável. Aproximadamente 70% dos pacientes apresentam melhora clínica perceptível dentro de 2 semanas, mas os sintomas melhoram mais rápido do que a histologia.

Após 4 a 6 semanas de dieta livre de glúten, devem ser reavaliados e mantido o monitoramento em intervalos regulares com avaliação dos sintomas e da adesão à dieta (tanto pela história clínica quanto pelos testes sorológicos), além da pesquisa de complicações da doença. A exclusão do glúten da dieta resulta em um declínio gradual nos títulos de anticorpos e normalização em 3 a 12 meses. A normalização dos anticorpos não indica de modo confiável a recuperação da atrofia vilositária, e sua alteração não é um indicador sensível de transgressão alimentar. A necessidade de uma biópsia de seguimento em pacientes com melhora clínica é controversa, mas deve ser realizada em pacientes que não respondem à dieta sem glúten.

Devem ser pesquisados deficiência de vitaminas (A, D, E, B12), cobre, zinco, caroteno, ácido fólico, ferritina, ferro, e o tempo de protrombina (deficiência de vitamina K). A deficiência de tiamina, vitamina B6, magnésio e selênio também pode ocorrer, dependendo da gravidade da doença e deve ser pesquisada na presença de sinais/sintomas.

Osteopenia e osteoporose são frequentes na DC. Relacionam-se com hiperparatireoidismo secundário à deficiência de vitamina D, e podem ocorrer em pacientes sem sintomas gastrointestinais, devendo ser pesquisadas em todos os celíacos.

Na ausência de resposta à dieta, pesquisar baixa adesão ou ingestão de glúten inadvertida, excluir diagnósticos diferenciais (Tabela 25.3) e considerar DC refratária.

A causa da DC refratária é desconhecida. É possível que alguns pacientes com essa condição tenham sensibilidade a outro componente alimentar que não o glúten. Devem ser acompanhados de perto e receber suporte nutricional agressivo, incluindo a nutrição parenteral se necessário. O tratamento é baseado em imunossupressão, tradicionalmente com corticosteroides. Pacientes graves geralmente começam com hidrocortisona (100 mg IV cada 6h) e por via oral naqueles que toleram a dieta oral (prednisona 40 a 60 mg/dia ou budesonida 6-12 mg/dia), com redução gradual da dose. Os que não respondem a corticoterapia podem precisar da associação com imunossupressores como azatioprina, 6-mercaptopurina (2 mg/kg/dia), ou metotrexato (25 mg/semana). Jejunite ulcerativa e linfoma intestinal devem ser considerados em pacientes sem resposta.

O larazotide, um novo peptídeo oral que modula as junções celulares intestinais reduzindo a permeabilidade intestinal, pode reduzir os sintomas em pacientes com exposição inadvertida ao glúten. No entanto, mais estudos são necessários para determinar se ele é seguro e eficaz para pacientes com sintomas persistentes.

## Diagnóstico diferencial

O diagnóstico diferencial das alterações endoscópicas e histológicas deve ser feito com outras patologias que causam atrofia das vilosidades duodenais, levando a diarreia, que não respondem à retirada do glúten da dieta (Tabela 25.3).

## Conclusão

A doença celíaca é uma condição imunomediada, geneticamente determinada, que leva a atrofia da mucosa do intestino delgado após exposição ao glúten dietético e melhora morfológica quando uma dieta livre de glúten é introduzida. É uma das principais causas de síndrome disabsortiva, presente em cerca de 1% da população geral, e ainda subdiagnosticada em nosso país. O único tratamento disponível é a dieta isenta de glúten, que leva à normalização dos quadros clinico, endoscópico e histológico, e deve, portanto, ser seguida à risca. Novos tratamentos estão em estudo, mas ainda sem comprovação de seu benefício e segurança a longo prazo.

## Bibliografia

Ludvigsson JF, Bai JC, Biagi F, et al. Diagnosis and management of adult coeliac disease: guidelines from the British Society of Gastroenterology. Gut 2014;63:1210–28.

Rubio-Tapia A, Hill ID, Kelly CP, et al. ACG clinical guidelines: diagnosis and management of celiac disease. Am J Gastroenterol 2013;108:656 - 76; quiz 77.

Schuppan D. Pathogenesis, epidemiology, and clinical manifestations of celiac disease in adults. UpToDate. 2016. Disponível em: http://www.uptodate.com/online.

# Capítulo 26

# Síndrome do Intestino Irritável

*Lívia de Almeida Costa*
*Eduardo Antonio André*

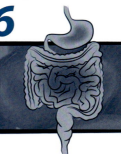

## Introdução

A síndrome do intestino irritável (SII) é uma condição funcional crônica, relevante devido à alta prevalência, importante morbidade e custos elevados. Trata-se de uma das desordens mais frequentes do trato gastrointestinal e acomete aproximadamente 11% da população adulta. Apresenta importante impacto socioeconômico, com piora na qualidade de vida, realização de maior número de exames, procedimentos invasivos e cirurgias. Apesar disso, não há associação com aumento da mortalidade e nem com risco de desenvolver outras doenças gastrointestinais.

Existem poucos estudos sobre incidência, pois há uma discrepância entre a ocorrência dos primeiros sintomas e o diagnóstico. Estima-se que nos EUA cerca de 30% dos pacientes procuram atendimento médico, sendo que 80% desses apresentam diarreia. Após um ano do diagnóstico, 30 a 45% dos pacientes se apresentarão assintomáticos, potencialmente em remissão, porém, após dez anos, 50 a 70% apresentam quadro clínico persistente e, mesmo após a resolução dos sintomas, cerca de 45% dos pacientes desenvolvem outra condição funcional (como fibromialgia ou dispepsia funcional) ou doença do refluxo gastroesofágico.

Pode ocorrer em todas as idades, com pico de prevalência entre os 20 e 39 anos. Há maior prevalência no sexo feminino (2 mulheres para cada 1 homem), sendo semelhante entre negros e brancos. Não há associação com fatores econômicos, porém fatores genéticos e sociais são possivelmente relacionados. O risco relativo é duas vezes maior em pacientes que tenham familiares de primeiro grau acometidos.

## Etiologia

A fisiopatologia da SII é complexa, heterogênea, ainda não totalmente esclarecida, com patogênese multifatorial. Tem sido convencionalmente considerada uma doença sem alteração estrutural, entretanto, evidências crescentes sugerem anormalidades orgânicas, de forma que a SII pode não se manter por muito tempo como um distúrbio funcional.

Múltiplos fatores podem contribuir para a ocorrência dos sintomas, envolvendo fatores bioquímicos e físicos, como alteração na motilidade gastrointestinal, hipersensibilidade visceral e interação cérebro-intestino. Novas áreas de pesquisa incluem avaliação de componente inflamatório, grau de inflamação pós-infecção, fatores imunes e genéticos, fatores dietéticos, alterações nas células enteroendócrinas e na microbiota.

O eixo cérebro-intestino tem comunicação bidirecional e age monitorizando e integrando a função intestinal e a interferência dos efeitos ambientais. Situações de estresse podem induzir a hipersensibilidade visceral e aumento de motilidade colônica. Tem sido demonstrada hipersensibilidade no segmento colorretal de pacientes com SII, por meio do teste com distensão retal após a insuflação de balão. Além disso, o intestino contém um grande número de células neuroendócrinas que secretam substâncias sinalizadoras como a serotonina, que afeta a motilidade, sensibilidade e secreção intestinal, com aumento dos seus níveis plasmáticos em pacientes com SII forma diarreica e redução nos pacientes com a forma constipada. Atua em vários receptores presentes no epitélio intestinal, sendo que os receptores $5HT_3$ e $5HT_4$ são importantes alvos terapêuticos no manejo da SII.

As células inflamatórias estão aumentadas em um subgrupo de pacientes com SII, sugerindo que uma doença inflamatória de baixo grau pode estar presente, levando à produção de mediadores e aumento da sensibilidade aferente mesentérica.

Condições psiquiátricas, como depressão, ansiedade e somatização, frequentemente coexistem com a SII, sendo mais prevalentes do que na população geral. O estresse pode gerar alterações que vão desde a modificação da microbiota, provocando alterações na fisiologia intestinal, até a liberação de hormônios como a noradrenalina.

Evidências limitadas, mas crescentes, apontam para o componente genético na SII, sendo demonstrada maior prevalência em familiares do que nos controles saudáveis e maior concordância entre gêmeos monozigóticos do que em dizigóticos. Alguns genes podem estar implicados, porém são necessárias evidências confirmatórias adicionais.

O papel da intolerância alimentar permanece questionável, não sendo documentado qualquer tipo de alergia alimentar nesse grupo de pacientes, embora cerca de 60% deles relacionem seus sintomas a alimentos específicos. A ingestão de alimentos fermentáveis pobremente digeríveis (FODMAP´s – *Fermentable Oligo-Di-Monosaccharides and Polyols*) e fibras insolúveis, que são pobremente absorvidos, propiciam a formação de ácidos graxos de cadeia curta por meio da fermentação bacteriana, ocasionando aumento da pressão osmótica e produção de gases, contribuindo para a distensão e dor abdominal, além da interação com células neuroendócrinas, alterando a secreção de hormônios. Formas sutis de intolerância ao glúten podem estar presentes, porém, na ausência de diagnóstico definitivo de doença celíaca, a dieta isenta de glúten não tem benefício comprovado.

Nos pacientes com SII a interação entre a imunidade entérica e a microbiota parece estar desregulada. A alteração da composição e da atividade metabólica da flora bacteriana indiretamente ativa a imunidade mucosa, por meio de receptores específicos, desencadeando um processo inflamatório, com aumento da permeabilidade intestinal e redução da função de barreira, ocasionando disfunção no sistema sensorial e motor do intestino, responsável pelos sintomas da SII. Os metabólitos da fermentação bacteriana também podem exercer efeito na motilidade do trato gastrointestinal. Uma das evidências mais convincentes do papel da microbiota como fator predisponente da SII é que um quadro agudo de gastrenterite bacteriana pode ser crítico na patogênese da SII, com maior risco em pacientes jovens, do sexo feminino e com quadro prolongado de diarreia após o ataque inicial, além de fatores de virulência relacionados à bactéria, porém não se relaciona com nenhum micro-organismo específico. A ocorrência de SII após gastroenterite infecciosa é responsável por 6 a 17% dos casos de SII, sendo os achados clínicos predominantes na forma diarreica. Tem sido demonstrada a associação de supercrescimento bacteriano do intestino delgado e SII, porém há inconsistência nos achados dos estudos, com prevalência variando de 10 a 84%, devido a problemas metodológicos e ausência de técnicas de validação dos testes utilizados, devendo-se interpretar essa associação com cautela.

## Quadro clínico

A SII é um distúrbio do trato gastrointestinal classificado como uma desordem funcional. Caracteriza-se por quadro crônico de dor abdominal, episódica ou recorrente, associada à alteração do hábito intestinal, não explicada por anormalidade anatômica ou metabólica. Não há nenhum biomarcador ou investigação definitiva até o presente momento, sendo o diagnóstico baseado em critérios clínicos. Os Critérios de Roma IV (2016) são recomendados para o diagnóstico, porém não há avaliação de sensibilidade e especificidade desses critérios, pois não existe padrão-ouro para o diagnóstico de Síndrome do Intestino Irritável.

### Critérios de Roma IV

Presença de dor abdominal recorrente, com pelo menos um episódio por semana, nos últimos três meses, com início há pelo menos seis meses, acompanhado de dois ou mais dos seguintes:

- Relaciona-se com a defecação (piora ou alívio);
- Alteração na consistência das fezes;
- Alteração na frequência das evacuações.

O diagnóstico baseado nesses critérios requer a ausência de sinais de alarme, como história de sangramento no trato gastrointestinal, anemia, perda de peso inexplicada, história familiar de neoplasia colorretal ou doença inflamatória intestinal, e idade acima de 50 anos. A presença de sinais de alarme não invalida o diagnóstico de SII, porém é necessário investigação para excluir causas orgânicas.

A SII não pode ser diagnosticada na ausência de dor abdominal. Trata-se do sintoma mais frequente e tipicamente relaciona-se com a defecação. Geralmente é difusa, com intensidade variável e pode piorar em situações de estresse. Não é

*Capítulo 26 • Síndrome do Intestino Irritável*

**223**

progressiva e não se relaciona com despertar noturno, nem com anorexia, desnutrição, fraqueza ou emagrecimento.

O quadro diarreico pode se manifestar com aumento no número das evacuações, fezes líquidas ou pastosas, urgência, sensação de evacuação incompleta e presença de muco nas fezes. Já a constipação pode ser definida como redução na frequência das evacuações ou alteração na consistência das fezes, passagem difícil das fezes pelo canal anal, esforço evacuatório excessivo e sensação de evacuação incompleta. Frequentemente os pacientes queixam-se de distensão abdominal gasosa e secreção de muco nas fezes, porém esses sintomas não fazem parte dos critérios clínicos.

O exame físico é muito importante para identificar possíveis condições orgânicas. A presença de ascite, hepatomegalia ou massa abdominal requer investigação complementar. A avaliação da região anorretal é mandatória a fim de identificar causas de sangramento digestivo baixo e avaliar a tonicidade de esfíncter anorretal.

## Classificação

Os pacientes diagnosticados pelos Critérios de Roma IV são subdivididos, de acordo com o padrão de evacuação, em diarreicos, constipados, mistos (alternam períodos de constipação e diarreia) e indeterminados (não preenchem critérios para as outras classificações). Em um estudo de base populacional com 317 pacientes com SII, 36% deles apresentavam a forma diarreica, 34% a forma constipada e 31% a forma mista. Apesar dessa classificação, os sintomas são frequentemente variáveis e intermitentes, com mudança do hábito intestinal de um padrão para o outro em até 75% dos casos em um ano. É importante avaliar de forma objetiva o aspecto das fezes, sendo utilizada rotineiramente nos ensaios clínicos, de forma prática, a Escala de Bristol (Figura 26.1).

## Subtipos de SII (Figura 26.2)

- SII predominantemente constipada: mais de 25% das evacuações com formato das fezes de aspecto 1 e 2 da escala de Bristol e menos de 25% das evacuações com formato das fezes com aspecto 6 e 7 da escala de Bristol;
- SII predominantemente diarreica: mais de 25% das evacuações com formato das fezes de aspecto 6 e 7 da escala de Bristol e menos de 25% das evacuações com formato das fezes com aspecto 1 e 2 da escala de Bristol;
- SII mista: mais de 25% das evacuações com formato das fezes de aspecto 6 e 7 da escala de Bristol e mais de 25% das evacuações com formato das fezes com aspecto 1 e 2 da escala de Bristol.
- SII indeterminada: não preenche nenhum dos padrões citados acima.

## Diagnóstico

O diagnóstico da SII é baseado em critérios clínicos, exame físico, com realização mínima de exames laboratoriais e, quando indicado, realização de colonoscopia.

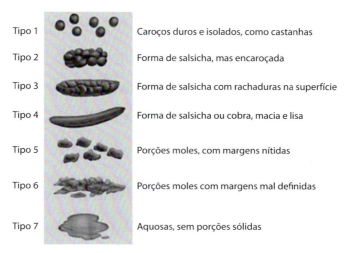

**Figura 26.1.** Escala de Bristol (adaptada de: Rome IV – Functional Gastrointestinal Disorders: Bowel disorders, 2016).

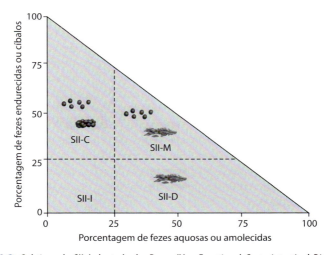

**Figura 26.2.** Subtipos de SII (adaptada de: Rome IV – Functional Gastrointestinal Disorders: Bowel disorders, 2016).

Não há nenhum teste diagnóstico padrão-ouro. O diagnóstico da SII requer a presença dos critérios de Roma IV, citados anteriormente, na ausência de sinais de alarme, sendo a indicação de exames complementares limitada. Como outras condições clínicas podem mimetizar a SII, como, por exemplo, a doença inflamatória intestinal, doença celíaca, colite microscópica e intolerância à lactose ou frutose, alguns exames podem ser necessários para distinguir com maior acurácia essas condições. Entretanto, a maioria dos pacientes que preenchem os Critérios de Roma

IV, na ausência de sinais de alarme, permite o diagnóstico dessa condição. A realização rotineira de testes complementares em todos os pacientes não é recomendada.

## Exames complementares

A realização de exames complementares como hemograma, função tireoideana, pesquisa de parasitas nas fezes e exames de imagem do abdome ou colonoscopia, não são indicados para todos os pacientes. Aqueles que apresentam sinais de alarme necessitam de pronta investigação e o exame de escolha é a colonoscopia, a fim de excluir outras doenças do cólon, em especial o câncer colorretal. Embora pessoas idosas possam desenvolver a SII, a prevalência de doenças orgânicas aumenta com a idade, sendo recomendado o diagnóstico diferencial com outras condições clínicas. As evidências da associação entre SII e supercrescimento bacteriano de intestino delgado são conflitantes, não sendo recomendada sua investigação rotineiramente.

A realização de exames laboratoriais, como o hemograma, permite identificar anemia e alterações na contagem de leucócitos, além de poder indicar investigação complementar. A dosagem sérica de proteína C reativa e a dosagem fecal de calprotectina auxiliam na diferenciação com doença inflamatória intestinal em pacientes que apresentam formas de SII não constipadas. Avaliação rotineira da função tireoideana não é recomendada, mas deve ser realizada se houver indícios clínicos sugestivos de tireoideopatia. A pesquisa sorológica para doença celíaca deve ser feita nos pacientes com SII nas formas diarreica e mista refratárias ao tratamento clínico. A endoscopia digestiva alta com biópsias de duodeno é recomendada se os anticorpos para doença celíaca forem positivos ou se a suspeita clínica para doença celíaca for alta. A pesquisa de parasitas e bactérias nas fezes pode ser útil nos pacientes que apresentam a forma diarreica, especialmente nos países em desenvolvimento, onde essas condições são prevalentes. Os testes respiratórios para excluir má absorção de alguns nutrientes podem ser úteis nos pacientes que apresentam a forma diarreica.

A colonoscopia é indicada em pacientes com 50 anos ou mais, nos que apresentam sinais de alarme e naqueles com a forma diarreica refratária ao tratamento clínico. Biópsias de diferentes segmentos do cólon são necessárias para a exclusão de colite microscópica.

## Tratamento

É muito importante, para o sucesso do tratamento, que o paciente seja esclarecido sobre o diagnóstico e explicado sobre a evolução benigna dessa condição. A terapêutica deve ser direcionada à severidade dos sintomas e ao subtipo da SII. Embora os dados sejam limitados, modificações no estilo de vida, como a prática de exercício físico, sono regular e redução do estresse, podem melhorar os sintomas. O tratamento envolve psicoterapia, manejo dietético e sintomático.

Os fatores psicológicos são importantes gatilhos no início e perpetuação dos sintomas. Algumas comorbidades, como depressão, ansiedade e somatização, estão frequentemente associadas à SII, de forma que a psicoterapia desempenha um importante papel no manejo desses pacientes. Outras modalidades, como a terapia cognitiva, hipnoterapia e uso de ansiolíticos ou antidepressivos, têm papel importante nessa abordagem, atuando na fisiopatologia do sistema nervoso entérico e reduzindo a dor visceral. Os antidepressivos tricíclicos, como a amitriptilina, em doses baixas, são efetivos para o controle dos sintomas, pois prolongam o tempo de trânsito intestinal em pacientes diarreicos, com melhora global significativa dos sintomas e redução no número de evacuações. Podem ter como efeitos colaterais boca seca, constipação e sonolência. Já os antidepressivos bloqueadores seletivos da recaptação de serotonina, como a fluoxetina e paroxetina, reduzem o trânsito oro-cecal nos pacientes constipados, proporcionando alívio global dos sintomas.

A associação entre a dieta e o desenvolvimento dos sintomas na SII é reportada com frequência, provavelmente por influenciar a composição e atividade metabólica da microbiota. A suplementação dietética de fibras é comumente feita na prática clínica, especialmente nos pacientes constipados, por aumentar o volume do bolo fecal, embora piore a distensão abdominal e a flatulência. Em uma revisão de 12 ensaios clínicos randomizados pela *Cochrane* não foi identificado benefício de fibras solúveis e insolúveis sobre o placebo no alívio da dor, apesar de melhorar a constipação. A restrição dietética de glúten pode aliviar os sintomas em alguns casos, porém não é recomendada rotineiramente. A dieta com restrição dos FODMAP reduz a fermentação e alivia os sintomas em alguns pacientes com SII, porém os resultados ainda são controversos.

Agentes antiespasmódicos são efetivos no alívio da dor abdominal por reduzirem a contratilidade pós-prandial e são considerados como primeira linha de tratamento em todos os subtipos de SII, superiores ao placebo. Atuam por meio de diferentes mecanismos como bloqueio nos canais de cálcio, antagonismo dos receptores muscarínicos e opioides nas células musculares lisas. Os mais utilizados na prática clínica são o bromento de pinavério, brometo de otilônio, trimebutina e mebeverina. Podem apresentar efeitos colaterais relacionados à ação anticolinérgica.

Nos pacientes com SII diarreica, análogos opioides periféricos como a loperamida constituem uma boa opção, pois inibem a peristalse e a aumentam a absorção intestinal de água, diminuindo o número de evacuações e melhorando a consistência das fezes, porém com pouco efeito sobre a dor abdominal. Pode ser utilizada tanto de forma regular quanto esporádica. Existem evidências crescentes de que os ácidos biliares estejam envolvidos na fisiopatologia da SII diarreica, com alguns estudos piloto avaliando a ação de quelante de sais biliares nessa condição.

A terapia alvo com os antagonistas do receptor $5HT_3$, como o alosteron, foram aprovados pela FDA, com algumas restrições, no tratamento de mulheres com a SII diarreica sem alívio com o tratamento convencional. Apresenta efeitos benéficos no alívio da dor e do desconforto abdominal, melhorando a urgência, a frequência evacuatória e a consistência das fezes. No entanto, essa droga pode estar associada a efeitos colaterais graves, porém raros, como constipação, colite isquêmica e até morte. Outros antagonistas do receptor $5HT_3$, como ondasetron e ramosetron, parecem ser efetivos nesse subgrupo de pacientes. Uma nova droga que atua com mecanismo misto de agonista e antagonista de diferentes receptores opioides é a eluxadoline, que tem sido desenvolvida para pacientes com a SII diarreica.

Nos pacientes constipados, os laxantes osmóticos como polietilenoglicol são superiores ao placebo por melhorar a consistência das fezes e reduzir o esforço evacuatório,

*Capítulo 26 • Síndrome do Intestino Irritável*　　　　　**227**

embora não tenham efeito na dor abdominal na SII. Laxantes irritativos não são recomendados por ocasionarem dependência e tolerância. Os agonistas do receptor $5HT_4$, como o tegaserode e a prucaloprida, aumentam os movimentos intestinais, aumentando o número de evacuações, com boa resposta em pacientes constipados. O tegaserode foi retirado do mercado por aumentar o risco de eventos cardiovasculares adversos. Outra opção terapêutica é o uso do lubisprostone, que atua como agonista seletivo dos canais de cloro tipo 2 localizados no lúmen intestinal e pode ser usado nos pacientes com SII constipada. O linaclotide atua como agonista da guanilato ciclase, promovendo alívio da dor abdominal e melhora dos movimentos, com efeitos superiores ao placebo em diversos estudos, sendo a diarreia o efeito colateral mais frequente.

As evidências crescentes de alteração da microbiota e possível associação com supercrescimento bacteriano do intestino delgado na SII tornam a abordagem da composição da microbiota um alvo terapêutico promissor. Ensaios clínicos randomizados demonstraram que antibióticos não absorvíveis e de amplo espectro, como a rifaximina (550 mg, 2-3 vezes ao dia), quando utilizados por curto período (14 dias), melhoraram a consistência das fezes, além da dor e da distensão abdominal a curto prazo, com efeito a longo prazo ainda indefinidos. Os probióticos configuram uma opção segura e atuam por meio da alteração da composição da flora intestinal. Estudos randomizados demonstram benefício no alívio de alguns sintomas como distensão e flatulência, com efeitos modestos no alívio da dor abdominal, porém as evidências são fracas devido à heterogeneidade das cepas utilizadas, sendo necessários novos estudos para confirmar esse benefício e definir as melhores cepas e forma de administração. Dados preliminares também demonstraram resposta favorável ao transplante fecal a fim de restabelecer a microbiota intestinal saudável, baseados no seu papel na fisiopatogenia da SII.

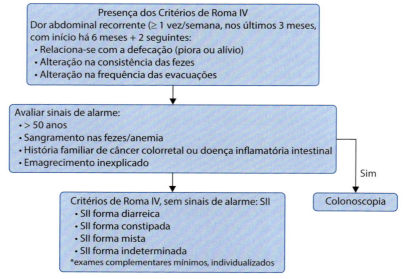

**Figura 26.3.** Fluxograma da presença dos critérios de Roma IV.

**Tabela 26.1.** Terapia para SII forma diarreica

| Terapia para SII forma diarreica | Posologia |
|---|---|
| Dieta | ■ Sem restrição específica; individualizar |
| Probióticos | ■ Controverso |
| Antibióticos | ■ Controverso<br>■ Rifaximina 550 mg, 2-3 ×/dia, 14 dias |
| Antagonistas do 5-HT3 | ■ Alosteron (0,5-1,0 mg, 2 ×/dia)<br>■ Ondasetrona (4-8 mg, 2 ×/dia)<br>■ Ramosteron (5 μg ao deitar) |
| Agonista opioide | ■ Loperamida, 2-4 mg, se necessário (até 16 mg ao dia) |
| Quelantes de sais biliares | ■ Colestiramina, 4 g, 2-3 ×/dia<br>■ Colestipol, 2 g à noite<br>■ Colsevelam, 625 mg à noite |

**Tabela 26.2.** Terapia para SII forma constipada

| Terapia para SII forma constipada | Posologia |
|---|---|
| Laxantes osmóticos | ■ Polietilenoglicol 17-34 g/dia |
| Fibras | ■ Controverso<br>■ Psylium, 30 g/dia, em doses divididas |
| Ativadores dos canais de cálcio | ■ Libiprostona (8 mg, 2 ×/dia) |
| Agonistas da Guanilato ciclase C | ■ Linaclotídeo 290 μg (1 ×/dia) |

**Tabela 26.3.** Terapia para dor abdominal na SII

| Terapia da dor abdominal na SII | Posologia |
|---|---|
| Antiespasmódicos | ■ Brometo de Otilônio (40-80mg, 2-3x/dia)<br>■ Mebeverina (135 mg, 3 ×/dia) |
| Inibidores seletivos da recaptação de Serotonina | ■ Paroxetina (10-40 mg, à noite)<br>■ Sertralina (25-100 mg, à noite)<br>■ Citalopram (10-40 mg, à noite) |
| Tricíclicos | ■ Amtriptilina (10-50 mg, à noite) |

*Capítulo 26 • Síndrome do Intestino Irritável*

# Bibliografia

Canavan C, West J, Card T. The epidemiology of irritable bowel syndrome. Clinical Epidemiology. 2014; 6: 71-80.

Chang FY. Irritable bowel syndrome: the evolution of multi-dimensional looking and multidisciplinary treatments. World J Gastroenterol. 2014; 20(10): 2499-2514.

Collins SM. A role for the gut microbiota in IBS. Nat.Rev.Gastroenterol.Hepatol. 2014; 11: 497 – 505.

El-Salhy M, Gundersen D, Gilja OH, Hatlebakk JG, Hausken T. Is irritable bowel syndrome an organic disorder? World J Gastroenterol. 2014; 20(2): 384-400.

El-Salhy M, Irritable bowel syndrome: Diagnosis and pathogenesis. World J Gastroenterol. 2012; 18(37): 5151-5163.

Feldman M, Friedman LS, Brandt LJ. Tratado gastrointestinal e doenças do fígado. 9a Ed. Rio de Janeiro (RJ): Elselvier; 2014. 2 vol.

Heitkemper M, Jarret M, Sang-Eun J. Update on irritable bowel syndrome program of research. J Korean Acad Nurs. 2013; 43 (5): 579-586.

Lacy EB, Mearin F, Chang L, Chey WD, Lembo AJ, Simren M, Spiller R. Rome IV – Functional Gastrointestinal Disorders: Bowel disorders. Gastroenterology. 2016; 150: 1393-1407.

Lee BJ, Bak YT. Irritable bowel syndrome, gut microbiota and probiotics. J Neurogastroenterol Motil. 2011; 17: 252-266.

Lee YJ, Park KS. Irritable bowel syndrome: emerging paradigm in pathophysiology. World J Gastroenterol. 2014; 20(10): 2456-2469.

Lovell RM, Ford AC. Global prevalence of and risk factors for irritable bowel syndrome: A meta-analysis. Clinical Gastroenterology and Hepatology. 2012; 10(7): 712-721.

Shanahan F, Quigley EMM. Manipulation of the microbiota for treatment of IBS and IBD – Challenges and controversies. Gastroenterology. 2014; 146: 1554-1563.

Sikander A, Rana SV, Prasad KK. Role of serotonin in gastrointestinal motility and irritable bowel syndrome. Clinica Chimica Acta. 2009; 403: 47-55.

Simrén M, Barbara G, Flint HJ, Spiegel BMR, Spiller RC, Vanner S, Verdu EF, Whorwell PJ, Zoetendal EG. Intestinal microbiota in functional bowel disorders: a Rome foundation report. Gut. 2013; 62: 159-176.

Spiegel BMR, Farid M, Esrailian E, Talley J, Chang L. Is irritable bowel syndrome a diagnosis of exclusion? A survey of primary care providers, gastroenterologists, and IBS experts. Am j Gastroenterol. 2010; 105(4): 848-858.

Spiller R, Aziz Q, Creed F, Ammanuel A, Houghton L, Huning P, Jones R, Kumar D, Rubin G, Trudhill N, Whorwell P. Guidelines on the irritable bowel syndrome: mechanisms and pratical management. Gut. 2007; 56: 1770-1798.

Thabane M, Kottachchi DT, Marshall JK. Systematic review and meta-analysis: The incidence and prognosis of post-infectious irritable bowel syndrome. Aliment Pharmacol Ther. 2007; 26(4): 535-544.

Wilkins T, Pepitone C, Alex B, Schade RR. Diagnosis and management of IBS in adults. American Family Physician. 2012; 86 (5): 419-426.

Wilson S, Roberts L, Roafle A, Bridge P, Singh S. Prevalene of irritable bowel syndrome: a community survey. British Journal of General Pratice. 2004; 54: 495-502.

# Capítulo 27

# Síndrome do Intestino Curto

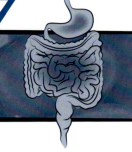

Naiane de Melo Carvalho
Eduardo Antonio André

## Introdução

O intestino delgado tem de 300 a 850 cm, porém a maioria dos macronutrientes é absorvida nos primeiros 150 cm proximais. Não existe consenso quanto à definição do tamanho mínimo de comprimento de intestino residual necessário para o diagnóstico de síndrome do intestino curto (SIC), mas estimativas sugerem que aproximadamente 200 cm de intestino residual sejam necessários para garantir adequada absorção. Pacientes com SIC incapazes de satisfazer as necessidades nutricionais enterais e que necessitem de nutrição parenteral (NP) são portadores de falência intestinal.

Embora grande parte dos cuidados oferecidos a esses pacientes ocorra principalmente em ambiente domiciliar, é de fundamental importância que gastroenterologistas tenham conhecimento quanto à fisiopatologia e às complicações da doença.

A prevalência de SIC é difícil de ser avaliada pela falta de dados de incidência da doença, uma vez que as estatísticas atuais contemplam somente pacientes que necessitam de NP. Estima-se que entre 10.000 e 15.000 pacientes nos EUA e Europa necessitem de NP.

## Etiologia

As principais causas de SIC relacionam-se a procedimentos cirúrgicos, entre elas a ressecção intestinal por doença de Crohn, doenças vasculares e lesões traumáticas intestinais (Tabela 27.1).

## Fisiopatologia

O intestino delgado apresenta distinta atividade funcional dos enterócitos de acordo com o gradiente proximal-distal, razão pela qual a absorção de certos

**Tabela 27.1.** Causas de SIC e falência intestinal

| Em adultos | Em crianças |
|---|---|
| Acidentes vasculares | Aganglionose extensa |
| Embolia arterial de mesentérica superior | Atrofia congênita das vilosidades |
| Trombose arterial ou venosa de mesentérica superior | Gastrosquise |
| Pseudo-obstrução intestinal crônica | Atresia jejunal e ileal |
| Ressecção intestinal por neoplasia | |
| Ressecção intestinal por doença de Crohn | |
| Vôlvulo do intestino médio | |
| Enterite de radiação | |
| Espru refratário | |
| Esclerodermia e doença mista de tecido conjuntivo | |
| Trauma | |

componentes restringe-se a áreas específicas do intestino. Por meio do mecanismo de adaptação intestinal, o íleo é capaz de compensar a perda jejunal, modificando sua anatomia e exercendo suas funções fisiológicas. Entretanto, o jejuno demonstra-se incapaz de compensar a absorção de vitamina B12 e sais biliares.

Após ressecção intestinal, além do déficit absortivo, surgem sinais de redução ou ausência de produção hormonal específica. Gastrina, colecistoquinina (CCK), secretina, polipeptídeo gástrico inibitório e motilina, sintetizados no intestino proximal, raramente estão insuficientes. O peptídeo semelhante ao glucagon (GLP 1 e 2) e o peptídeo YY (PYY) são produzidos no íleo e cólon direito, constituindo-se em "freios" intestinais, pois são responsáveis pelo atraso no esvaziamento gástrico e intestinal. O pós-operatório imediato de ressecção intestinal extensa pode proporcionar hipergastrinemia e secreção aumentada de HCl de forma reversível, por possível perda de substância inibidora da produção desse hormônio.

A válvula ileocecal tem a função de separar o conteúdo ileal do cólon, reduzir a colonização bacteriana do delgado e regular o esvaziamento do conteúdo ileal. Com a sua ressecção, podem ocorrer redução do tempo do trânsito intestinal e supercrescimento bacteriano. Nessa situação, o teste do H2 expirado para diagnóstico de supercrescimento bacteriano não é recomendado devido à alteração no tempo de trânsito intestinal.

## Função absortiva específica

- **Carboidratos:** absorvidos principalmente nos 100 cm proximais do intestino delgado. Depois de hidrolisados, são absorvidos por meio de dois mecanismos principais: via proteínas transportadoras de membrana (GLUTs) ou por meio do transportador de glicose (SGLT-1) associado ao sódio. Oligossacarídeos

**232**

*Parte 4 • Intestino*

e polissacarídeos que não são digeridos pela amilase são transportados para o cólon e metabolizados pelas bactérias a hidrogênio ($H_2$) e ácidos graxos de cadeia curta (AGCC), que podem ser absorvidos no cólon.

- **Proteínas:** macronutriente com absorção menos afetada na SIC, uma vez que sua absorção é efetuada principalmente no intestino delgado proximal. A pepsina e proteases pancreáticas, como tripsina e quimiotripsina, digerem as proteínas para dipeptídeos, tripeptídeos e aminoácidos. São absorvidas através do transportador de peptídeo próton- dependente (PepT1) e reguladas pela leptina.

- **Lipídeos:** a absorção é dependente do processo de emulsificação realizado pelos ácidos biliares. Por meio desse processo, as enzimas pancreáticas (bem como as enzimas salivares e gástricas) digerem triglicerídeos a monoglicerídeos e diglicerídeos. Estes são absorvidos por difusão seletiva de micelas no jejuno e íleo, armazenados como quilomícrons e, em seguida, transportados ao sistema linfático para processamento e recondicionamento no fígado.

  A perda do íleo e, consequentemente, de seu transportador apical de ácido biliar dependente de sódio (ASBT), com perda de recirculação entero-hepática dos ácidos biliares para o fígado, é uma das principais contribuintes para a diarreia no paciente com SIC. Isso pode resultar em esteatorreia e/ou diarreia por ácidos biliares em pacientes com ou sem cólon.

- **Água e eletrólitos:** o intestino delgado proximal recebe cerca de 7 a 9 litros por dia, dos quais 6 a 8 litros são reabsorvidos no cólon. Pacientes com jejunostomia e ressecção de cólon frequentemente necessitam de NP em decorrência da não absorção dos fluidos secretados, que pode ocasionar hipovolemia, hiponatremia e hipocalemia. Em virtude disso, a manutenção de alguma porção do cólon é extremamente benéfica para a absorção de nutrientes e água. Pelo menos 100 cm de jejuno são necessários para manter o equilíbrio positivo de água e eletrólitos. Alguns pacientes podem necessitar de suplementação de sódio e potássio por NP ou soro de reposição oral (SRO), uma vez que o transporte de água se faz proporcionalmente ao transporte de sódio.

- **Outros elementos:** no jejuno ocorre absorção preferencialmente de cálcio, magnésio, fosforo, ferro, vitaminas lipossolúveis e hidrossolúveis, enquanto no íleo há absorção de vitamina B12 e sais biliares.

  A deficiência de absorção de cálcio e magnésio ocorre também pela má digestão de gorduras, pois esses elementos são precipitados intraluminalmente por ácidos graxos de cadeia longa não absorvíveis. A absorção dos mesmos é beneficiada com redução da ingestão de gorduras.

  A redução da absorção de vitamina B12 e ácidos biliares torna-se clinicamente significativa quando mais de 60 cm e 100 cm do íleo são ressecados, respectivamente. O aumento da perda de ácidos biliares para o cólon induz secreção de eletrólitos e de água, podendo exacerbar a diarreia. Situações nas quais a perda de ácidos biliares excede a sua produção ocasionam solubilização micelar insuficiente, causando esteatorreia e má absorção de gorduras.

Deficiência de vitaminas lipossolúveis (A, D, E e K) surge mais comumente como resultado da má absorção de gorduras do que pela perda de área de superfície. Exceção a isso é a vitamina K, que, por ser sintetizada pelas bactérias colônicas, apresenta menor risco de deficiência em pacientes com cólon residual.

## Quadro clínico

Os sintomas são variáveis e dependem tanto da região intestinal ressecada quanto do tamanho residual do intestino.

- **Ressecção ileal exclusiva:** os pacientes podem desenvolver esteatorreia ou diarreia secretora com redução da absorção de gorduras e consequente deficiência de cálcio, magnésio e zinco. Podem surgir sinais e sintomas de deficiência de elementos específicos, como hematomas (deficiência de vitamina K), cegueira noturna (deficiência de vitamina A), osteopenia (deficiência de vitamina D), entre outros.
- **Ressecção de intestino delgado extensa e colectomia parcial:** além do déficit absortivo de macronutrientes, esses pacientes apresentam, principalmente, distúrbios hemodinâmicos e lesão renal aguda, secundários à perda volêmica. Desconforto gástrico e desenvolvimento de úlceras podem surgir em decorrência de hipergastrinemia no pós-operatório imediato.

## Tratamento

### Manejo clínico

O objetivo dos cuidados médicos é manter estabilidade hemodinâmica e administração apropriada de fluidos, eletrólitos e nutrientes. Deve-se monitorizar cuidadosamente o peso e o balanço hídrico, além da dosagem de eletrólitos. A enterectomia maciça está associada à hipersecreção gástrica, por isso esses pacientes se beneficiam do uso de inibidores de bombas de prótons ou bloqueadores H2.

Alimentação enteral e, em seguida, oral é iniciada a partir da estabilidade hemodinâmica e fluxo sanguíneo intestinal adequado. A dieta deve ser hiperfágica, com o objetivo de consumir-se 2 a 2,5 vezes mais energia que o habitual e compensar a má absorção.

A absorção de medicações por via oral pode ficar comprometida e doses maiores que a usual poderão ser recomendadas (1,5 a 2 vezes). O uso de agentes antimotilidade é importante no controle da perda de fluidos.

- **Controle da diarreia:** agentes terapêuticos são usados para reduzir o trânsito intestinal e o volume diarreico, tais como a loperamida, a codeína e a clonidina. Pacientes com diarreia por má absorção de ácidos biliares devem ser tratados com colestiramina ou colestipol.
- **Terapia com soro de reposição oral (SRO):** pacientes com enterectomia segmentar e colectomia parcial devem ser orientados a formular o SRO dissolvendo 2,5 g de sal + 1,5 g de KCl + 2,5 g de bicarbonato de sódio + 1,5 g de açúcar

refinado + 1 L de água e a ingerir várias vezes ao dia. A absorção de glicose é facilitada na presença de sal por causa da presença de transportador SGLT-1.

- **Absorção de carboidratos:** nos pacientes com cólon mantido, deve-se introduzir dieta rica em carboidratos complexos, como amido, polissacarídeos não absorvíveis e fibras solúveis. Esses elementos, quando alcançam o cólon, são fermentados a ácidos graxos de cadeia curta por bactérias colônicas, ofertando calorias.

- **Absorção de proteínas:** pacientes com jejuno residual curto e com déficit de absorção de compostos nitrogenados podem beneficiar-se de fórmulas com aminoácidos livres ou proteínas hidrolisadas.

- **Absorção de lipídeos:** triglicerídeos de cadeia média podem ser adicionados como fontes de calorias de gorduras, visto que não requerem solubilização micelar. No entanto, essa dieta não é capaz de fornecer ácidos graxos essenciais. Nos pacientes com absorção deficiente de gorduras, a reposição de cálcio, magnésio e zinco torna-se necessária. A suplementação de magnésio deve ocorrer mesmo que a concentração sérica esteja normal. A suplementação de cálcio oral deve ser feita com 800 mg a 1.500 mg por dia.

- **Absorção de outros elementos:** suplementação de vitamina oral não é necessária no paciente com SIC que recebe NP todas as noites, à exceção da vitamina D. A absorção de vitamina D na SIC é reduzida, além de até o momento não existir formulação intravenosa disponível. A dosagem de 25-OH vitamina D deve ser realizada rotineiramente, visto que osteoporose, osteomalacia e raquitismo têm prevalência aumentada na SIC. Alguns pacientes podem necessitar de doses tão elevadas quanto 50.000-100.000 U por dia. Deficiência de zinco e selênio é prevalente em pacientes com diarreia por SIC, e devem ser repostos em pacientes que não fazem uso de NP.

## Tratamento clínico específico

Tem o objetivo de melhorar a adaptação intestinal por meio do fenômeno de alongamento intestinal, maximizando a absorção do intestino remanescente e reduzindo a necessidade de NP.

- **GH e/ou glutamina:** efeitos de curta duração. Sua utilização não é recomendada.

- **Somatostatina ou octreotida:** estudos demonstram aumento do tempo de trânsito intestinal, porém sem redução no peso, volume ou teor de gordura nas fezes. Pode beneficiar pacientes com cólon mantido e em uso de NP. O uso de octreotida a longo prazo pode aumentar o risco de doença biliar e reduzir a adaptação intestinal pós-ressecção. Seu uso é indicado apenas a pacientes que apresentam diarreia de grande volume e refratária às terapias convencionais.

- **Teduglutídeo:** análogo sintético do GLP-2 e hormônio intestinotrófico. Em estudos clínicos, mostrou-se seguro e bem tolerado na dose de 0,05 mg/kg/dia. Reduziu 20% do volume de NP necessário quando comparado ao placebo.

## Nutrição parenteral domiciliar

Pacientes que fazem uso de NP devem ser incentivados à utilização de alimentação oral, visto que ela estimula o centro hipotalâmico da fome, bem como a função vesicular, prevenindo complicações. Dieta oral hiperfágica deve ser encorajada enquanto se ajusta o volume de NP necessário para suprir demandas de fluidos e nutrientes.

Pacientes com insuficiência renal, insuficiência cardíaca ou hiperglicemia requerem tempo de infusão mais prolongado. Nos demais, o volume total pode ser infundido em 10-12h no período noturno. Pacientes com jejunostomia proximal requerem suplementação com fluidos antes e após NP. Os pacientes devem ser orientados quanto aos riscos da NP (embolia aérea, hipoglicemia e infecções relacionadas ao cateter central) e da realização de monitoramento glicêmico. Em sendo necessário, pode-se adicionar insulina e vitaminas não disponíveis na solução.

## Tratamento cirúrgico

- **Alongamento intestinal (procedimento de Bianchi):** útil em pacientes com dilatação segmentar. Nesse procedimento o cirurgião divide o intestino dilatado, criando duas hemialças com anastomose ponta a ponta, de modo a dobrar o comprimento do intestino.
- **Enteroplastia seriada transversa:** aplicação de grampo cirúrgico linear a partir de direções alternadas e opostas, ao longo da extremidade mesentérica, para grampear de maneira incompleta e dividir o intestino dilatado.
- **Transplante intestinal:** a principal indicação de transplante é a SIC em pacientes dependentes de NP. Ainda que indicado como última terapia, o transplante intestinal não apresenta bons resultados devido às altas taxas de rejeição e infecções associadas. Indicações:
  - Doença hepática;
  - Desidratação grave recorrente;
  - Fungemia (pelo menos 1 episódio);*
  - Choque séptico bacteriano (pelo menos 1 episódio);*
  - Infecção de corrente sanguínea relacionada a cateter (pelo menos 2 episódios).*

*Indicações relativas

## Complicações

- **Cálculos biliares:** em pacientes com ressecção ileal ocorre redução da circulação entero-hepática de sais biliares, resultando em diminuição da secreção hepática de ácidos biliares e alteração da sua composição. A bile hepática torna-se supersaturada com colesterol, podendo resultar na formação de cálculos de colesterol. A maioria dos cálculos nesses pacientes, no entanto, é formada por ácidos de bilirrubinato de cálcio, sem patogenia ainda definida. A hipomotilidade da vesícula biliar em pacientes em uso de NP parece contribuir para a formação de cálculos.

- **Doença hepática:** pode manifestar-se como colestase, esteatose ou esteato-hepatite e, subsequentemente, doença hepática grave, que ocorre mais comumente após 5 anos de NP. A patogênese provavelmente está relacionada à má absorção e à mudança na rota de assimilação de nutrientes, que ocorre por via central e não por via portal. O tratamento pode ser realizado com a administração de lecitina (precariamente absorvida) e ácido ursodesoxicólico.

- **Cálculos renais:** em pacientes com ressecção ileal e preservação do cólon que apresentam má absorção de gorduras, existe maior risco de formação de cálculos renais por oxalato de cálcio. Em condições normais o oxalato é ligado ao cálcio e perdido nas fezes, porém em situações em que há má absorção de gorduras os ácidos graxos competem com o cálcio, proporcionando mais oxalato livre no cólon, onde será absorvido e excretado pelos rins. A excreção urinária de oxalato deve ser monitorada e o tratamento consiste na restrição alimentar de oxalato ou na ingestão oral de citrato de cálcio.

- **Acidose D-láctica:** trata-se de uma condição rara que ocorre em pacientes com cólon intacto e ingestão alimentar com excesso de carboidratos refinados. Nessa situação, ocorre metabolização dos carboidratos a ácidos graxos de cadeia curta e lactato, reduzindo o pH intraluminal. O pH intestinal menor promove crescimento de bactérias anaeróbias gram-positivas que apresentam capacidade de produzir o D-lactato. Este, quando absorvido pelo cólon, acarretará sintomas neurológicos de acidose metabólica. O diagnóstico é estabelecido por meio da dosagem do acido D-láctico. O seu tratamento consiste na administração de bicarbonato de sódio e jejum. Orienta-se, também, a substituição dos carboidratos refinados por amido.

## Bibliografia

Buchman AL, Scolapio J, Fryer J. AGA technical review on SBS and intestinal transplantation. Gastroenterology 2003; 124:1111-34.

Caroll RE, Benedetti E, Schowalter JP, Buchman AL. Management and complications of short bowel syndrome: an updated review. Curr Gastroenterol Rep 2016; 18(7):40.

Compher C, Gilroy R, Pertkiewicz M, et al. Maintenance of parenteral nutrition volume reduction, without weight loss, after stopping teduglutide in a subset of patients with short bowel syndrome. JPEN J Parenter Enteral Nutr 2011; 35:603.

Feldman M, Friedman LS, Brandt LJ. Sleisenger and Fordtran's Gastrointestinal and Liver Disease. 9th ed. Philadelphia: Elsevier, 2010. pp. 1821-1838.

Jeppesen PB, Pertkiewicz M, Messing B, et al. Teduglutide reduces need for parenteral support among patients with short bowel syndrome with intestinal failure. Gastroenterology 2012; 143:1473.

Sigalet DL, Bawazir O, Martin GR, et al. Glucagon-like peptide-2 induces a specific pattern of adaptation in remnant jejunum. Dig Dis Sci 2006; 51:1557.

Thulesen J, Hartmann B, Hare KJ, et al. Glucagon-like peptide 2 (GLP-2) accelerates the growth of colonic neoplasms in mice. Gut 2004; 53:1145.

*Capítulo 27 • Síndrome do Intestino Curto*

# Capítulo 28

# Supercrescimento Bacteriano de Intestino Delgado

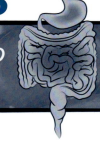

Lívia de Almeida Costa
Sandra Tuma Khouri-Siyoufi

## Introdução

A microbiota intestinal é um complexo ecossistema de bactérias que habitam o intestino, e sua atividade é essencial para manter o funcionamento fisiológico do trato gastrointestinal e exercer funções metabólicas, protetoras e tróficas. A interação com o sistema imune da mucosa resulta em um estado de "inflamação fisiológica" que caracteriza o intestino saudável, porém esse delicado balanço pode mudar, ocasionando a disbiose.

A composição da microbiota varia quantitativa e qualitativamente ao longo do trato gastrointestinal, com aumento do tamanho e da diversidade nas porções mais distais, sendo modulada pela acidez gástrica, motilidade intestinal e função da válvula ileocecal. No estômago e no duodeno, o ácido gástrico restringe o número de bactérias a menos de $10^3$ unidades formadoras de colônias (UFC)/mL. O gradiente da densidade bacteriana é mais pronunciado por meio da válvula ileocecal, com aproximadamente $10^8$ UFC/mL de conteúdo ileal e $10^{12}$ UFC/mL de conteúdo colônico.

O supercrescimento bacteriano de intestino delgado (SBID) é uma síndrome heterogênea caracterizada por aumento anormal no número e/ou no tipo de bactérias no intestino delgado. Convencionalmente é descrita em pacientes com anormalidades anatômicas no intestino e algumas desordens sistêmicas, porém, recentemente, tem sido observado que essa condição pode ocorrer na ausência de alterações estruturais. As alterações quantitativas das bactérias na SBID prejudicam a absorção e a digestão, além de interferir na imunidade mediada por citocinas, levando a múltiplas ações, como alteração da secreção epitelial, sinalização nociceptiva exagerada e motilidade anormal.

Estudos recentes têm identificado supercrescimento fúngico de intestino delgado (SFID) em pacientes imunocompetentes com distúrbios de motilidade do trato gastrointestinal, caracterizado pela presença de um número excessivo de fungos, especialmente espécies de *Candida*, no intestino delgado.

# Epidemiologia

A prevalência global de SBID é desconhecida, pois muitas vezes essa condição é subdiagnosticada. Embora os estudos de prevalência sejam limitados, parece ser uma condição menos frequente em jovens e mais prevalente na população idosa, podendo chegar a até 15% nesse grupo de pacientes. O diagnóstico de SBID tem aumentado consideravelmente em pacientes que têm fatores de risco associados, como anormalidades anatômicas de trato gastrointestinal, hipocloridria e dismotilidade. O crescente reconhecimento da associação com diarreia crônica, distensão abdominal e possível associação de SBID com a síndrome do intestino irritável (SII), especialmente na forma diarreica, tem aumentado a prevalência, embora o real impacto seja desconhecido.

# Etiologia

Vários são os mecanismos que evitam o crescimento bacteriano excessivo nos segmentos proximais trato digestivo, como a acidez gástrica, o complexo motor migratório, a integridade da mucosa intestinal, o sistema imune intestinal, a atividade enzimática das secreções do intestino, pâncreas e vias biliares, os efeitos diretos das bactérias comensais dentro do intestino delgado e a barreira física criada pela válvula ileocecal. Condições capazes de afetar um ou mais desses mecanismos protetores aumentam o risco de SBID.

Anormalidades anatômicas como estenoses, fístulas, divertículos no intestino delgado e alterações pós-cirúrgicas, especialmente ressecção de válvula ileocecal, podem predispor a estase e anormalidade na motilidade do trato digestivo. A secreção de ácido pelo estômago reduz a colonização gástrica pelas bactérias, e mecanismos que predisponham a hipocloridria, como o uso de inibidores de bomba de prótons e bloqueadores do receptor de histamina H2, podem favorecer o SBID. Condições clínicas relacionadas a distúrbios neuromusculares, como doenças do tecido conjuntivo e diabetes mellitus de longa data, prejudicam o esvaziamento gástrico e favorecem a estase de alimentos e bactérias no trato gastrointestinal. Outros distúrbios metabólicos e imunológicos podem estar associados, assim como idade avançada, uso frequente de antibióticos e alteração na secreção pancreática. Foi relatada associação de SBID com doenças hepáticas, como esteato-hepatite não alcóolica e cirrose hepática. A maior prevalência dessa condição em pacientes com SII ainda é controversa, pois os resultados de diferentes estudos mostram prevalência altamente variável, devido à metodologia diagnóstica utilizada.

Nos pacientes com SBID, a fermentação bacteriana pela ingestão de carboidratos leva ao aumento da produção gasosa, resultando em flatulência e distensão, que pode causar dor abdominal e desconforto. As bactérias podem produzir substâncias tóxicas após a fermentação, como os ácidos graxos butirato, acetato e propionato, que são acidificados e levam ao aumento da motilidade, ocasionando danos ao intestino delgado e cólon, desencadeando diarreia osmótica. As bactérias atuam ainda pela desconjugação dos sais biliares no intestino, estimulando a secreção de água, causando diarreia.

## Quadro clínico

As manifestações clínicas variam em um amplo espectro, desde pacientes assintomáticos ou com sintomas gastrointestinais inespecíficos, como distensão gasosa, flatulência, desconforto abdominal, até um quadro grave de síndrome disabsortiva, com diarreia, esteatorreia, emagrecimento e déficit nutricional. A frequência e intensidade dos sintomas refletem tanto o grau de SBID quanto a extensão de mucosa inflamada.

As complicações relacionam-se ao quadro disabsortivo, como consequência da desconjugação bacteriana dos sais biliares, ocasionando aumento dos ácidos biliares livres, que são tóxicos à mucosa intestinal, levando a inflamação e má absorção, com diarreia e esteatorreia. A má absorção de vitaminas lipossolúveis (A, D, E e K) dá origem a manifestações clínicas variadas, como cegueira noturna, alterações ósseas, neuropatia e coagulopatia. Pode ocorrer também má absorção de carboidratos, pela alteração de epitélio intestinal e destruição das dissacaridases localizadas nas vilosidades dos enterócitos, e enteropatia por perda de proteínas. São observados no SBID deficiência de vitamina B12 e ferro e aumento dos níveis de folato, por maior síntese pelas bactérias entéricas.

## Diagnóstico

A habilidade de realizar um diagnóstico acurado de SBID é clinicamente importante, pois existem consequências adversas do uso empírico de antibióticos. Atualmente as técnicas disponíveis incluem a cultura quantitativa de aspirado jejunal e os testes respiratórios utilizando como substrato lactulose ou glicose. Outros testes ainda não validados têm sido estudados, como a avaliação de ácidos graxos de cadeia curta no aspirado jejunal, níveis séricos de ácidos biliares não conjugados e dosagem urinária de ácido para-aminobenzoico, porém esses testes ainda não são disponíveis na rotina clínica para o diagnóstico de SBID.

O aspirado jejunal é considerado o padrão-ouro, no entanto, apresenta limitações como o custo elevado e a necessidade de procedimento endoscópico invasivo. A coleta de material é realizada por meio de cateter estéril por exame endoscópico, seguido de cultura em meio para microrganismos aeróbios e anaeróbios, sendo considerado o diagnóstico quando o número de microrganismos é superior a $10^5$ UFC/mL, embora recentemente seja sugerido como de maior acurácia o valor de corte de $10^3$ UFC/mL . As limitações incluem o custo elevado, o do fato de ser um exame invasivo, a chance de contaminação durante a execução e a possibilidade de um resultado falso negativo, pois as bactérias anaeróbias podem não ser identificadas devido à insuflação de ar durante o procedimento endoscópico. A simples passagem do aparelho pode levar a contaminação por microrganismos, gerando resultado falso positivo. Outra limitação é o potencial de não detectar SBID mais distal, uma vez que o material aspirado é proveniente do duodeno ou do jejuno proximal.

Os testes respiratórios são métodos não invasivos, reprodutíveis e validados, que se baseiam na avaliação de produtos de metabolização dos substratos (lactulose ou glicose), como o hidrogênio ($H_2$). Entretanto, 8 a 27% dos

*Capítulo 28 • Supercrescimento Bacteriano de Intestino Delgado*

pacientes não produzem níveis detectáveis de $H_2$ sendo importante a análise associada de outro gás, como o metano (CH4), a fim de evitar resultado falso negativo Nos pacientes com SBID, a fermentação desses carboidratos acontece no intestino delgado, o que ocasiona a produção precoce desses gases, que são exalados na respiração.

A lactulose é um dissacarídeo sintético, não absorvível, constituído de frutose e galactose, que em condições fisiológicas passa intacto pelo intestino delgado até o ceco, onde é metabolizado por bactérias colônicas em ácidos graxos de cadeia curta e gases, incluindo o $H_2$ e $CH_4$, que são absorvidos pela circulação sistêmica e exalados na respiração. Em um indivíduo com SBID, o deslocamento proximal de bactérias leva ao aumento precoce do $H_2$ expirado. O achado clássico de um segundo pico na excreção de $H_2$ ocorre em consequência da fermentação da lactulose no cólon, porém esse "segundo pico" na excreção de $H_2$ ou $CH_4$ é mais exceção do que regra, sendo mais comumente observado apenas um pico precoce isolado. O teste é considerado positivo se o nível de $H_2$ aumentar mais de 20 partes por milhão (ppm) em relação ao nível basal nos primeiros 90 minutos após a ingestão de lactulose. Pode haver erro diagnóstico baseado na presença do pico precoce de $H_2$, já que tal achado pode estar presente em pacientes com trânsito orocecal rápido, mais comum em pacientes com diarreia. Além disso, como a lactulose é um laxante osmoticamente ativo, pode acelerar o trânsito gastrointestinal. Outro problema é que os testes respiratórios são difíceis de interpretar devido à ausência de um teste padrão-ouro reconhecido e confiável. A acurácia do teste respiratório com lactulose é variável, com a sensibilidade nos ensaios clínicos variando de 17 a 68% e a especificidade variando de 44 a 86%. Tem sido relatado que a lactulose é mais adequada que a glicose para o diagnóstico de SBID, pois a glicose é avidamente absorvida no intestino delgado, enquanto a lactulose é totalmente exposta a todo o intestino delgado (Figuras 28.1 e 28.2 ).

A glicose é um monossacarídeo completamente absorvido no intestino delgado proximal em condições fisiológicas. Entretanto, na presença de SBID, o deslocamento proximal das bactérias leva à fermentação da glicose antes de ser absorvida, ocasionando aumento no $H_2$. Na descrição clássica, o pico único de $H_2$ após a ingestão de glicose é indicativo de SBID, porém não há uma padronização amplamente aceita para a execução e interpretação do teste respiratório com glicose, sendo geralmente recomendado um aumento sustentado nos níveis de $H_2$ em duas medidas consecutivas. A acurácia avaliada pelos ensaios clínicos varia, com a sensibilidade de 20 a 93% e com a especificidade de 30 a 86%. Como a glicose é completamente absorvida no intestino proximal e não atinge o jejuno e o íleo, pode haver pacientes que apresentam SBID distal não diagnosticado com o uso da glicose como substrato. Portanto, um resultado negativo com a glicose não pode excluir SBID afetando a parte distal do intestino delgado. A acurácia também é menor em idosos, e resultados falsos positivos podem ocorrer em pacientes que apresentam trânsito intestinal acelerado.

O diagnóstico de supercrescimento fúngico é realizado apenas por meio do aspirado jejunal seguido de cultura, e, muitas vezes, o crescimento fúngico é mais demorado e fastidioso, podendo ocorrer na ausência de crescimento bacteriano.

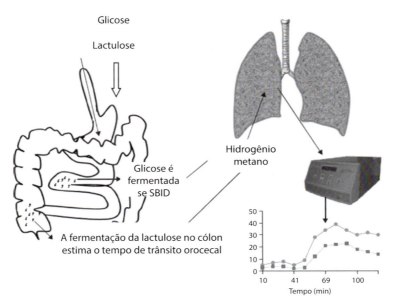

**Figura 28.1.** Princípio do teste respiratório do hidrogênio e metano expirados. (Adaptada de Ghosahl UC. How to interpret hydrogen breath test. J Neurogastroeterol motil. 2011; 17(3): 312 – 317.)

Desse modo, os testes respiratórios não detectam o crescimento desses microrganismos e a cultura negativa para o crescimento bacteriano nem sempre permite excluir o crescimento de outros microrganismos como os fungos.

## Tratamento

O tratamento de SBID deve incluir intervenção na condição predisponente de base, suporte nutricional e antibioticoterapia.

A correção da causa de base inclui correção cirúrgica, no caso de obstruções mecânicas, e uso de medicações direcionadas à condição predisponente, como procinéticos nos casos de dismotilidade, embora o real impacto dessa medida não tenha sido avaliado.

O suporte nutricional é mandatório nos pacientes com SBID que apresentam desnutrição e perda de peso, e a orientação dietética deve ser individualizada, visando a suplementação de déficits de vitaminas e eletrólitos, como magnésio e cálcio. Em casos de intolerâncias alimentares, como à lactose e à frutose, restrições dietéticas podem ser recomendadas.

A antibioticoterapia reduz o crescimento excessivo de bactérias e reverte a inflamação e a má absorção. Alguns autores advogam o teste terapêutico empírico com antibióticos, porém essa abordagem pode predispor a resistência bacteriana, aumenta os custos e pode ter efeito placebo em alguns indivíduos, falseando o resultado. Quando confirmado o diagnóstico de SBID, a antibioticoterapia empírica deve ser direcionada para microrganismos enteropatógenos aeróbios e anaeróbios.

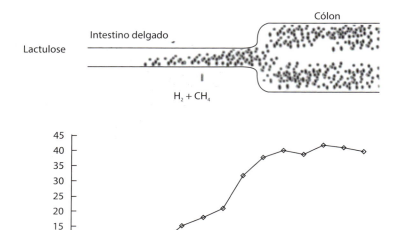

| Horário | Tempo (min) | $H_2$ (ppm) |
|---|---|---|
| 8:00 | Jejum | 2 |
| 8:15 | 15 min | 5 |
| 8:30 | 30 min | 7 |
| 8:45 | 45 min | 15 |
| 9:00 | 60 min | 15 |
| 9:30 | 90 min | 25 |
| 10:00 | 120 min | 35 |
| 10:30 | 150 min | 40 |
| 11:00 | 180 min | 45 |

**Figura 28.2.** Teste respiratório com a lactulose – "pico precoce". (Adaptada de Rana SV, Malik A. Breath tests and irritable bowel syndrome. World J Gastroenterol. 2014: 20(24): 7587 – 7601.)

Idealmente, deveria ser baseada na sensibilidade das bactérias, porém tal avaliação é difícil, pois muitas vezes vários microrganismos estão envolvidos simultaneamente. Não há consenso quanto ao tipo de antibiótico e à duração do tratamento. O tratamento por longo período com antibióticos de largo espectro não é uma boa opção, pois predispõe a infecção pelo *Clostridium difficile*, resistência microbiana e aumento dos custos.

Muitos antibióticos têm sido utilizados para tratamento do SBID. A tetraciclina foi a primeira droga recomendada, porém novas drogas têm se mostrado mais eficazes no alívio dos sintomas e na normalização do teste respiratório. Antibióticos de maior espectro, como ciprofloxacino, amoxacilina-clavulanato e doxicilina, são utilizados, baseados em recomendações de estudos não controlados. Diferentes estudos demonstraram que metronidazol também é uma droga eficiente no controle dos sintomas e na normalização do teste respiratório. A rifaximina é um antibiótico semissintético, de baixa absorção intestinal e boa atividade bactericida, com cobertura para gram-positivos e gram-negativos, aeróbios e anaeróbios. De acordo com diferentes estudos, promove melhora dos sintomas em 33 a 92% dos pacientes e erradica o SBID em mais de 80% dos casos. Altas doses (1.200 a 1.600 mg/dia) são mais efetivas que a dose-padrão (600 a 800 mg/dia). É provavelmente o único antibiótico capaz de atingir efeitos benéficos por longo prazo no SBID. A duração do tratamento não é definida, podendo ser utilizado o antibiótico por 7 a 10 dias ou os cursos cíclicos, não sendo demonstrada superioridade de uma prática sobre a outra.

Probióticos e prebióticos exercem várias funções benéficas no trato gastrointestinal, reforçando a barreira intestinal, inibindo microrganismos patógenos, modificando a resposta inflamatória e reduzindo a hipersensibilidade visceral. Estudos avaliando sua ação no SBID são limitados e mostram resultados variáveis, sendo necessárias outras avaliações para definir o papel dessa terapia no SBID.

# Bibliografia

Bures J, Cyrany J, Kohoutova D, Forstl M, Rejchrt S, Kvetina J, Vorisek V, Kopacova M. Small intestinal bacterial overgrowth syndrome. World J Gastroenterol 2010; 16(24): 2978-90.

Carrara M, Desideri S, Azzurro M, Bulighin GM, Di Piramo D, Lomonaco L, Adamo S. Small intestine bacterial overgrowth in patients with irritable bowel syndrome. European Review for Medical and Pharmacological Sciences 2008; 12: 197-202.

Costello BPJL, Ledochowski M, Ratcliffe NM. The importance of methane breath testing: a review. J Breath Res 2013; 7: 1-8.

Dukowicz AC, Lacy BE, Levine GM. Small bacterial overgrowth: a comprehensive review. Gastroenterology and Hepatology 2007; 3(2): 112-20.

Erdogan A, Rao SSC. Small intestinal fungal overgrowth. Curr Gastroenterol Rep 2015; 17(4):16.

Feldman M, Friedman LS, Brandt LJ. Tratado gastrointestinal e doenças do fígado. 9ª ed. Rio de Janeiro: Elselvier; 2014. 2 vol.

Ford AC, Spiegel BMR, Talley NJ, Moayyedi P. Small bacterial overgrowth in irritable bowel syndrome: Systematic review and meta-analysis. Clinical Gastroenterology and Hepatology 2009; 7: 1279-86.

Ghoshal UC, Srivastava D, Ghoshal U, Misra A. Breath tests in the diagnosis of small bacterial overgrowth in patients with irritable bowel syndrome in comparison with quantitative upper gut aspirate culture. Eur J Gastroenterol Hepatol 2014; 26(7): 753-60.

Ghosahl UC. How to interpret hydrogen breath test. J Neurogastroeterol motil. 2011; 17(3): 312 – 317.

Hollister EB, Gao C, Versalovic J. Compositional and functional features of the gastrointestinal microbiome and their effects on human health. Gastroenterology 2014; 146: 1449-1458.

Jacobs C, Coss-Adame E, Attaluri A, Valestin J, Rao SSC. Dysmotility and PPI use are independent risk factors for small intestinal bacterial and/or fungal overgrowth. Aliment Pharmacol Ther 2013 June; 37(11): 1103-11.

Rana SV, Malik A. Breath tests and irritable bowel syndrome. World J Gastroenterol 2014: 20(24): 7587-601.

Saad RJ, Chey WD. Breath testing for small intestinal bacterial overgrowth: maximizing test accuracy. Clinical Gastroenterology and Hepatology 2014; 12: 1964-72.

Sachdev AH, Pimentel M. Gastrointestinal bacterial overgrowth: pathogenesis and clinical significance. Therapeutic Advances in Chronic Disease 2013; 4(5): 223-31.

Simrén M, Barbara G, Flint HJ, Spiegel BMR, Spiller RC, Vanner S, Verdu EF, Whorwell PJ, Zoetendal EG. Intestinal microbiota in functional bowel disorders: a Rome foundation report. Gut 2013; 62: 159-76.

*Capítulo 28 • Supercrescimento Bacteriano de Intestino Delgado*

# Capítulo 29

# Diarreia em Pacientes Hospitalizados

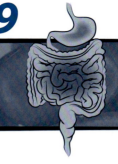

Sarah Rodrigues Pilon Faria
Sandra Tuma Khouri-Siyoufi

## Introdução

Diarreia é uma complicação que frequentemente se desenvolve durante a hospitalização, principalmente se esta for prolongada e em unidades de terapia intensiva. Estima-se que, no mundo, 12 a 32% dos pacientes desenvolvem diarreia ao longo da internação hospitalar.

Define-se diarreia nosocomial como a redução abrupta da consistência das fezes, com 3 ou mais evacuações diárias, que se inicia a partir do terceiro dia de hospitalização. Até o terceiro dia é provável que a diarreia (geralmente gastroenterite infecciosa) tenha sido adquirida na comunidade. Com exceção da infecção por *Clostridium difficile*, a maioria dos casos é leve a moderada e resolve-se espontaneamente após alguns dias.

A diarreia é um fator de risco independente para morbimortalidade, predispõe a infecções (especialmente de corrente sanguínea associada a cateter, infecção de feridas e do trato urinário), distúrbios hidroeletrolíticos e deficiência nutricional, além de aumentar o tempo de internação e os custos hospitalares. A diarreia também pode afetar negativamente os desfechos dos pacientes por limitar o uso de terapêuticas necessárias, tais como antibióticos, nutrição enteral, imunossupressores e quimioterápicos.

## Etiologia

Pacientes internados frequentemente apresentam múltiplos fatores que contribuem e perpetuam a diarreia, como:
- A própria doença de base;
- Presença de infecção;
- Trauma;

- Dieta;
- Medicações;
- Principalmente, desequilíbrio na microbiota intestinal.

Nesse cenário, as causas mais comuns de diarreia são:

1. Infecciosas (especialmente infecção por *Clostridium difficile*);
2. Medicamentosa;
3. Nutrição enteral;
4. Isquemia intestinal;
5. Impactação fecal.

## Diarreia causada por infecções

Dentre os agentes infecciosos relacionados à diarreia nosocomial, o *Clostridium difficile* é o agente mais frequentemente implicado. Pode provocar desde uma diarreia leve até um quadro de colite fulminante, particularmente quando os pacientes são colonizados por uma cepa virulenta. A infecção por *Clostridium difficile* é discutida detalhadamente em capítulo específico – Infecção por *Clostridium difficile*.

O norovírus é um importante agente responsável por surtos de gastroenterite em hospitais. Deve ser lembrado em pacientes imunocompetentes, se houver vômitos associados à diarreia, e em imunossuprimidos com sintomas persistentes.

### Causas infecciosas em pacientes imunossuprimidos

No geral, diarreias infecciosas em pacientes imunossuprimidos são prolongadas e graves. Apesar de a maioria dos casos ocorrer pelo uso de medicações (comumente imunossupressores, especialmente micofenolato, tacrolimus e azatioprina) e doença do enxerto *versus* hospedeiro, as infecções causadas por *C. difficile*, citomegalovírus e vírus gastrointestinais (rotavírus, norovírus e adenovírus) acarretam elevada mortalidade para esse subgrupo de pacientes e devem ser pesquisadas.

## Diarreia induzida por medicamentos

Frequentemente pacientes hospitalizados recebem uma ampla gama de medicações, e muitas delas apresentam a diarreia como efeito colateral. A diarreia induzida por medicamentos pode ou não ser inflamatória, e é causada por efeito direto do medicamento na mucosa ou na microbiota intestinal.

Os antibióticos são os mais implicados nessa condição e isoladamente são responsáveis por cerca de 25% dos casos de diarreia induzida por medicamentos. Um estudo prospectivo, realizado em uma UTI brasileira, concluiu que cada dia a mais de terapia antibiótica eleva em 16% o risco de ocorrência de diarreia, ao passo que a adição de um antibiótico ao esquema já vigente eleva esse risco em 65%.

O antibiótico causa diarreia por pelo menos 3 mecanismos distintos:

1. Prejuízo à fermentação dos carboidratos pela alteração da microbiota colônica (as bactérias colônicas normalmente fermentam os carboidratos complexos

das fibras alimentares e outros carboidratos não absorvíveis no intestino delgado, e o produto dessa fermentação é então metabolizado e absorvido no cólon);

2. Redução do metabolismo bacteriano de sais biliares (algumas bactérias podem desconjugar os sais biliares e estes provocam um profundo efeito secretório no epitélio colônico);

3. Facilita a proliferação de *C. difficile* e a produção de enterotoxinas pelas bactérias.

Além disso, outros antibióticos apresentam mecanismos adicionais, como a eritromicina, que pode ocasionar diarreia por aceleração do trânsito intestinal. A maioria dos casos é leve e autolimitada, e os antibióticos mais comumente implicados são clindamicina, cefalosporinas e betalactâmicos.

A diarreia induzida por quimio e radioterapia também é comum e pode ocorrer por alterações na absorção intestinal e aumento da secreção de líquidos e eletrólitos. Dentre os quimioterápicos, a 5-fluorouracila, a capecitabina e o irinotecano são os agentes que mais provocam diarreia. Esse efeito adverso costuma ser dose-dependente e geralmente está associado a outras toxicidades.

Vale ressaltar que medicamentos que contêm em sua formulação o sorbitol ou outros carboidratos como excipientes também são frequentemente associados a diarreia. Apesar de óbvio, devemos atentar para a superdosagem de laxativos como causa de diarreia iatrogênica.

## Diarreia associada a nutrição enteral

A nutrição por sonda enteral, ainda que mais fisiológica que a parenteral, é diferente da apresentação habitual de nutrientes para o intestino, e o sistema regulatório gastrointestinal pode não se adaptar. Além disso, algumas formulações enterais são hipertônicas e podem induzir a diarreia por um mecanismo semelhante ao da síndrome do esvaziamento rápido. Dados recentes estimam que até 40% dos pacientes submetidos a dieta enteral por sonda desenvolvem diarreia.

## Isquemia intestinal

Isquemia intestinal é uma causa importante de diarreia aguda associada a dor abdominal em pacientes hospitalizados, principalmente em idosos e portadores de vasculopatias, com hipotensão ou choque. A diarreia costuma ser sanguinolenta, com distensão abdominal inexplicada. Para mais detalhes, ver capítulo específico – Isquemia Intestinal.

## Impactação fecal

Impactação fecal (ou fecaloma) costuma ocorrer em pacientes idosos, em repouso prolongado do intestino e nos que utilizam fármacos constipantes. Geralmente ocorre diarreia paradoxal ou por transbordamento com incontinência fecal.

*Capítulo 29 • Diarreia em Pacientes Hospitalizados*

## Outras causas

Várias condições crônicas como supercrescimento bacteriano, intolerância à lactose, doença inflamatória intestinal, síndrome do intestino irritável e enteropatia diabética causam diarreia crônica, mas raramente se apresentam como diarreia nosocomial.

Também deve ser pesquisado o uso de substâncias ilícitas, pela possibilidade de síndrome de abstinência a drogas como causa da diarreia. Em pacientes gravemente enfermos, a hipoalbuminemia tem sido associada a diarreia, mas não está claro se é uma causa primária ou um marcador da severidade da doença e de desnutrição.

## Avaliação Clínica

Inicialmente a história clínica deve ser revisada, buscando condições preexistentes que possam contribuir para a diarreia e excluir causas iatrogênicas. Deve-se checar as medicações em uso e verificar o potencial de indução de diarreia.

Aos pacientes que recebem nutrição enteral, a formulação, a taxa e o local da infusão devem ser verificados e ajustados, se possível.

Definir o início, a duração e a severidade dos sintomas. Observar a frequência, a consistência e o volume das fezes, bem como quaisquer sinais ou sintomas de desidratação, infecção ou sepse.

Dor abdominal importante sugere um processo inflamatório.

Vômitos não são específicos, mas devem levantar a suspeita de norovírus.

Ao exame físico é mandatória a realização do toque retal para excluir a possibilidade de impactação fecal.

## Diagnóstico

Dependendo das características da diarreia, da severidade dos sintomas e do estado imune do paciente, avalia-se a necessidade de realização de exames complementares (Figura 29.1). Em pacientes mais graves, enquanto se aguarda o resultado dos exames, pode ser iniciado tratamento empírico para certas condições, conforme será discutido adiante.

Pesquisa de leucócitos fecais tem baixa sensibilidade e especificidade e não é realizada rotineiramente.

Dosagem de lactoferrina fecal e outros marcadores inflamatórios podem ser úteis em casos selecionados, mas não há dados suficientes até o momento para justificar o seu uso rotineiro.

Testes específicos para *C. difficile* (como a pesquisa de toxinas A e B nas fezes) são indicados. Testes para outros agentes infecciosos apresentam baixo rendimento, com possível exceção em pacientes transplantados. Nesses pacientes, também se pesquisam citomegalovírus e outros vírus que acometem o trato gastrointestinal, como norovírus, adenovírus e rotavírus.

Coprocultura e protoparasitológico de fezes podem ser considerados para pacientes com HIV ou transplantados com história de diarreia prévia à admissão hospitalar.

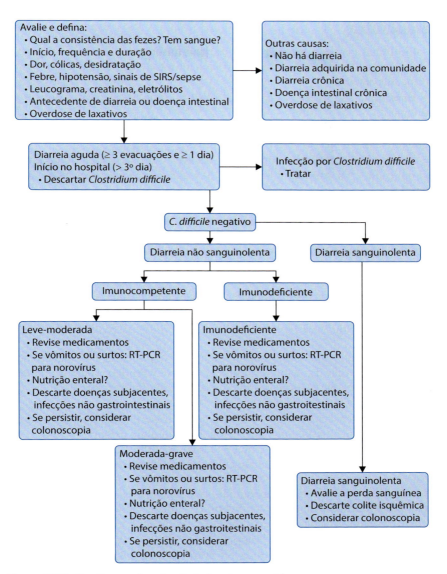

**Figura 29.1.** Algoritmo para investigação de diarreia nosocomial.

Caso haja suspeita clínica de isquemia intestinal, está indicada a realização de angiotomografia do abdome.

Em casos de diarreia persistente e significativa, sem elucidação diagnóstica com os exames descritos, considerar a realização de colonoscopia.

*Capítulo 29 • Diarreia em Pacientes Hospitalizados*

## Terapêutica

Em linhas gerais, o tratamento da diarreia nosocomial envolve a suspensão de laxativos, a otimização da terapia nutricional e o tratamento da infecção por *C. difficile*, se presente.

Hidratação endovenosa e correção de distúrbios hidroeletrolíticos podem ser indicadas.

Agentes antidiarreicos não foram sistematicamente avaliados na diarreia nosocomial, mas são úteis em casos selecionados.

A diarreia associada aos antibióticos resolve-se com a suspensão do fármaco implicado, e tal conduta é justificável se os sintomas forem severos ou mal tolerados.

Caso necessário, associam-se agentes antiperistálticos (como a loperamida 2 mg após cada evacuação, na dose máxima de 16 mg), contudo são evitados se houver suspeita de infecção por *C. difficile* em virtude do potencial de piorar a lesão de mucosa, precipitar megacólon tóxico e mascarar os sintomas.

Estudos recentes sugerem que probióticos como *Saccharomyces boulardii* e *Lactobacillus* (especialmente o *rhamnosus* GG) têm se mostrado eficazes na prevenção de diarreia induzida por antibióticos. São especialmente úteis em pacientes com histórico de diarreia induzida por antibióticos. Recomenda-se cautela em pacientes com imunidade ou mucosa intestinal comprometida, pelo risco de translocação e bacteremia.

Terapia de suporte deve ser administrada a todos os pacientes, e inclui hidratação endovenosa, correção de distúrbios hidroeletrolíticos e profilaxia para tromboembolismo venoso. Na ausência de íleo adinâmico ou distensão abdominal importante, a alimentação oral ou enteral não precisa ser suspensa.

No que se refere à diarreia desencadeada pela nutrição enteral, algumas condutas podem ser implementadas, como higiene rigorosa durante a preparação, infusão em modo contínuo e uso de fórmulas enterais com baixa osmolaridade e acrescidas de fibras não absorvíveis. Pode ser tentada redução na taxa de infusão contínua, sem, entretanto, comprometer as necessidades nutricionais do paciente. A associação de agentes antidiarreicos (como a loperamida) pela sonda enteral pode ser necessária, embora essa abordagem tenha limitações, principalmente para os pacientes que têm risco de desenvolver íleo adinâmico.

Em relação à diarreia induzida por quimio e radioterapia, apenas são recomendados loperamida, octreotida e tintura de ópio (Elixir Paregórico), em virtude de evidências insuficientes que suportem outras medicações. É recomendável pesquisar agentes infecciosos tais como *C. difficile*, *E. coli* e *Salmonella* e realizar exames de imagem em caso de diarreia persistente. A Figura 29.2 mostra um algoritmo de tratamento para pacientes com diarreia induzida por quimio e radioterápicos.

A terapia específica para tratamento da infecção por *C. difficile* será detalhada em capítulo específico – Infecção por *Clostridium difficile*.

**252**

*Parte 4 • Intestino*

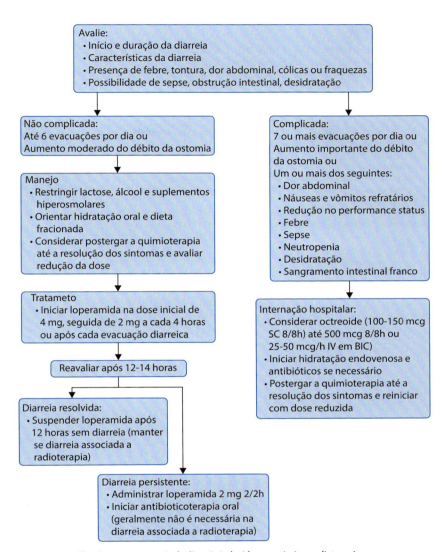

**Figura 29.2.** Algoritmo para manejo da diarreia induzida por quimio e radioterapia.

## Prevenção

A higienização das mãos e a desinfecção do ambiente hospitalar são fundamentais para interromper a transmissão da diarreia nosocomial causada por agentes infecciosos.

Para pacientes com infecção por *Clostridium* ou norovírus, devem ser instituídas precauções de contato enquanto durar a diarreia. A fim de minimizar o risco de diarreia induzida por antibióticos, o seu uso deve ser limitado e sua duração reduzida.

# Bibliografia

Borges SL, Pinheiro BV, Pace FHL, Chebli JMF. Diarréia nosocomial em unidade de terapia intensiva: incidência e fatores de risco. Arq Gastroenterol 2008; 45(2): 117-23.

Brandt LJ, Feuerstadt P. Intestinal ischemia. Aliment Pharmacol Ther 2015; 42(7):793-801.

DuPont HL. Acute infectious diarrhea in immunocompetent adults. N Engl J Med 2014; 370(16):1532-40.

Guarino A, Guandalini S, Lo Vecchio A. Probiotics for prevention and treatment of diarrhea. J Clin Gastroenterol 2015; 49 Suppl 1:S37-45.

Schiller LR, Sellin JH. Diarreia. In: Sleisenger e Fordtran Gastroenterologia e Doenças do Fígado. 9ª ed. Rio de Janeiro: Elsevier, 2014. pp. 211-32.

Stein A, Voigt W, Jordan K. Chemotherapy-induced diarrhea: pathophysiology, frequency and guideline-based management. Ther Adv Med Oncol 2010; (1): 51–63.

Szajewska H, Kołodziej M. Systematic review with meta-analysis: Lactobacillus rhamnosus GG in the prevention of antibiotic-associated diarrhoea in children and adults. Aliment Pharmacol Ther 2015; 42:1149-57.

Szajewska H, Kołodziej M. Systematic review with meta-analysis: Saccharomyces boulardii in the prevention of antibiotic-associated diarrhoea. Aliment Pharmacol Ther 2015; 42:793-801.

# Capítulo 30

# Infecção por Clostridium difficile

*Sarah Rodrigues Pilon Faria*
*Sandra Tuma Khouri-Siyoufi*

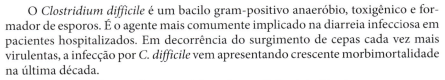

O *Clostridium difficile* é um bacilo gram-positivo anaeróbio, toxigênico e formador de esporos. É o agente mais comumente implicado na diarreia infecciosa em pacientes hospitalizados. Em decorrência do surgimento de cepas cada vez mais virulentas, a infecção por *C. difficile* vem apresentando crescente morbimortalidade na última década.

Para haver infecção são necessárias três condições interligadas:
- Alteração da microbiota colônica;
- Ingestão oral de *Clostridium difficile* ou de seus esporos;
- Liberação das toxinas A e B na luz do cólon.

Está classicamente relacionada ao uso de antibióticos, porém quimioterapia, imunossupressão e redução da acidez gástrica (secundária ao uso de inibidores de bomba de prótons, por exemplo) também são fatores precipitantes.

Os antibióticos mais frequentemente implicados são:
- Cefalosporinas;
- Ampicilina;
- Amoxicilina;
- Clindamicina;
- Quinolonas.

Pacientes com maior risco de infecção por *Clostridium*:
- Idosos;
- Portador do vírus da imunodeficiência humana (HIV);
- Doença inflamatória intestinal.

Define-se colite pseudomembranosa quando há uma pseudomembrana, formada por resíduos inflamatórios e celulares, cobrindo a mucosa intestinal. Na ausência de infecção por *C. difficile* pode-se desenvolver colite pseudomembranosa como consequência de cirurgia ou isquemia intestinal, ou até mesmo de outras infecções entéricas, como por *Staphylococcus aureus*.

## Quadro clínico

A doença relacionada ao *C. difficile* pode se apresentar desde uma diarreia leve até um quadro de colite fulminante (megacólon tóxico), particularmente quando os pacientes são colonizados por uma cepa virulenta.

Os sintomas clínicos costumam aparecer poucos dias após o início da antibioticoterapia, porém podem surgir em até 2 meses após sua suspensão.

Clinicamente os pacientes podem apresentar diarreia aquosa com vários episódios ao dia, com ou sem muco, dor abdominal e febre baixa.

Diante de quadros graves, com sinais de dor abdominal importante, peritonite, insuficiência respiratória e instabilidade hemodinâmica, a suspeição para doença complicada/megacólon tóxico é imperativa.

## Diagnóstico

O diagnóstico é feito quando o paciente desenvolve um quadro clínico de colite aguda e há demonstração da infecção por *C. difficile* toxigênica, pela presença da toxina A, B ou ambas, nas fezes.

O hemograma frequentemente revela leucocitose com aumento de formas imaturas.

Em casos graves pode haver hipoalbuminemia e distúrbios hidroeletrolíticos provocados pelo número aumentado de evacuações.

O megacólon tóxico é visto à radiografia do abdome como uma dilatação aguda do cólon transverso, com diâmetro superior a 6 cm, e perda de sua haustração.

Tomografias de abdome e pelve devem ser solicitadas na suspeita de doença complicada, porém por meio delas também é possível observar alterações inespecíficas, tais como edema de mucosa, espessamento da parede colônica e inflamação ao redor do cólon.

A retossigmoidoscopia ou a colonoscopia apenas devem ser realizadas quando o diagnóstico é duvidoso ou quando a severidade da doença requer um diagnóstico imediato.

Endoscopicamente, a pseudomembrana se apresenta como placas ovoides de exsudato amarelo ou cinza, separadas por áreas de mucosa normal ou hiperêmica, que podem coalescer e cobrir grande extensão da superfície mucosa.

## Tratamento

Em relação ao tratamento da diarreia e colite associadas ao *C. difficile* a primeira recomendação consiste na suspensão, assim que possível, do antibiótico que gerou o problema. Se houver necessidade de manutenção da antibioticoterapia, o agente deve ser trocado por um com menor probabilidade de induzir a diarreia por *C. difficile*, por exemplo, aminoglicosídeo endovenoso, trimetroprima ou eritromicina. Essa abordagem reduz o risco de recorrência da infecção e em até 25% dos pacientes a diarreia cessa, sem necessidade de terapia específica. Essa conduta, entretanto, não é recomendada para pacientes graves ou com comorbidades importantes.

Pacientes que persistem com sintomas apesar da suspensão do antibiótico e/ou que se apresentam com sintomas graves têm indicação de terapia específica para erradicação do *C. difficile*. Nesse contexto, os antimicrobianos mais eficazes são metronidazol e/ou vancomicina por 10 a 14 dias. A melhora da diarreia, geralmente, é evidente nas primeiras 72 horas após início do tratamento.

Tratamento de infecções graves ou complicadas:

- Vancomicina 500 mg de 6/6 horas via oral, associada a metronidazol 500 mg via endovenosa de 8/8 horas;
- Se houver distensão abdominal, recomenda-se, também, enema de retenção de vancomicina 500 mg (com 100 mL solução salina) via retal a cada 6h.

Nos casos de colite fulminante, é importante ressaltar que a equipe cirúrgica deve ser convocada pela potencial necessidade de colectomia.

A colectomia deve ser considerada nas seguintes situações:

- Choque circulatório;
- Sinais clínicos de sepse;
- Disfunção orgânica (principalmente renal e pulmonar);
- Alterações do sensório;
- Leucocitose ≥ 50.000 células/µL;
- Lactato ≥ 5 mmol/L;
- Ausência de melhora após 5 dias de tratamento clínico.

O tratamento com vancomicina ou metronidazol frequentemente interrompe a diarreia, porém sua recorrência é comum devido à formação de esporos.

Probióticos, resinas que absorvem as toxinas e vacinas têm sido estudados para a prevenção da recorrência da infecção. No entanto, as evidências atualmente disponíveis são insuficientes no que se refere à prevenção primária da infecção por *Clostridium difficile.*

Não é recomendado o tratamento de portadores assintomáticos, pois pode apenas prolongar o estado de portador além das 2 a 6 semanas usuais.

Não são recomendados testes para controle de cura, tampouco para pacientes assintomáticos.

O tratamento da infecção por *Clostridium difficile* encontra-se resumido na Tabela 30.1.

## Infecção recorrente pelo *Clostridium difficile*

A recorrência da infecção pelo *Clostridium difficile* é um problema cada vez mais comum, podendo ocorrer em até 25% dos pacientes tratados com metronidazol ou vancomicina.

**Tabela 30.1.** Tratamento da infecção por *Clostridium difficile*

| Severidade da doença | Tratamento |
|---|---|
| Portador assintomático | Não está indicado tratamento |
| Leve (paciente ambulatorial) | Interromper o antibiótico implicado. Iniciar metronidazol 500 mg 8/8h ou acompanhar de perto o paciente, sem administração de antibióticos |
| Moderada | Considerar internação e interrupção do antibiótico responsável. Iniciar metronidazol 500 mg ou vancomicina oral 125 mg 6/6h |
| Grave | Internar e iniciar vancomicina via oral ou sonda nasoenteral na dose de 500 mg 6/6h associada a metronidazol endovenoso 500 mg 8/8h. Se houver distensão abdominal: adicionar enema de retenção de vancomicina 500 mg (com 100 mL solução salina) via retal a cada 6h |

Em pacientes com infecção por *C. difficile* grave e recorrente, refratária a múltiplas tentativas de tratamento com antibióticos convencionais, tem sido empregado o transplante de microbiota fecal. O desaparecimento dos sintomas e das pseudomembranas tende a ser precoce, com estudos demonstrando períodos variáveis de 24 horas até 12 dias. As taxas de cura variam entre 81 e 94%, e tem sido duradoura e bem tolerada. As fezes selecionadas são obtidas de um doador saudável e analisadas para excluir infecção por bactérias patógenas, parasitas e vírus. Podem ser administradas na forma de enema, cápsulas congeladas (via oral) ou por meio de colonoscopia, sonda nasogástrica ou nasojejunal, sem superioridade comprovada entre essas vias. O transplante de microbiota é considerado uma opção segura, porém com potencial risco de transmissão de agentes infecciosos contidos nas fezes.

## PREVENÇÃO

Estima-se que até 20% dos pacientes hospitalizados se tornam colonizados por *C. difficile* durante a internação, e os principais fatores que propiciam sua transmissão são proximidade física e higiene insuficiente das mãos e do ambiente hospitalar. Raramente os portadores assintomáticos desenvolvem diarreia, porém funcionam como um importante reservatório de infecção nosocomial. Assim, é indicada precaução de contato para todos os pacientes com diarreia por *C. difficile*. A utilização de gel à base de álcool não é tão eficaz na remoção dos esporos quanto a lavagem com água e sabão.

A fim de minimizar o risco de infecção por *Clostridium difficile,* deve ser limitado o uso de antibióticos e reduzida a duração da antibioticoterapia.

## Bibliografia

Brandt LJ, Aroniadis OC, Mellow M, et al. Long-term follow-up of colonoscopic fecal microbiota transplant for recurrent Clostridium difficile infection. Am J Gastroenterol 2012; 107(7):1079.

Cohen SH, Gerding DN, Johnson S, et al. Clinical practice guidelines for Clostridium difficile infection in adults: 2010 update by the Society for Healthcare Epidemiology of America (SHEA) and the Infectious Diseases Society of America (IDSA). Infect Control Hosp Epidemiol 2010; 31(5):431-55.

Kelly CP, Lamont JT. Diarreia associada a antibióticos, enterocolite pseudomembranosa e diarreia e colite associadas ao Clostridium difficile. In: Sleisenger e Fordtran Gastroenterologia e Doenças do Fígado. 9ª ed. Rio de Janeiro: Elsevier, 2014. pp.1931-45.

Leffler DA, Lamont JT. Clostridium difficile infection. N Engl J Med 2015; 372(16):1539-48.

Pires RN, Monteiro AA, Carneiro LC, et al. Clostridium difficile infection in Brazil: a neglected problem? Am J Infect Control 2014;42(4):459-60.

Polage CR, Solnick JV, Cohen SH. Nosocomial diarrhea: evaluation and treatment of causes other than Clostridium difficile. Clin Infect Dis 2012; 55(7): 982–89.

Surawicz CM, Brandt LJ, Binion DG. Guidelines for diagnosis, treatment, and prevention of Clostridium difficile infections. Am J Gastroenterol 2013; 108(4):478-98.

van Nood E, Vrieze A, Nieuwdorp M, et al. Duodenal infusion of donor feces for recurrent Clostridium difficile. N Engl J Med 2013; 368(5):407.

# Capítulo 31

# Constipação Intestinal

*Marjorie Costa Argollo*

## Introdução

A constipação intestinal constitui uma das queixas mais comuns na população geral e pode ser definida como evacuação irregular, difícil ou pouco frequente. Apresenta impacto negativo na qualidade de vida associada a considerável custo para a economia. Suas causas são as mais diversas e podem ser secundárias a alterações metabólicas, neurológicas, doença intestinal obstrutiva e ainda ao uso de medicações.

## Definição

Do ponto de vista clínico utilizam-se critérios para definir, objetivamente, o diagnóstico da constipação. São relevantes as seguintes variáveis:

- Diminuição da frequência das evacuações. De maneira aleatória, utiliza-se como limite um número menor que 3 evacuações por semana;
- Dificuldade na eliminação das fezes ou aumento do esforço evacuatório;
- Fezes endurecidas, grumosas ou ressecadas, conforme a escala de Bristol 1 ou 2 (Figura 31.1);
- Sensação de evacuação incompleta;
- Necessidade de manobras digitais (retais ou vaginais) para expulsar o bolo fecal;
- Uso regular de supositórios, enemas ou laxantes para evitar que as evacuações sejam difíceis e/ou infrequentes.

A definição de constipação funcional, segundo os critérios de Roma III, inclui algumas das características descritas anteriormente, agregando fator temporal e frequência relativa dos sintomas em relação às características das evacuações.

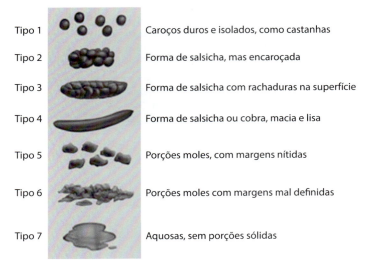

**Figura 31.1.** Ilustração da escala de Bristol (adaptado de Textbook of Gastroenterology, 2º ed., 1995).

Estabelece que os critérios clínicos devam estar presentes por pelo menos 3 meses, com início há 6 meses antes do diagnóstico:
- Aumento do esforço evacuatório por no mínimo 25% das evacuações;
- Fezes endurecidas ou grumosas em pelo menos 25% das evacuações;
- Sensação de evacuação incompleta em pelo menos 25% das evacuações;
- Sensação de obstrução e/ou bloqueio anorretal em pelo menos 25% das defecações;
- Manobras digitais para facilitar em pelo menos 25% das defecações (evacuação digital, apoio do assoalho pélvico);
- Menos de 3 evacuações por semana.

O emprego da escala de Bristol também representa instrumento importante para uso clínico com o objetivo de definir os sintomas. Caso o paciente escolha entre as ilustrações os padrões 1 ou 2, é provável que o diagnóstico de constipação seja confirmado (Figura 31.1).

## Epidemiologia

Estudo envolvendo diferentes continentes avaliou os aspectos epidemiológicos da constipação crônica e demonstrou prevalência entre 2,4% e 30% da população estudada.

São descritos fatores que se associam à sua prevalência, como idade, gênero, atividade física, dieta e condições socioeconômico-culturais.

Encontra-se mais elevada com o aumento da idade, mais evidente naqueles com mais de 65 anos de idade, mais frequente no gênero feminino, em indivíduos que não praticam exercícios e com menor nível de educação.

## Classificação

A constipação intestinal é classificada em primária (funcional) ou secundária (orgânica).

A constipação funcional (ou primária) não possui etiologia definida e encontra-se relacionada com alterações motoras intestinais, sem associação com outras doenças ou presença de sinais de alarme. Envolve horário inconstante para evacuar, não atendimento do reflexo evacuatório e, ainda, desconcentração durante o ato de evacuar.

A constipação orgânica (ou secundária) exibe relação com anormalidades anatômicas e motoras do trato digestivo e condições sistêmicas associadas.

Pode ser subclassificada de acordo com seu mecanismo de ação: trânsito normal, inércia colônica/trânsito lento e defecação dissinérgica. Essa última compreende condições como disfunção do assoalho pélvico (anismo, prolapso retal, hipertonia do esfíncter anal interno), doenças anorretais (fissuras, estenoses), causas obstrutivas (neoplasia, aderências intraperitoneais) e megacólon/megarreto.

Condições sistêmicas associadas ao hábito evacuatório irregular abrangem doenças endócrino-metabólicas (diabetes, hipotireoidismo, uremia), neuromusculares (Chagas, Parkinson, esclerose múltipla, Hirschsprung, pseudo-obstrução intestinal) e distúrbios psiquiátricos.

## DIAGNÓSTICO CLÍNICO E COMPLEMENTAR

O diagnóstico de constipação baseia-se na avaliação inicial global do paciente, com coleta de história clínica minuciosa na tentativa de definir a natureza e a duração dessa alteração, assim como identificar possíveis causas secundárias para a constipação, como comorbidades, uso de drogas ou cirurgias abdominais/pélvicas prévias. O questionamento a respeito da presença de sinais de alarme como hematoquezia, perda ponderal associada, história familiar positiva para neoplasia colorretal ou doença inflamatória intestinal, anemia e surgimento ou mudança do padrão habitual em indivíduos acima dos 50 anos de idade faz-se imperativo. O exame físico pode evidenciar dor abdominal à palpação, assim como identificação de massas ou tumores. O exame perianal em conjunto com o toque retal é obrigatório na avaliação desses pacientes, e pode detectar alterações sugestivas de sua etiologia, como fissuras, doença hemorroidária, estenoses, massas, anormalidades na tonicidade esfincteriana e resposta da musculatura puborretal e do esfíncter anal externo à manobra de Valsalva (aumento da pressão intra-abdominal).

Procedimentos complementares que auxiliam na investigação da constipação englobam: laboratório bioquímico (hemograma, glicemia jejum, perfil hormonal tireoidiano, função renal), ileocolonoscopia (> de 50 anos e presença de sinais de alarme), radiografia simples de abdome (megacólon e monitorização do esvaziamento colônico em casos de retenção fecal), tempo de trânsito colônico (casos refratários), defecografia (suspeita de causas anatômicas) e manometria anorretal.

*Capítulo 31 • Constipação Intestinal*  **263**

## Tratamento

Por tratar-se de uma condição clínica complexa e multifatorial, o tratamento da constipação intestinal deve ser individualizado, dirigido para determinada causa, gravidade dos sintomas e seu impacto na qualidade de vida.

Baseia-se na instituição de uma boa relação entre o médico e o paciente, com orientações a respeito da importância da modificação dos hábitos dietético-comportamentais.

A suplementação de fibras na dieta com o objetivo de ingerir de 20 a 35 gramas/dia no adulto é descrita como tratamento eficaz para normalização do hábito intestinal em quadros mais leves de constipação.

Laxativos podem ser utilizados no auxílio do tratamento medicamentoso, e devem ser prescritos de maneira individualizada, levando em consideração idade do paciente e gravidade da constipação. Podem ser classificados de acordo com o seu mecanismo de ação e incluem: formadores de bolo fecal (metilcelulose, psílio e policarbofila), emolientes (óleo mineral), osmóticos (polietilenoglicol, lactulose, sorbitol) e irritativos (bisacodil, sene, picossulfato de sódio). Os supositórios de glicerina têm maior benefício nos casos de disfunção evacuatória obstrutiva, por seu efeito local em amolecer as fezes, porém podem ser utilizados com sucesso em todos os tipos de constipação.

A terapia medicamentosa envolve fármacos com ações diversas no trato digestivo com a finalidade de regularizar o hábito intestinal.

Serotoninérgicos: caracterizam-se por sua propriedade moduladora seletiva capaz de regular a peristalse e reduzir a sensibilidade visceral. Incluem o tegaserode (Zelmac®) na dose recomendada de 12 mg/dia e a prucaloprida (Resolor®), com dose recomendada de 1 a 4 mg/dia; seu efeito colateral mais comum é a cefaleia.

Lubiprostone e linaclotide: aumentam a secreção de fluidos e a motilidade intestinal. Não se encontram disponíveis no Brasil.

Medidas não farmacológicas são descritas e efetivas no tratamento da constipação intestinal, sendo a mais conhecida a reeducação funcional ou *biofeedback*, que envolve técnicas de fisioterapia dos assoalhos pélvico e anorretal.

A intervenção cirúrgica no manejo desses doentes deve ser instituída nos casos mais graves de constipação incapacitante. Correção cirúrgica de retocele ou intussuscepção retal pode não evoluir com melhora dos sintomas, e a sua indicação deve ser avaliada com cautela.

## Constipação induzida por medicamentos

A utilização rotineira de alguns fármacos pode estar relacionada a quadros de constipação intestinal por afetar a motricidade do canal alimentar, atuando de maneira direta sobre a musculatura ou a inervação dos diversos segmentos. Esse aspecto da disfunção da evacuação é especialmente importante na população idosa. Dentre as drogas relacionadas destacam-se as mais frequentes, como exposto na Tabela 31.1.

**Tabela 31.1.** Drogas com efeito constipante

| |
|---|
| Analgésicos derivados de opioides |
| Anticolinérgicos |
| Antidepressivos |
| Antiparkinsonianos |
| Bloqueadores de canais de cálcio |
| *Abuso de laxativos de ação irritativa |

# Bibliografia

American College of Gastroenterology Chronic Constipation Task Force. An evidence-based approach to the management of chronic constipation in North America. Am J Gastroenterol 2005; 100 Suppl 1:S1.

Bharucha AE, Pemberton JH, Locke GR 3rd. American Gastroenterological Association technical review on constipation. Gastroenterology 2013; 144:218.

Mearin F, Lacy BE, Chang L, et al. Bowel disorders. Gastroenterology 2016.

Ramkumar D, Rao SS. Efficacy and safety of traditional medical therapies for chronic constipation: systematic review. Am J Gastroenterol 2005; 100:936.

Suares NC, Ford AC. Prevalence of, and risk factors for, chronic idiopathic constipation in the community: systematic review and meta-analysis. Am J Gastroenterol 2011; 106:1582.

Wald A. Approach to the patient with constipation. In: Yamada T (Ed). Textbook of Gastroenterology. 2nd ed. Philadelphia, PA: JB Lippincott, 1995. p.864.

# Capítulo 32

# Isquemia Intestinal

*Juliana Ramos Friggi*
*Sandra Tuma Khouri-Siyoufi*

## Introdução

A isquemia intestinal pode ser causada por qualquer processo que reduza o fluxo de sangue para o intestino, tais como oclusão arterial, oclusão venosa ou vasoconstrição. O intestino é capaz de compensar uma redução de 75% do fluxo sanguíneo e do consumo de oxigênio por até 12 horas sem lesão substancial, devido ao aumento da extração de oxigênio e da vasodilatação da circulação colateral. A vasodilatação é a resposta ao insulto inicial, mas a isquemia prolongada leva à vasoconstrição, que pode persistir mesmo após o retorno do fluxo sanguíneo intestinal ao normal.

A lesão isquêmica intestinal ocorre devido à privação de oxigênio e dos nutrientes necessários para a integridade celular. A lesão intestinal é causada tanto pela hipóxia tecidual como pela lesão de reperfusão, que ocorre quando o fluxo de sangue é restabelecido. A lesão de reperfusão é caracterizada por liberação de radicais livres de oxigênio, subprodutos tóxicos da lesão isquêmica e ativação de neutrófilos que pode levar à falência de múltiplos órgãos.

A isquemia intestinal pode ser classificada quanto:

- Ao tempo de aparecimento dos sintomas (aguda ou crônica):
  - Isquemia aguda ocorre devido à redução súbita da perfusão intestinal, secundária a obstrução oclusiva (embolia, trombose) ou não oclusiva (baixo fluxo por redução do débito cardíaco ou uso de vasopressores) do fluxo sanguíneo;
  - A isquemia crônica geralmente se desenvolve em pacientes com aterosclerose mesentérica, causando episódios de hipoperfusão tecidual.
- Ao grau de fluxo sanguíneo comprometido;
- Ao segmento do intestino que é afetado:
  - Afetando o intestino delgado é geralmente referida como isquemia mesentérica;
  - Afetando o intestino grosso é referida como isquemia do cólon (IC).

## Anatomia arterial

O suprimento sanguíneo para o trato digestivo é feito principalmente pelos:

- Tronco celíaco: o tronco celíaco e seus ramos suprem estômago, duodeno, pâncreas e fígado;
- Artéria mesentérica superior (AMS): supre intestino delgado, ceco, cólon ascendente e metade direita do cólon transverso, pâncreas;
- Artéria mesentérica inferior (AMI): supre metade esquerda do cólon transverso, cólon descendente, sigmoide e reto.

O tronco celíaco surge a partir da aorta anterior e dá origem a 3 ramos principais:

- Artéria gástrica esquerda;
- Artéria hepática comum: dá origem à artéria gastroepiploica direita, aos ramos da artéria gastroduodenal e aos ramos da artéria pancreaticoduodenal superior anterior;
- Artéria esplênica: emite ramos arteriais para a artéria gastroepiploica esquerda e para a pancreática.

A AMS tem sua origem na aorta anterior e ramifica-se em:

- Artéria pancreaticoduodenal inferior: pâncreas e duodeno;
- Artérias jejunais e ileais: o jejuno e o íleo, respectivamente;
- Artéria ileocólica: íleo e cólon ascendente;
- Artéria cólica direita: irriga o cólon ascendente;
- Artéria cólica média: cólon transverso.

A AMI também tem sua origem na face anterior da aorta, 3 a 4 cm acima de sua bifurcação. Ramifica-se em:

- Artéria cólica esquerda:→ cólon transverso e descendente;
- Artérias sigmóideas: cólon descendente e sigmoide;
- Artéria retal superior: reto.

As artérias retais inferiores e médias são ramos da artéria ilíaca interna, responsáveis pela irrigação dos retos médio e distal.

A drenagem venosa é paralela à circulação arterial e drena para o sistema venoso portal.

Uma extensa rede de circulação colateral protege os intestinos, durante períodos transitórios de perfusão inadequada. O tronco celíaco e a AMS se comunicam através da junção das artérias pancreaticoduodenais superior e inferior. A AMS e a AMI se comunicam através da artéria marginal de Drummond e da artéria sinuosa.

## Etiologia

As principais etiologias da isquemia mesentérica são:

- Embolia arterial (50%);
- Trombose arterial (15-25%);
- Trombose venosa (5%);
- Isquemia não oclusiva por hipoperfusão intestinal (20-30%).

A embolia para artéria mesentérica é mais frequentemente relacionada a um trombo desalojado do átrio esquerdo, ventrículo esquerdo, válvulas cardíacas ou aorta proximal.

A trombose aguda da circulação mesentérica geralmente ocorre como uma sobreposição em pacientes com história de isquemia intestinal crônica por doença aterosclerótica. Também pode ocorrer nos casos de trauma abdominal, infecções, aneurisma e dissecção da aorta ou da artéria mesentérica.

A trombose venosa mesentérica pode ser idiopática ou por causas secundárias, como em estados de hipercoagulabilidade, doença maligna ou cirurgia abdominal prévia.

Isquemia mesentérica não oclusiva ocorre como resultado da hipoperfusão esplâncnica e vasoconstrição. É mais frequentemente associada a insuficiência cardíaca, estado de baixo fluxo que ocorre após cirurgia cardíaca, hipovolemia, e é cada vez mais identificada em pacientes submetidos a hemodiálise. Ela afeta mais comumente as áreas do intestino que têm menor fluxo de colaterais, como a flexura esplênica e a junção retossigmoide.

## Incidência e fatores de risco

A incidência da isquemia intestinal aguda está aumentando, o que pode se dever, em parte, a um maior conhecimento dos médicos e ao envelhecimento da população com doença cardiovascular ou sistêmica graves. Outro fator seria a sobrevivência prolongada de pacientes criticamente enfermos. Em pacientes mais jovens, sem doença cardiovascular, a trombose venosa mesentérica é a principal causa de isquemia aguda intestinal.

Os fatores de risco para isquemia intestinal incluem qualquer condição que reduz a perfusão para o intestino ou fator que predispõe para embolia arterial, trombose arterial, trombose venosa ou vasoconstrição. Os fatores de risco variam de acordo com a etiologia específica, porém a Tabela 32.1 apresenta algumas condições predisponentes a isquemia.

## Quadro clínico

Uma análise da história pessoal e familiar do paciente é importante. O relato de um evento embólico prévio está presente em cerca de um terço dos pacientes com isquemia mesentérica aguda de etiologia embólica. Um antecedente pessoal

**Tabela 32.1.** Principais condições predisponentes a isquemia intestinal

| Doença cardíaca | Medicamentos vasoconstritores |
|---|---|
| Cirurgia da aorta | Condições trombóticas adquiridas e hereditárias |
| Doença arterial periférica | Inflamação / infecção |
| Hemodiálise | Estrangulamento intestinal (p.ex.: hérnias, volvo) |
| Hipovolemia | |

*Capítulo 32 • Isquemia Intestinal*

ou familiar de trombose venosa profunda ou tromboembolismo pulmonar está presente em cerca de metade dos doentes com trombose venosa mesentérica aguda.

Dor abdominal é o sintoma mais comum em pacientes com isquemia intestinal. O quadro clínico clássico para isquemia intestinal aguda é a dor abdominal desproporcional ao exame físico. O surgimento e a gravidade da dor dependem da duração de oclusão e da eficácia da circulação colateral.

A dor associada à oclusão arterial mesentérica aguda secundária à embolia arterial é geralmente súbita, de forte intensidade e de localização periumbilical, e muitas vezes acompanhada de náuseas e vómitos. A dor associada à oclusão arterial mesentérica trombótica pode piorar após as refeições ou ter sintomas indistinguíveis da embolia arterial mesentérica. Pacientes com trombose venosa mesentérica apresentam dor abdominal com início mais insidioso.

A dor abdominal relacionada à isquemia mesentérica não oclusiva tem sua gravidade e localização variáveis, e os sintomas podem ser mascarados pelos fatores precipitantes (p.ex.: hipotensão, insuficiência cardíaca, hipovolemia e arritmias cardíacas).

Os pacientes com IC aguda apresentam geralmente dor abdominal de início rápido, de leve intensidade e normalmente no lado esquerdo do abdome. Desejo urgente de defecar, sangramento retal ou diarreia sanguinolenta podem ocorrer tipicamente dentro de 24 horas após o início da dor abdominal.

A isquemia mesentérica crônica se manifesta com dor abdominal recorrente e pós-prandial, que ocorre por uma incapacidade de aumentar o fluxo de sangue para atender à demanda do intestino após as refeições. Consequentemente, esses pacientes desenvolvem medo de se alimentar e podem apresentar perda de peso.

O exame físico do abdome pode ser normal ou mostrar inicialmente uma distensão abdominal leve, sem sinais de irritação peritoneal. Sangue oculto pode estar presente nas fezes. No momento em que a isquemia progride e ocorre o infarto transmural do intestino, o abdome torna-se distendido, os ruídos hidroaéreos desaparecem e instalam-se os sinais de irritação peritoneal.

## Exames complementares

Os achados laboratoriais são inespecíficos. Valores laboratoriais anormais podem ser úteis no reforço do diagnóstico da isquemia intestinal aguda, porém valores laboratoriais normais não excluem a isquemia e não justificam atrasar a investigação quando a suspeita existe. Alguns achados incluem leucocitose com desvio à esquerda, hematócrito elevado e acidose metabólica. A acidose láctica, quando presente, geralmente indica isquemia intestinal grave ou lesão irreversível.

A radiografia simples de abdome é relativamente inespecífica e pode ser normal em mais de 25% dos pacientes. Alças intestinais distendidas, espessamento da parede do intestino e pneumatose intestinal podem ser achados sugestivos de isquemia intestinal. O objetivo principal da radiografia é excluir outras causas de dor abdominal.

A ultrassonografia com doppler pode identificar estenose arterial ou oclusão nos vasos viscerais proximais. Possui sensibilidade e especificidade em torno de 85 a 90%, porém é muitas vezes tecnicamente limitada pela presença de ar no intestino distendido. Além disso, sua sensibilidade está limitada para a detecção de êmbolos mais distais ou na avaliação de isquemia mesentérica não oclusiva.

A tomografia computadorizada (TC) de abdome é comumente usada para triagem de pacientes hemodinamicamente estáveis com dor abdominal aguda. Achados inespecíficos na TC incluem dilatação do cólon, espessamento da parede intestinal, ausência de aumento da vascularização arterial com injeções de contraste intravenoso com tempo cronometrado, oclusão arterial, trombose venosa e ingurgitamento das veias mesentéricas. Três achados relativamente mais específicos são: gás na parede do intestino ou no sistema portal, infarto embólico agudo de outros órgãos abdominais e trombos nos vasos mesentéricos. Infelizmente, os sinais precoces na TC são inespecíficos e os sinais tardios refletem intestino de aspecto necrótico.

Para pacientes nos quais a suspeita de isquemia intestinal é alta, a angiografia por TC e por ressonância magnética (RM) melhora a capacidade de diagnosticar a isquemia mesentérica aguda. A acurácia desses exames varia de 95 a 100%. A angiografia por TC é preferível à por RM devido a seu menor custo, velocidade e disponibilidade. No entanto, a angiografia por RM pode ser mais sensível para o diagnóstico de trombose venosa mesentérica e pode ser necessária para aqueles com alergia ao contraste iodado. Oclusões arteriais podem ser identificadas como uma ausência de aumento da vascularização arterial com injeções de contraste intravenoso cronometradas. Quando presente, a oclusão tromboembólica é específica para o diagnóstico; no entanto, a ausência de um defeito de enchimento não é suficiente para excluir isquemia mesentérica aguda.

A angiografia mesentérica seletiva é a base do diagnóstico e pode ser o tratamento inicial da isquemia mesentérica. Porém dificuldades na realização desse exame em pacientes em estado crítico e sua baixa disponibilidade podem tornar a angiografia impraticável e contribuir para atraso na cirurgia. Em pacientes com sinais de peritonite o uso da angiografia é controverso.

Na suspeita de isquemia de cólon, quando a radiografia e a TC mostrarem apenas achados inespecíficos, uma colonoscopia pode ser realizada em um cólon despreparado dentro de 48 horas do início dos sintomas.

Cuidados para a realização da colonoscopia: deve ser realizada com o mínimo de insuflação de ar, para evitar a distensão excessiva que pode levar à perfuração do cólon, e não deve ser realizada em pacientes com evidências de peritonite aguda.

A colonoscopia é sensível para a detecção de lesões nas mucosas, permite a biópsia de áreas suspeitas e não interfere com a arteriografia subsequente. Achados colonoscópicos no quadro agudo incluem mucosa pálida, sangramentos petequiais e nódulos hemorrágicos azulados (hemorragia submucosa). Na doença mais grave a mucosa apresenta-se cianótica e com ulcerações hemorrágicas. Um achado colonoscópico, chamado sinal de uma listra do cólon, é descrito em pacientes com IC, referindo-se a uma única linha de eritema com erosão ou ulceração orientada ao longo do eixo longitudinal do cólon. A doença segmentar, com comprometimento relativo do reto, de rápida evolução espontânea, normalmente resultando em resolução da doença, é característica da IC.

*Capítulo 32 • Isquemia Intestinal*

# Tratamento

A conduta inicial inclui jejum, monitorização, suporte hemodinâmico, ressuscitação, correção de distúrbios eletrolíticos, antibióticos de amplo espectro e descompressão gastrointestinal. A ressuscitação inclui o tratamento da insuficiência cardíaca descompensada e a correção de hipotensão, hipovolemia e arritmias cardíacas. Antibióticos de amplo espectro são administrados de imediato, devido à alta incidência de hemoculturas positivas na isquemia intestinal e porque reduziram a extensão e a gravidade da lesão isquêmica em experimentos animais. Agentes vasoconstritores e digitais devem ser evitados, uma vez que podem exacerbar a isquemia intestinal.

A anticoagulação é bem indicada na isquemia secundária à trombose venosa mesentérica. Nos outros casos a anticoagulação é controversa, mas pode ser feita para prevenir a formação de trombos e sua propagação, desde que não haja contraindicações. Para aqueles que necessitam de exploração abdominal, a anticoagulação é tipicamente continuada após a cirurgia para evitar a formação de novos trombos.

A exploração cirúrgica não deve ser adiada nos pacientes com suspeita de infarto intestinal ou perfuração, independentemente da etiologia. Para os pacientes que evoluem para isquemia irreversível, diagnóstico e tratamento adequado podem diminuir significativamente a morbidade e a mortalidade do curso clínico pós-operatório. A intervenção cirúrgica executada antes do início da instabilidade hemodinâmica, perfuração ou gangrena franca tem um melhor resultado.

## Tratamento da isquemia mesentérica aguda

A isquemia mesentérica aguda (IMA) pode ser secundária a oclusão arterial (embolia ou trombose), trombose venosa ou isquemia mesentérica não oclusiva.

O tratamento tradicional da embolia arterial mesentérica aguda é a laparotomia cirúrgica precoce com embolectomia, que pode ser o tratamento de preferência para pacientes com êmbolo único e proximal da AMS, uma vez que proporciona um tratamento rápido e permite a inspeção direta do intestino. Uma alternativa, porém menos estabelecida, para embolia aguda é a infusão local de um agente trombolítico, opção reservada para pacientes com menor duração dos sintomas e sem sinais de peritonite.

Para trombose arterial mesentérica, as escolhas incluem a revascularização cirúrgica ou a trombólise com angioplastia endovascular e implante de *stent*. A escolha depende do tempo de evolução, da gravidade da isquemia, das comorbidades e da experiência do médico. Os pacientes que estão hemodinamicamente estáveis e que não têm sinais clínicos ou radiológicos de isquemia intestinal avançada podem ser candidatos inicialmente a uma abordagem endovascular.

O tratamento da isquemia mesentérica não oclusiva baseia-se na eliminação dos fatores associados (p.ex.: medicamentos vasoconstritores), tratando as causas subjacentes (p.ex.: insuficiência cardíaca e sepse), suporte hemodinâmico, monitorização e infusão intra-arterial de vasodilatadores (como a papaverina), se necessário.

O tratamento da trombose venosa mesentérica é predominantemente conservador, consistindo em anticoagulação sistêmica para minimizar a extensão do trombo, repouso intestinal e observação rigorosa para detectar quaisquer sinais de deterioração clínica. A heparinização imediata pode ser usada como terapia inicial, e, uma vez que a condição do paciente se estabilize, a terapia pode ser modificada para um anticoagulante oral (antagonista da vitamina K ou outro anticoagulante, como rivaroxabana). Tratamento por pelo menos 3 a 6 meses é recomendado. É importante identificar pacientes com condições de hipercoagulabilidade e tratá-los com a terapia anticoagulante em longo prazo. Adjuntos à anticoagulação podem incluir terapia trombolítica ou outro tratamento endovascular em pacientes selecionados que não respondem à anticoagulação convencional. A exploração cirúrgica é limitada aos pacientes com sinais claros de infarto intestinal, e não deve ser adiada nesses pacientes.

## Tratamento da isquemia de cólon

O tratamento da isquemia colônica depende da sua etiologia, da gravidade e da situação clínica. Exceto nos pacientes com evidência de gangrena ou perfuração do cólon, a maioria dos pacientes com isquemia colônica pode se resolver com cuidados de suporte e não requer tratamento específico. Grande parte dos pacientes com isquemia não oclusiva melhora dentro de 1 ou 2 dias, e tem resolução clínica e radiológica completa dentro de 1 a 2 semanas. Monitorização contínua deve ser feita, observando fatores de piora, como febre persistente, leucocitose, irritação peritoneal, diarreia prolongada ou sangramento gastrointestinal. Se a deterioração clínica é evidente, apesar do tratamento conservador, exploração abdominal é indicada.

A cirurgia é necessária em cerca de 20% dos casos. Antes de exploração abdominal (aberta ou por laparoscopia), a preparação do intestino não deve ser feita, uma vez que pode precipitar perfuração ou megacólon tóxico. Na maioria dos casos, um segundo procedimento cirúrgico (*second look*) precisa ser realizado em 12 a 24 horas para avaliar a viabilidade do intestino remanescente e a integridade das anastomoses.

A infusão local de vasodilatadores (tais como a papaverina) pode atenuar vasoespasmo, mas os efeitos colaterais sistêmicos muitas vezes limitam a sua utilização em pacientes com isquemia colônica não oclusiva.

## Tratamento da isquemia mesentérica crônica (angina intestinal)

Na isquemia mesentérica crônica (IMC) não é necessário um tratamento de urgência, apesar de a oclusão completa e aguda do suprimento sanguíneo gastrointestinal poder ocorrer se uma trombose se sobrepuser a um estreitamento arterial. O tratamento conservador geralmente é instituído nos pacientes com diagnóstico incidental da IMC e que não possuem manifestações clínicas evidentes. Esses pacientes são geridos com controle dos fatores de risco (p.ex.: cessar tabagismo) e medidas de prevenção secundária para limitar a progressão da doença aterosclerótica (p.ex.: terapia antiplaquetária), além de suporte nutricional.

*Capítulo 32 • Isquemia Intestinal*

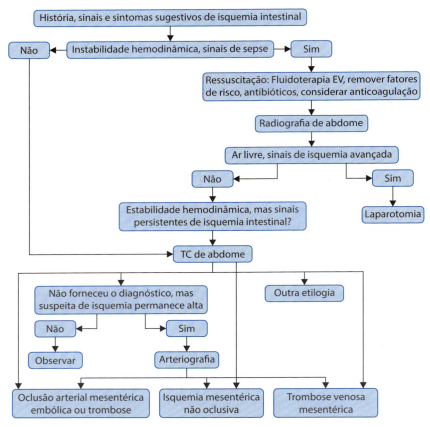

**Figura 32.1.** Algoritmo para diagnóstico e manejo da isquemia intestinal.

Um paciente com dor típica, com perda ponderal e que após a avaliação diagnóstica tenha excluído outros distúrbios gastrointestinais e cuja angiografia tenha mostrado o acometimento de pelo menos 2 das 3 principais artérias deve ser submetido a revascularização. A revascularização cirúrgica é o tratamento tradicional, tem sido usado nos pacientes mais sadios e apresenta menores taxas de recorrência. A angioplastia transluminal percutânea, com ou sem a colocação de *stent*, é uma alternativa de revascularização cada vez mais usada, principalmente naqueles pacientes com risco cirúrgico aumentado, já que reduz risco de morbimortalidade durante e após o procedimento. A angioplastia com colocação de *stent* está associada a menores taxas de reestenose quando comparada à angioplastia sozinha.

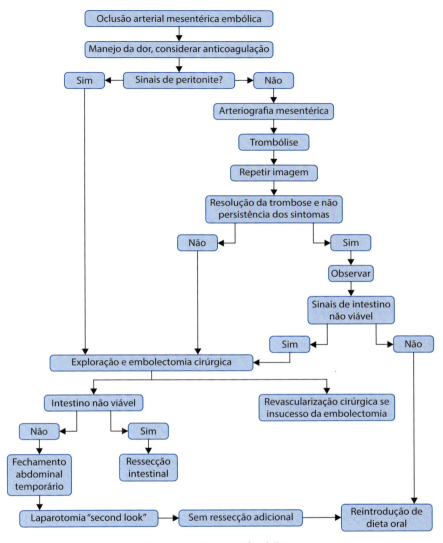

**Figura 32.2.** Algoritmo para oclusão mesentérica arterial embólica.

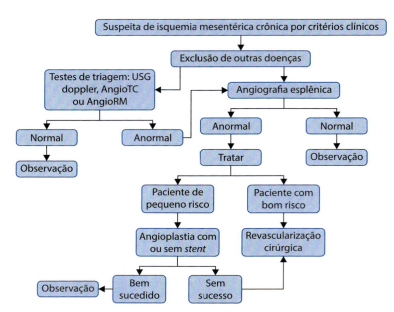

**Figura 32.3.** Algoritmo para isquemia mesentérica crônica.

# Bibliografia

Brandt JL, Feuerstadt P. Intestinal ischemia. In: Brandt JL, Feuerstadt P, editors. Sleisenger and Fordtran's Gastrointestinal and Liver Disease. 9th edition. Philadelphia: Saunders Elsevier, 2010. pp. 2069-2090.
Clair DG, Beach JM. Mesenteric ischemia. N Engl J Med 2016 Mar; 374:959-68.
Tendler DA, Lamont JT. Acute mesenteric arterial occlusion. UpToDate [internet]. 2016 Disponível em: https://www.uptodate.com/contents/acute-mesenteric-arterial-occlusion. [Acesso em 21 de junho de 2016.]
Tendler DA, Lamont JT, Grubel P. Mesenteric venous thrombosis in adults. UpToDate [internet]. 2016 Disponível em: https://www.uptodate.com/contents/mesenteric-venous-thrombosis. [Acesso em 21 de junho de 2016.]
Tendler DA, Lamont JT. Overview of intestinal ischemia in adults. UpToDate [internet]. 2016. Disponível em: https://www.uptodate.com/contents/overview-of-intestinal-ischemia-in-adults. [Acesso em 21 de junho de 2016.]

# Capítulo 33

# Doença Diverticular do Cólon

*Juliana Yuka Arai Leme*
*Cláudia Utsch Braga*

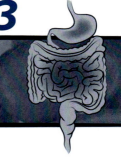

## Definição

- Divertículo: é a alteração anatômica mais comum do cólon, mais frequente no intestino grosso. É caracterizado por projeções saculares que surgem pela herniação da mucosa e submucosa, geralmente em regiões onde os vasos retos penetram na camada muscular da parede intestinal, provocando uma fragilidade da mesma.
- Diverticulose: presença de divertículos, diagnosticada incidentalmente por colonoscopia ou exames radiológicos.
- Doença diverticular do cólon (DDC): diverticulose sintomática, que pode ser ou não complicada com diverticulite.
- Diverticulite aguda: inflamação do divertículo, que pode ser classificada como isolada ou recorrente e complicada ou não complicada.
- Doença diverticular recorrente: mais de 2 episódios de diverticulite.
- Colite segmentar associada à diverticulose: forma crônica de diverticulite com evidência de inflamação macroscópica da mucosa interdiverticular, sem envolver o divertículo.

## Epidemiologia

A prevalência da diverticulose aumenta com a idade. Na quinta década de vida a prevalência é de 15%, aumentando para 70% na nona década.

Os divertículos são encontrados mais frequentemente no sigmoide. Contudo, na população oriental, é mais comum no cólon direito. A causa para essa variação permanece indeterminada. Acredita-se que os divertículos do lado esquerdo teriam natureza adquirida, já os do lado direito, natureza congênita.

O risco de diverticulite é 3 vezes maior do que o de sangramento. Acreditava-se que 15-25% dos pacientes com DDC desenvolveriam diverticulite. Entretanto, estudos recentes mostraram que essa estimativa é muito mais baixa (1-2%). A diverticulite é mais comum em mulheres, principalmente a partir dos 50 anos de idade.

## Fatores de risco

O fator de risco mais conhecido é a dieta pobre em fibras. Contudo, estudos recentes mostraram que a fibra não previne o aparecimento de divertículos, mas sim de doença diverticular. Outro fator de risco para a diverticulose é a dieta rica em carne vermelha e gordura.

Uso de anti-inflamatórios não esteroidais, corticosteroides e opiáceos, obesidade e tabagismo são fatores de risco para a diverticulite e o sangramento diverticular. Em contrapartida, atividade física, dieta vegetariana, bloqueadores de canais de cálcio e estatinas parecem ser fatores protetores para a doença diverticular. Alguns estudos correlacionam níveis séricos elevados de vitamina D a diminuição do risco de diverticulite.

## Sinais e sintomas

**Tabela 33.1.** Características clínicas da doença diverticular dos cólons

| | |
|---|---|
| Doença diverticular não complicada | Dor em quadrante inferior esquerdo, que geralmente piora com a alimentação e alívio após a defecação.<br>Associada a distensão abdominal, constipação ou diarreia e saída de muco nas fezes.<br>Difícil diferenciação com síndrome do intestino irritável. |
| Diverticulite aguda não complicada | Febre, dor no quadrante inferior esquerdo do abdome e leucocitose. |
| Diverticulite aguda complicada | Associados a abscesso, perfuração livre com peritonite, fístula ou obstrução.<br>Complicações imediatas: abscesso (16% dos casos), fístulas (12%, sendo mais comum a enterovesical) e perfuração (1-2%, mais rara, mas com maior taxa de mortalidade).<br>Complicação tardia: formação de estenose, principalmente após episódios de diverticulite recorrentes. |
| Diverticulite em imunocomprometidos | Apresentam maior risco de diverticulite complicada, principalmente perfuração e formação de abscessos.<br>Apresentação clínica indolente e silenciosa, alguns autores defendem a intervenção cirúrgica já no primeiro episódio de diverticulite. |
| Colite segmentar associada à diverticulite | Dor abdominal e sangramento nas fezes, simula doença inflamatória intestinal, especialmente doença de Crohn.<br>Colonoscopia: mucosa com erosões e friabilidade entre os divertículos, decorrente de inflamação crônica. Acomete mais frequentemente o cólon sigmoide, poupando os demais segmentos cólicos e o reto. Respondem bem aos compostos 5-aminossalicílico (5-ASA). Na maioria das vezes, é benigno e autolimitado.<br>Contudo, alguns casos com sangramento ou estenoses exigem sigmoidectomia. |

*Parte 4 • Intestino*

# Diagnóstico

A doença diverticular pode ser diagnosticada clinicamente quando se manifesta com os sintomas clássicos, mas é confirmada com exames radiológicos ou por colonoscopia.

- Exames radiológicos: o padrão-ouro para o diagnóstico de doença diverticular é o exame radiológico - tomografia computadorizada (TC) de abdome ou a colonografia. Esta tem a vantagem de determinar a extensão da doença e suas complicações. Em casos de emergência, a TC de abdome é mais utilizada, já que apresenta boa sensibilidade e especificidade para diverticulite, 94% e 99%, respectivamente. Para classificação tomográfica da gravidade da diverticulite é usada a classificação de Hinchey (Tabela 33.2 ).

**Tabela 33.2.** Classificação de Hinchey

| Estágio | Achados tomográficos | Risco de mortalidade |
|---|---|---|
| I | Abscesso pericólico/fleimão | 5% |
| II | Abscesso pélvico, intra-abdominal, retroperitoneal | |
| III | Peritonite purulenta | 13% |
| IV | Peritonite fecal | 43% |

- Colonoscopia: é uma ferramenta importante no diagnóstico de doença diverticular e, principalmente, para afastar neoplasia. Em pacientes assintomáticos, é frequente o diagnóstico incidental. Contudo, a colonoscopia não é indicada nos quadros de suspeita de diverticulite, devido ao risco de perfuração intestinal. Quando comparada à TC, tem a desvantagem de não conseguir identificar algumas complicações associadas, como os abscessos.

# Tratamento

**Tabela 33.3.** Tratamento da doença diverticular não complicada

- Dieta rica em fibras.
- É controverso o uso de 5-ácido aminossalicílico (5-ASA), para melhora da dor e da qualidade de vida, e de probióticos, para melhora da microflora local ao redor dos divertículos.

*Capítulo 33 • Doença Diverticular do Cólon*

**Tabela 33.4.** Diverticulite aguda não complicada

| Tratamento ambulatorial | Tratamento hospitalar |
|---|---|
| Indicação: pacientes sem sinais de toxicidade sistêmica e com dor abdominal leve. Manejo: antibióticos por via oral (cobertura de aeróbios gram-negativos e anaeróbios) por 7 a 10 dias: Ciprofloxacino 500 mg 12/12h + metronidazol 500 mg 8/8h ou metronidazol 500 mg 8/8h + sulfametoxazol-trimetoprima 160 mg/800 mg 12/12h ou amoxicilina-clavulanato 875 mg 12/12h. | Indicação: dor abdominal intensa, dificuldade para tolerar medicações por via oral e falha com tratamento ambulatorial. Manejo: antibióticos endovenosos (cobertura para gram-negativos e anaeróbios): Metronidazol 500 mg 8/8h + ciprofloxacino 400 mg 12/12h ou metronidazol 500 mg 8/8h + ceftriaxona 2 g 24h ou ampicilina-sulbactam 3 g 6/6h. Dieta líquida sem resíduos: na melhora dos sintomas em 2-3 dias, progredir dieta. Hidratação endovenosa e analgesia. |
| O objetivo da antibioticoterapia é reduzir o risco de complicações e de recorrência. Se o paciente não apresentar melhora da dor abdominal, da febre e da leucocitose em 2 a 3 dias, ou apresentar piora do quadro inicial, repetir TC de abdome e avaliar necessidade de intervenção cirúrgica ou percutânea. | |

**Tabela 33.5.** Tratamento cirúrgico

| Cirurgias eletivas | Cirurgias de emergência |
|---|---|
| Ressecção do segmento do cólon acometido e anastomose primária, no mesmo tempo cirúrgico. O requisito principal para a realização do procedimento em um único estágio é a capacidade de realizar o preparo intestinal e a viabilidade técnica, geralmente determinada pelo grau de inflamação extramural. | Ressecção primária do intestino acometido com colostomia proximal e sutura do coto distal (cirurgia à Hartmann), seguida por reanastomose em um segundo tempo cirúrgico. |
| Indicações:<br>■ Primeiro episódio em pacientes com até 40 anos de idade, imunodeprimidos, com falência renal crônica ou com vasculites ou colagenoses.<br>■ Casos de dúvida diagnóstica.<br>■ Após o segundo episódio de diverticulite aguda (controverso).<br>■ Complicações: estenoses sintomáticas, fístulas, sangramento diverticular recorrente. | Indicações:<br>■ Falha com a drenagem percutânea do abscesso.<br>■ Perfuração (Hinchey 3 e 4).<br>■ Piora clínica a despeito do tratamento conservador em 3 dias.<br>■ Sangramento maciço. |

**Tabela 33.6.** Diverticulite aguda complicada

- Internação hospitalar.
- Hidratação endovenosa.
- Analgesia.
- Jejum - Após 2-4 dias sem febre, dor abdominal e leucocitose: introdução de dieta líquida.
- Antibioticoterapia endovenosa (mesmos esquemas da não complicada).
- Drenagem percutânea - Indicada para abscessos maiores do que 4 cm de diâmetro (Hinchey estágio 2).
- Cirurgia - 15-30% não respondem ao tratamento clínico conservador e necessitam de intervenção cirúrgica durante a mesma internação hospitalar.

## Seguimento

É recomendado realizar colonoscopia 4 a 8 semanas após o episódio de diverticulite. Isso se deve ao risco aumentado de neoplasia de cólon dentro do primeiro ano do diagnóstico de diverticulite. Contudo, se o paciente realizou *screening* recente (dentro de 1 ano) com colonoscopia, não é necessário repetir esse exame.

Estudos mostram que não há evidência na eficácia dos aminossalicilatos e probióticos para prevenção da recorrência de diverticulite.

## Bibliografia

Feuerstein JD, Falchuk KR. Diverticulosis and diverticulitis. Mayo Clinic Proc. Mayo Clin Proc. 2016 May 5. pii: S0025-6196(16)30067-2.

Jacobs DO. Clinical practice: Diverticulitis. N Engl J Med 2007 Nov 15;357(20):2057-66.

Klarenbeek BR, de Korte N, van der Peet DL, Cuesta MA. Review of current classifications for diverticular disease and translation into clinical practice. Int J Colorectal Dis 2012 Feb;27(2):207-14.

Seth AA, Longo W, Floch MH. Diverticular disease and diverticulitis. Am J Gastroenterol. 2008 Jun;103(6):1550-56.

Stollman N, Smalley W, Hirano I; AGA Institute Clinical Guidelines Committee. American Gastroenterological Association Institute Guideline on the Management of Acute Diverticulitis. Gastroenterology 2015 Dec;149(7):1944-49.

Templeton AW, Strate LL. Updates in diverticular disease. Curr Gastroenterol Rep 2013 Aug;15(8):339.

Tursi A. Diverticulosis today: unfashionable and still under-researched. Therap Adv Gastroenterol 2016 Mar;9(2):213-28.

*Capítulo 33 • Doença Diverticular do Cólon*

# Capítulo 34
# Pólipos Intestinais e Síndromes Polipoides

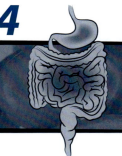

*Estela Tebaldi Batista*
*Cláudia Utsch Braga*

## Introdução

Um pólipo gastrointestinal é uma lesão distinta de tecido que se projeta para o interior da luz intestinal. Pode ser caracterizado por sua aparência macroscópica e tamanho global, tendo ou não um pedículo, único ou com múltiplas lesões que ocorrem em outras partes do trato gastrointestinal.

A maioria dos cânceres colorretais surge de pólipos adenomatosos previamente benignos, mas apenas um pequeno percentual de todos os adenomas intestinais evolui para carcinoma. A prevalência de pólipos é alta, principalmente após a quinta década de vida, com uma incidência de 9-45% dos casos.

## Etiologia

Acredita-se que os pólipos adenomatosos sejam originários de uma falha em uma ou algumas etapas do processo normal de proliferação e morte celular.

A interação entre a predisposição genética e os fatores ambientais (excesso de ingestão de gordura, consumo de álcool, obesidade e tabagismo) sustenta a hipótese acerca da causa do adenoma.

Algumas condições clínicas têm sido associadas a maior predisposição de ocorrência de adenomas, dentre elas: ureterossigmoidostomia, acromegalia e bacteremia por *Streptococcus bovis*. Pacientes com qualquer uma dessas condições devem se submeter a um exame colorretal completo, e nas duas primeiras condições deve-se cogitar vigilância periódica.

## Quadro clínico

O sintoma mais comum é o sangramento retal oculto ou evidente, mas a grande maioria é assintomática. Grandes pólipos podem estar associados a dor abdominal inferior, em cólica, devido a intussuscepção intermitente ou a constipação/diminuição do calibre das fezes, quando há lesões volumosas no cólon distal.

Adenomas vilosos, quando com diâmetro superior a 3-4 cm, podem levar a uma síndrome de diarreia secretora. Geralmente esses pólipos se localizam em reto ou cólon retossigmoide.

## Exames Complementares

**Tabela 34.1.** Exames complementares para a investigação de pólipos colorretais

| | |
|---|---|
| Teste de sangue oculto fecal (SOF) | À base de guáiaco, necessário dieta com restrição. Pequenos pólipos raramente sangram, o índice de detecção pelo sangue oculto é baixo. Recomendam-se outros exames para complementar a investigação. |
| Teste imunoquímico fecal (TIF) | Imunoteste para detecção de globina nas fezes. Aumenta a especificidade do sangue humano com relação ao SOF, não exige restrições dietéticas e pode ser quantitativo, mas tem limitações para detecção de pólipos, sendo mais recomendado no rastreamento de câncer colorretal. |
| Sigmoidoscopia | Sigmoidoscopia rígida detecta pólipos em aproximadamente 7% dos indivíduos assintomáticos acima de 40 anos, enquanto a sigmoidoscopia flexível encontra pólipos em 10 a 15%. Preparo mais simples que colonoscopia, mas, por não avaliar o cólon direito, apresenta limitações. |
| Colonoscopia | Exame mais indicado para a detecção de adenomas (25-40% em exames de triagem). Tempo mínimo de retirada preconizado de 6 minutos. Detecta pólipos de até 3 mm. Com o advento da magnificação de imagem (ainda não está amplamente disponível), é possível presumir a característica histológica e displasias (classificação de Kudo). Vantagens: a alta precisão diagnóstica e a possibilidade terapêutica. Desvantagens: sedação, maior custo e limitações quando preparo inadequado ou se não realizada até o ceco. |
| Colonografia por tomografia computadorizada (colonoscopia virtual) | Exame do cólon com um tomógrafo helicoidal ou espiral para produzir imagens bidimensionais e tridimensionais do cólon e do reto. Sensibilidade varia entre 32% e 58% e especificidade de 90% para pólipos com diâmetro superior a 6 mm. Vantagens: não requer sedação, avaliação em angulações difíceis que dificultam a colonoscopia completa. Desvantagens: necessidade de bom preparo de cólon, custo alto, não há possibilidade terapêutica. |

## Classificação

Os pólipos colorretais, de maneira geral, podem ser classificados histologicamente em dois grandes grupos: os não neoplásicos e os neoplásicos, conforme descrito nas Tabelas 34.2 e 34.3.

**284**      *Parte 4 • Intestino*

**Tabela 34.2.** Pólipos não neoplásicos

| | |
|---|---|
| Pólipo juvenil | Mais frequentes na infância e na adolescência, correspondendo a 90% dos pólipos encontrados na população pediátrica. Causa de hematoquezia. Até 3 pólipos podem ser encontrados em condições não hereditárias. Maioria isolados, medindo até 3 cm, com predominância no cólon esquerdo e reto. Pediculados, avermelhados, de superfície granulosa, com formato arredondado ou lobulado. A superfície frequentemente sofre erosão, com friabilidade e sangramento fácil, podendo ser confundidos com pólipos inflamatórios. |
| Pólipo hamartomatoso | Característico da síndrome de Peutz-Jeghers. Pode aparecer isolado, sem associação. Predomina no jejuno e íleo. Manifesta-se por hemorragia, dor abdominal, intussuscepção ou obstrução.<br>Pediculados ou sésseis, com superfície lobulada e hiperemiada, podem apresentar grandes dimensões (> 35 mm), sendo às vezes indistinguíveis dos adenomas à colonoscopia convencional. O risco de malignização da forma isolada é praticamente inexistente. |
| Pólipo fibroide inflamatório | Raro, de fisiopatologia desconhecida. Pode causar dificuldade diagnóstica, principalmente em pequenos fragmentos provenientes de biópsias endoscópicas. Qualquer região do TGI; tamanho varia de milímetros até maiores que 10 cm. Apresentam base ampla de implantação, geralmente quando sofrem erosão ou ulceração. |
| Pólipo inflamatório ou pseudopólipo | Desenvolve-se pela proliferação não neoplásica tanto da mucosa quanto do tecido de granulação, devido a vários estímulos do epitélio do cólon, em atividade ou remissão. Pode ocorrer isoladamente ou ser multicêntrico, como na doença inflamatória. Antigamente, quando os termos pólipo e adenoma eram usados como sinônimos, os pólipos inflamatórios eram frequentemente referidos como pseudopólipos, termo ainda utilizado rotineiramente. Endoscopicamente, apresenta-se séssil ou pediculado, filiforme, geralmente em grande quantidade, podendo assumir, raramente, aspecto de ponte mucosa. |

## Fatores de risco para displasia de alto grau e câncer

Os fatores de maior risco para lesões neoplásicas avançadas e câncer colorretal subsequentes são: idade $\geq$ 65 anos, presença de adenoma avançado ($\geq$ 1,0 cm, componente viloso ou displasia de alto grau), localização proximal ou múltiplos adenomas (número > 3).

## Tratamento

A realização de polipectomias, possível somente por colonoscopia, é mandatória, exceto em pequenos pólipos hiperplásicos de localização no cólon, uma vez que a erradicação dos adenomas colônicos minimiza o risco de câncer e mortalidade.

*Capítulo 34 • Pólipos Intestinais e Síndromes Polipoides*

**Tabela 34.3.** Pólipos neoplásicos

| | |
|---|---|
| ■ Adenoma: 2 em 3 pólipos colônicos são adenomas. São por definição displásicos e, portanto, com potencial maligno. A minoria irá progredir para câncer (5% ou menos) em 7 a 10 anos. | |
| Adenoma tubular | Tipo mais frequente (80 a 86% das colonoscopias). Podem ser sésseis, subpediculados ou pediculados, medindo até 2 cm. Arredondados ou ovalados, lobulados ou não, com superfície mucosa lisa. Histologia: mais de 80% de túbulos com núcleos estratificados. |
| Adenoma viloso | Maior em tamanho, de superfície vilosa e irregular. Representam de 5 a 15% dos adenomas. Histologia: mais de 80% de glândulas papilíferas, com eixo fibrovascular. Maior risco de progressão para neoplasia. |
| Adenoma tubuloviloso | Possui componente tubular e viloso, com 20-80% de vilos. Se componente viloso for predominante, deve ser chamado de vilotubular. |
| Serrilhado | É caracterizado morfologicamente pelo aspecto serrilhado (ou em "dentes de serra") das criptas das glândulas de Lieberkühn. |

## Seguimento

Em pacientes cuja primeira colonoscopia de rastreamento seja negativa para presença de pólipos, há evidências para suportar o intervalo de 10 anos, assumindo que o exame do cólon seja completo e com preparo adequado.

O tempo para a realização da próxima colonoscopia após ressecção de lesões neoplásicas depende da histologia, do tamanho e do número dos adenomas:

- Preparo inadequado de cólon: não pode excluir a presença de pólipos. Repetir colonoscopia com bom preparo em no máximo 1 ano;
- Ausência de pólipos: se preparo adequado, intervalo de até 10 anos;
- Adenomas < 1,0 cm, em número menor que 3, sem displasia ou com displasia de baixo grau: preferencialmente em 5 a 10 anos;
- Adenoma avançado ou de maior risco (presença de mais de 3 adenomas) com ressecção completa em exame inicial: intervalo de 3 anos;
- Lesões sésseis ressecadas em fatias, pólipo maligno ou com displasia de alto grau: 3 a 6 meses.

Pesquisa de sangue oculto não deve ser realizada nos primeiros 5 anos em pacientes em seguimento após polipectomia, devido ao aumento de colonoscopias desnecessárias, por resultados falso-positivos.

## Síndromes polipoides

Inúmeras síndromes polipoides envolvem o TGI, incluindo o tipo hereditário e não hereditário (Tabela 34.4 ). Algumas apresentam predisposição ao câncer e/ou podem ter manifestações extraintestinais que ajudam a diferenciá-las.

**Tabela 34.4.** Síndromes polipoides gastrointestinais hereditárias

| | |
|---|---|
| Polipose adenomatosa familiar (PAF) | ■ Polipose adenomatosa do cólon*<br>■ Polipose associada a mutação MHY*<br>■ Síndrome de Gardner*<br>■ Síndrome de Turcot<br>■ PAF forma atenuada* |
| Polipose hamartomatosa | ■ Síndrome de Peutz-Jeghers*<br>■ Polipose juvenil familiar*<br>  • Síndrome de Cowden*<br>  • Síndrome de Bannayan-Riley-Ruvalcaba<br>■ Ganglioneuromatose intestinal<br>■ Esclerose tuberosa |

| Classificação histológica dos pólipos colorretais | | | |
|---|---|---|---|
| Lesão epitelial | Não neoplásico | ■ Pólipo hiperplásico<br>■ Pólipo juvenil<br>■ Pólipo hamartomatoso<br>■ Pólipo fibroide inflamatório<br>■ Pólipo inflamatório<br>  • Pseudopólipo<br>  • Prolapso mucoso<br>  • Pólipo tipo *cap*<br>  • *Cappolyposis*<br>  • Cloacogênico<br>  • Linfoide<br>  • Granulomas de corpo estranho<br>■ MSEP | | |
| | Neoplásico | ■ Benigno(Adenoma/displasia)<br>  • Baixo grau<br>  • Alto grau (carcinoma *in situ*) | ■ Tubular<br>■ Viloso<br>■ Tubuloviloso<br>■ Serrilhado |
| | | ■ Maligno (adenocarcinoma) | ■ Bem diferenciado<br>■ Moderadamente diferenciado<br>■ Pouco diferenciado<br>■ Indiferenciado |

## Polipose adenomatosa familiar (PAF)

Presença de mais de 100 adenomas colorretais sincrônicos. É a mais frequente (80%) e mais importante, porque esses pacientes invariavelmente desenvolvem câncer colorretal se não forem adequadamente tratados. Representa menos de 1% dos novos casos de câncer colorretal secundário à mutação do gene APC (da polipose adenomatosa do cólon) localizado no braço longo do cromossomo 5 (5q21-22), com

*Capítulo 34 • Pólipos Intestinais e Síndromes Polipoides*

transmissão genética autossômica dominante, induzindo à formação de múltiplos pólipos adenomatosos no cólon e extra-cólicos.

Até 38,9% dos pacientes apresentam manifestações extra-cólicos, sendo mais frequente a pigmentação da retina, seguida por adenomas do trato digestivo superior, cistos epidermoides, tumores desmoides, câncer gástrico e câncer de tireoide.

Quando são realizados estudos de vigilância adequados, os antecedentes familiares permitem diagnosticar a enfermidade na sua etapa assintomática, por volta de 20 a 25 anos de idade. Se isso não ocorrer, o diagnóstico é realizado aos 30 a 35 anos, quando se manifesta clinicamente por hemorragia retal, diarreia ou dor abdominal.

Após diagnóstico, o paciente deve ser encaminhado imediatamente para colectomia profilática, preferencialmente subtotal com anastomose ileorretal, com seguimento com retossigmoidoscopia anual, pelo risco de câncer retal metacrônico (12-43%).

Pacientes com PAF devem ser submetidos à EDA periódica, a cada 2 anos, ou mais precocemente conforme achados, devido ao aumento da incidência de pólipos adenomatosos no duodeno, com predisposição ao adenocarcinoma, sendo recomendadas biópsias do duodeno, mesmo que a mucosa esteja normal, devido à presença de microadenomas não visualizados, identificados à histologia. Duodenectomia profilática com preservação do pâncreas ou piloro em pacientes com adenomatose duodenal grave (Spigelman IV) é recomendada na presença de adenomas grandes ou displasia de alto grau.

Indivíduos com história familiar de PAF devem ser encaminhados, se possível, para teste genético para gene APC, a partir dos 10 anos de idade. Recomenda-se retossigmoidoscopia a partir dos 12 anos de idade anualmente em parentes de primeiro grau de pacientes com PAF.

Existem variantes específicas da PAF, todas relacionadas com a mutação do gene APC. Dentre elas citam-se:

- **PAF forma atenuada:** número menor de pólipos adenomatosos, menos que 100, com média de 30, variando entre as famílias acometidas. Comparativamente aos pacientes com PAF clássica, estes desenvolvem adenocarcinoma colorretal, em média, 12 anos mais tarde, desenvolvendo também manifestações do TGI alto e extraintestinais. O seguimento com colonoscopia deve ser realizado a cada 1 a 2 anos a partir dos 20-25 anos de idade. Devido às manifestações fenotípicas ocorrerem mais tardiamente que na PAF clássica, não podem ser excluídos de seguimento os familiares com risco aumentado, mas sem adenomas, até os 40 anos;
- **Síndrome de Gardner:** múltiplos pólipos do cólon associados a múltiplos fibromas, osteomas e/ou anormalidades dentárias;
- **Síndrome de Turcot:** tumores do sistema nervoso central (glioblastoma, meduloblastoma ou outros) associados a polipose colorretal;
- **Polipose adenomatosa MYH associada:** é uma variante da PAF, caracterizada por ausência de mutação APC. Apresenta mutação MYH (*mutY homologue* - genótipos homozigotos ou heterozigotos Y165C e G382D), com acúmulo

secundário de mutações no gene APC, de transmissão recessiva. Encontrada em 10 a 25% dos pacientes que se apresentam com 10 a 100 adenomas e em 1% dos pacientes com câncer colorretal. Deve ser investigada na presença de 10 a 100 adenomas de cólon com mutação APC negativa, mesmo na ausência de história familiar de CCR. Manifestações extracolônicas: adenomas em duodeno, osteoma, pigmentação congênita da retina e polipose de glândulas fúndicas gástrica. O seguimento deve ser por colonoscopia, a cada 2 anos, a partir dos 25 anos de idade, com polipectomia se adenomas em quantidade limitada ou colectomia se em grande número. Recomenda-se pesquisar mutação MYH em pacientes com câncer colônico em idade < 50 anos.

## Polipose hamartomatosa

- **Síndrome de Peutz-Jeghers:** mutação autosssômica dominante no gene STK11. Caracteriza-se por múltiplos pólipos hamartomatosos em cólon e intestino delgado, particularmente no jejuno, nas 2 primeiras décadas de vida. Podem ocorrer em esôfago e estômago, associados a pigmentações mucocutâneas (boca, região perioral, mãos e pés), com aumento do risco de câncer colônico e câncer extraintestinal, em ovário, testículos, mama, pâncreas, endométrio e uma rara forma de câncer cervical, sendo recomendado teste genético para familiares de primeiro grau de pacientes com diagnóstico dessa doença. Não existem evidências científicas sobre a estratégia ideal de seguimento desses pacientes. Recomendam-se rastreamento por colonoscopia e endoscopia digestiva alta a cada 2 anos após os 18 anos de idade e seguimento periódico para tumores extracolônicos da mama, pâncreas, pelve e testículos;

- **Síndrome de polipose familiar juvenil (PFJ):** múltiplos pólipos hamartomatosos gastrointestinais (cólon, intestino delgado e estômago), geralmente em número > 50 a 200, com predomínio no retossigmoide. Cerca de 20% a 50% dos casos apresentam história familiar de polipose juvenil. Risco cumulativo de câncer colorretal é estimado em mais de 30% a 50%, sendo 20% na idade de 34 anos e aproximadamente 68% aos 60 anos. Risco de 10% de desenvolvimento do TGI superior, justificando seguimento por endoscopia e colonoscopia periódica. Pode manifestar-se na infância, com idade média de início aos 18 anos. Apenas 15% dos casos iniciam a doença na idade adulta. Pólipos idênticos aos da PFJ esporádicos podem ocorrer no cólon em 2% das crianças normais, em número de 2 a 3. Na ausência de história familiar de PFJ ou de presença de mais de 5 a 10 pólipos juvenis gastrointestinais, não tem indicação de seguimento após polipectomia. Seguimento ideal ainda não está esclarecido, sendo variável, recomendando-se endoscopia digestiva alta e baixa e exame do intestino delgado, em indivíduos de risco, a cada 1-3 anos, com início entre a primeira e segunda décadas para pacientes e familiares de primeiro grau. O teste genético pode ser oferecido para parentes de risco de indivíduos com mutação conhecida. Polipose difusa do cólon ou estômago pode ser uma indicação para colectomia ou gastrectomia. Pode se apresentar com três variantes: a síndrome de Cowden, a síndrome de Bannayan-Riley-Ruvalcaba, com risco de câncer ainda não esclarecido, com tratamento individualizado e risco de câncer geralmente não superior ao da população em geral, e a síndrome da polipose hereditária mista, associada a adenomas de cólon, com maior risco de câncer colorretal.

## Bibliografia

Baba ER, Safatle-Ribeiro AV, Moura RN. Pólipos e polipose colorretal. In: Sakai P, Ishioka S, Maluf Filho F, Moura EGH, Martins BC. Tratado de Endoscopia Digestiva Diagnóstica e Terapêutica: Intestino Delgado, Cólon e Reto. 2. ed. São Paulo: Atheneu; 2015. pp. 87-108.

Bernard L, Lieberman DA, McFarland B, Smith RA, Brooks D, Andrews KS, et al. Screening and Surveillance for the Early Detection of Colorectal Cancer and Adenomatous Polyps, 2008: A Joint Guideline from the American Cancer Society, the US Multi-Society Task Force on Colorectal Cancer, and the American College of Radiology. CA Cancer J Clin 2008;58:130-60.

Itzkowitz SH, Potack J. Pólipos colônicos e síndromes polipoides. In: Feldman M, Friedman LS, Brandt LJ. Sleisenger e Fordtran Gastroenterologia e Doenças do Fígado. 9ª ed. Rio de Janeiro: Elsevier; 2014. pp. 2197-231.

Lieberman DA, Rex DK, Winawer SJ, Giardiello FM, Johnson DA, Levin TR. Guidelines for colonoscopy surveillance after screening and polypectomy: A consensus update by the US Multi-Society Task Force on Colorectal Cancer. Gastroenterology 2012;143:844-857.

Projeto Diretrizes. Sociedade Brasileira de Endoscopia Digestiva. Rastreamento e Vigilância do Câncer Colorretal. Prevenção secundária e detecção precoce. São Paulo, 2008.

Sociedade Brasileira de Endoscopia Digestiva [homepage na Internet]. Rastreamento e Vigilância do Câncer Colorretal. Prevenção secundária e detecção precoce. Projeto Diretrizes. SOBED. 2008. Disponível em:http://www.sobed.org.br/web/arquivos_antigos/pdf/diretrizes/Screening.pdf.

# Capítulo 35

# Doenças Anorretais

*Thatiana Melo Diogo*
*Marjorie Costa Argollo*

## Introdução

A prevalência das doenças anorretais na população geral costuma ser subestimada dada a baixa procura por atenção médica. O sintoma mais frequente é o sangramento indolor da região anal, sendo a doença hemorroidária sua principal causa, porém diagnósticos concomitantes/diversos são frequentes. Neste capítulo abordaremos as diversas doenças anorretais: hemorroidas; fissura anal; abscessos; fístulas; neoplasias anais; verrugas genitais; prurido anal; estenose anal; dor anal inexplicável; hidradenite supurativa; doença pilonidal; e corpo estranho retal.

## Hemorroidas

### Introdução

A doença hemorroidária se apresenta com prolapsos, sangramentos, dor e prurido. É descrita uma prevalência em torno de 10-25% da população adulta, atingindo igualmente homens e mulheres entre 45-65 anos.

### Etiologia

São estruturas vascularizadas dilatadas que se localizam na região anal lateral esquerda e posteroanterior direita. Podem ter origem característica: hemorroidas internas, acima da linha pectínea e recobertas por mucosa colunar, e hemorroidas externas, localizadas próximo à borda anal e revestidas por epitélio escamoso. Com relação à etiologia da doença hemorroidária, encontra-se a deterioração do tecido de suporte dos coxins vasculares do canal anal. A presença de sintomas associa-se a idade avançada, quadros diarreicos, gravidez, tumores pélvicos, permanência por longos períodos na posição sentada, esforço, constipação crônica e uso de terapia antiagregante/anticoagulante, embora não esteja claro se a associação é causal.

## Quadro clínico

A hemorroida interna torna-se sintomática quando suas estruturas de apoio se rompem e prolapsam. Isso ocorre mais comumente em indivíduos constipados, com frequentes quadros diarreicos ou que ficam longos períodos sentados no vaso sanitário, o que leva à congestão vascular. O sangramento é indolor, em gotejamento junto ao vaso sanitário ou em estrias ao limpar-se. Nos casos de sangramento mais volumoso/intenso pode haver acúmulo de sangue no reto e exteriorizar-se escurecido com coágulos. Em alguns casos, o sangramento crônico pode levar a anemia e seus sinais clínicos. A protrusão/prolapso é outra queixa comumente associada à doença hemorroidária interna e associa-se com a eliminação de muco pelo ânus que, secundariamente, determina a ocorrência de prurido anal. Consequentemente ao prolapso pode ocorrer trombose, que ao toque retal é palpável e doloroso. As hemorroidas externas são visíveis na margem anal e podem associar-se a dor aguda pela trombose na área de protuberância; com o tempo, pode haver necrose sobre a protuberância e saída do coágulo, com alívio da dor. Os plicomas anais são indolores e representam a pele redundante residual de episódios anteriores de inflamação e edema da hemorroida externa. Se houver plicomas grandes, edematosos e brilhantes, com coloração serosa azulada, ficar atento a doença de Crohn.

## Exames complementares

A anuscopia permite a visualização do canal anal, hemorroidas internas e reto distal. Testes laboratoriais com evidência de anemia ferropriva conduzem para uma investigação complementar com exame endoscópico. Em casos de hemorroidas com sintomas associados em pacientes com idade maior que 40 anos e fatores de risco para câncer colorretal, uma colonoscopia deve ser solicitada.

## Classificação

As hemorroidas internas são classificadas em 4 graus:

- 1º grau: sangram ao defecar;
- 2º grau: prolapsam com o ato de defecar, mas retornam à posição normal espontaneamente;
- 3º grau: prolapsam pelo canal anal, principalmente durante a defecação, e precisam de redução manual à posição original;
- 4º grau: ficam prolapsadas. O diagnóstico é firmado pela história clínica e exame proctológico com anuscópio chanfrado ou retossigmoidoscopia flexível com visão retrógrada do canal anal. Os coxins vasculares podem ser vistos abaulando a luz anal, porém podem não ser visualizados fora da crise. Não há um sistema de classificação amplamente utilizado para hemorroidas externas.

# Tratamento

O tratamento da hemorroida interna é baseado no grau. No primeiro e início de segundo grau, orienta-se maior ingestão de fibras 20-30 g/dia e líquidos 8 copos/dia, além de evitar esforço durante evacuação e leitura no vaso sanitário. Se tais medidas forem insuficientes, pode-se associar um laxante como docusato de sódio ou lubrificante como óleo mineral para fezes endurecidas, raramente necessários. Para os graus 1, 2 e 3, quando tais medidas não funcionam, o tratamento é fixar o coxim vascular ao esfíncter subjacente. As possibilidades são escleroterapia, ligadura elástica, crioterapia ou fotocoagulação com luz infravermelha. Já hemorroida de quarto grau requer intervenção cirúrgica. Na ligadura elástica utilizada para hemorroida de segundo e terceiro graus, deve-se ter cuidado com sepse e sangramentos. A crioterapia causa mau cheiro, resultante da necrose do tecido, e pode ter cicatrização demorada. A fotocoagulação com luz infravermelha utilizada para hemorroidas de primeiro e segundo graus apresenta alto custo do equipamento. A terapia cirúrgica é a hemorroidectomia para hemorroidas de quarto grau, e tem a desvantagem da dor pós-operatória.

# Fissura anal

## Introdução

Fissura anal é uma das condições anorretais benignas mais comuns que podem resultar da alta pressão anal. Mais de 90% localiza-se na região medioposterior do ânus e 10% são anteriores, e afetam principalmente pessoas de meia-idade. Por definição, fissura anal aguda geralmente cicatriza dentro de 6 semanas; a cronificação ocorre em 40% dos pacientes. Localizações diferentes ou lesões que não cicatrizam devem alertar o médico para outras patologias, como tuberculose, doença de Crohn, câncer de células escamosas, sífilis, ulcera leucêmica ou relacionada ao HIV.

## Etiologia

Fissura anal é um corte longitudinal no anoderma que tem início na margem anal e pode estender-se até a linha pectínea. Fissura anal crônica tem etiologia desconhecida, especula-se que ocorra devido ao baixo fluxo sanguíneo na região posterior do ânus associado a um aumento do tônus do esfíncter interno, que levam a ulcerações isquêmicas iniciadas pela passagem de fezes endurecidas ou diarreicas.

## Quadro clínico

Extremamente dolorosas, principalmente durante a evacuação, podem apresentar pequenos sangramentos. Durante o exame físico evitar o toque retal devido a dor, exceto em caso de dúvida diagnóstica. A pele no local da fissura crônica pode estar edemaciada e apresentar plicoma distal.

*Capítulo 35 • Doenças Anorretais*

## Classificação

As fissuras podem ser classificadas em agudas e crônicas. As agudas são visualizadas como um corte no anoderma, sem exposição de fibras do esfíncter interno. As fissuras crônicas apresentam bordas fibróticas, ulceração profunda e exposição do músculo do esfíncter interno subjacente, papila anal hipertrófica na extremidade proximal e plicomas edematosos de pele distalmente. O diagnóstico se dá pela história e pelo exame físico.

## Tratamento

Fissura aguda: estimular dieta oral com aumento de líquidos e fibras, banhos de assento e emolientes fecais, se necessário.

Fissura crônica: as mesmas medidas citadas anteriormente associadas a um dos tratamentos adicionais, como: creme de nitroglicerina 0,2-0,4%, aplicado na área anal 3x/dia, apresenta como queixa adversa mais comum a cefaleia, com cura discretamente melhor que o placebo; bloqueadores de canal de cálcio que relaxam o esfíncter anal interno (nifedipino tópico ou creme de diltiazem a 2% tópico) 3 x/dia, apresentam cefaleia menos frequentemente, utilizados para tratar fissuras resistentes à nitroglicerina; injeção de toxina botulínica no músculo anal inibe a liberação de acetilcolina, apresenta alto custo e a longo prazo os benefícios são desconhecidos; esfincterotomia lateral interna é o tratamento-padrão, com resultados com taxa de cura a longo prazo de 90%, porém pode levar a incontinência fecal.

## Abscessos e fístulas

### Introdução

Os abscessos anorretais representam um processo inflamatório agudo que surge a partir de criptas glandulares no ânus ou no reto e que pode levar à formação de fístulas. Ambos acometem mais comumente homens na faixa dos 40 anos. As causas de infecção incluem doença de Crohn, fissuras que penetram no músculo anal, doenças hematológicas malignas, tuberculose, actinomicose, trauma, corpo estranho e cirurgia anal. O diagnóstico diferencial inclui doença pilonidal, hidradenite supurativa, abscesso da glândula de Bartholin, carcinoma e linfoma.

### Etiologia

Grande parte das doenças anorretais supurativas resulta de infecção das glândulas anais. A doença aguda pode causar um abscesso e levar a uma fístula crônica no ânus. Os abscessos tendem a se originar no espaço interesfincteriano, de onde podem deslocar-se. As criptas anais obstruídas podem ter crescimento bacteriano e formação dos abscessos que podem supurar pelo caminho de menor resistência. As fístulas apresentam-se como um túnel que conecta uma abertura interna, geralmente uma cripta anal com uma abertura externa normalmente à pele perianal. Elas ocorrem na metade dos pacientes que drenam abscessos. Em pacientes com doença de

Crohn, elas têm origem pelo aumento de tecido linfoide no plano interesfincteriano e geralmente são complexas, com múltiplos trajetos curvos.

## Quadro clínico

Os abscessos podem causar dor latejante contínua e edema. Ao exame físico, podem estar presentes eritema, edema e sensibilidade acentuada. Os abscessos interesfincterianos podem causar muita dor ao exame digital. O abscesso isquiorretal produz dor na nádega, e o da região do supraelevador pode causar desconforto abdominal e urgência miccional, sem outras queixas. O perianal causa abaulamento perianal doloroso e sinais flogísticos locais. As fístulas perianais em geral se manifestam com saída de secreção purulenta próxima à borda anal e trajeto endurecido durante a palpação. Na maioria das vezes, para auxiliar na localização do trajeto, utiliza-se a regra de Goodsall: quando orifício externo se localiza nos quadrantes posteriores, a fistula apresenta trajeto arciforme e o orifício interno correspondente encontra-se junto à linha média posterior; por sua vez, quando o orifício externo se localiza nos quadrantes anteriores, o trajeto das fístulas é radial em direção à borda anal e orifício interno correspondente.

## Exames complementares

A anuscopia revela a abertura interna da fístula. Estudos de imagem, como tomografia computadorizada (TC) ou ressonância magnética (IMR), são úteis para a definição de uma suspeita clínica de abscesso anorretal não palpável e trajetos fistulosos.

## Classificação

São classificados em perianais (40-50%), isquiorretais (20-25%), interesfincterianos ou supraelevadores (2-9%). O diagnóstico é baseado em sinais e sintomas típicos. As fístulas são diagnosticadas pela presença de sangue, pus ou fezes; pela abertura externa, pode-se palpar também um cordão endurecido e doloroso para o paciente, sob a pele nos casos crônicos. As fistulas são classificadas em interesfincterianas, transesfincterianas e extraesfincterianas.

## Tratamento

O tratamento do abscesso requer incisão e drenagem do mesmo (drenagem cirúrgica em casos de abscessos grandes ou profundos). Antibioticoterapia e hospitalização são reservados para pacientes imunodeprimidos e diabéticos. O tratamento das fístulas é cirúrgico. O mais comum é a fistulotomia, que não deve ser realizada se o trajeto atravessa porção substancial do esfíncter externo; nesse caso, uma opção é o retalho da borda transanal com rotação da pele, injeção de cola de fibrina ou de colágeno. O uso de sedenho, fio com material similar à borracha, permitindo que o trajeto fistuloso seja cortado gradualmente, diminuindo a chance de incontinência, também representa uma opção terapêutica. O tratamento da fístula na doença de

*Capítulo 35 • Doenças Anorretais*

Crohn envolve o controle da atividade da doença, e a intervenção cirúrgica deve ser utilizada com cautela em fístulas anais crônicas. Nesses pacientes, os sedenhos amarrados frouxamente são preferidos para controlar sintomas de sepse, preservando a função anal.

## Neoplasias anais

São neoplasias raras: 80% são de células escamosas, 16% são adenocarcinomas e 4% são de outros tipos. A maior incidência relaciona-se a gênero feminino, infecção com o vírus do papiloma humano (HPV), número de parceiros sexuais, verrugas genitais, tabagismo, sexo anal receptivo e infecção com o vírus da imunodeficiência humana (HIV).

## Verrugas anais

São causadas pelo vírus do papiloma humano. Indivíduos com condiloma acuminado têm um risco aumentado de cânceres anogenitais. Os subtipos 16 e 18 são mais comumente associados a carcinoma de células escamosas, enquanto os 6 e 11 associam-se a condiloma benigno e neoplasia intraepitelial de baixo grau. Podem ser assintomáticos ou apresentar prurido, sangramento, ardor, sensibilidade ou dor. Há numerosas modalidades de tratamentos tópicos.

## Prurido anal

Coceira no ânus ou na pele perianal. Quase 75% são secundárias a doenças inflamatórias, infecciosas, sistêmicas ou neoplásica. Prurido anal idiopático geralmente resulta da contaminação fecal perianal e trauma resultante do ato de limpar-se e coçar-se.

## Estenose anal

Decorre da abertura anal anormalmente justa e sem elasticidade devido a substituição do tecido normal por tecido fibroso. Pode haver relato de constipação, diminuição do calibre das fezes, tenesmo, dor ou sangramento.

O tratamento baseia-se em dieta rica em fibras, uso de agentes formadores de bolo fecal e ingestão hídrica adequada, necessitando, nas formas moderadas e graves, de dilatações graduais e até intervenção cirúrgica.

## Dor anal inexplicável

É dor na região anorretal na ausência de anormalidades anatômicas. Ela engloba coccigodinia (dor ou incômodo na região do cóccix), síndrome do elevador do ânus e proctalgia fugaz.

## Hidradenite supurativa

É doença inflamatória das glândulas sudoríparas apócrinas. A coexistência com doença de Crohn ocorre em 40% dos casos. Como fatores de risco temos tabagismo, obesidade, história familiar positiva e uso de alguns anticoncepcionais.

## Doença pilonidal

Acredita-se que os pelos na fenda junto ao epitélio descamado vão para a base da fissura, onde acontece uma reação granulomatosa, criando uma loja.

## Corpo estranho retal

O quadro mais comum relacionado com corpo estranho retal é dor abdominal, dor anal ou sangramento. Uma radiografia abdominal é necessária para estimar tamanho e localização do corpo estranho e averiguar se há ar livre na cavidade abdominal. Relaxamento e sedação podem ser necessários para realizar a remoção do objeto.

## Bibliografia

Bleday R, Breen E. Hemorrhoids: Clinical manifestations and diagnosis. Waltham (MA): UpToDate, 2014.

Breen E, Bleday R. Anal fissure: Clinical manifestations, diagnosis, prevention. Waltham (MA): UpToDate, 2015.

Breen E, Bleday R. Anorectal fistula: Clinical manifestations, diagnosis, and management principles. Waltham (MA): UpToDate, 2015.

Breen E, Bleday R. Approach to the patient with anal pruritus. Waltham (MA): UpToDate, 2016 .

Breen E, Bleday R. Condylomata acuminata (anogenital warts) in adults. Waltham (MA): UpToDate, 2015.

Breen E, Bleday R. Perianal abscess: Clinical manifestations, diagnosis, treatment. Waltham (MA): UpToDate, 2014.

Marcello PW. Anorectal diseases. In: Feldman M, Friedman LS, Brandt LJ. Sleisenger and Fordtran's: Gastroenterologia e Doenças do Fígado. 9ª ed. Rio de Janeiro: Elsevier, 2014. pp. 2301-19.

Margesson LJ, Danby FW. Hidradenitis suppurativa (acne inversa): Pathogenesis, clinical features, and diagnosis. Waltham (MA): UpToDate; 2015.

Santos Júnior JCM. Dor posterior baixa e dor pélvica: o que interessa ao proctologista? Rev Bras Coloproct. 2009; 29(3): 393-403. Disponível em: http://www.jcol.org.br/revista/nbr293/p393_403.htm.

Santos Júnior, JCM. Câncer ano-retal-cólico - aspectos atuais: I - Câncer Anal. Rev Bras Coloproct. 2007; 27(2): 219-223. Disponível em: http://www.sbcp.org.br/revista/nbr272/p219_223.htm.

Steele SR, Goldberg JE. Rectal foreign bodies. Waltham (MA): UpToDate, 2015.

Sullivan DJ, Brooks DC, Breen E. Management of intergluteal pilonidal disease. Waltham (MA): UpToDate, 2015.

# Capítulo 36

# Incontinência Fecal

*Virgínia Brasil de Almeida*
*Eduardo Antonio André*

## Introdução

Define-se incontinência fecal como a perda involuntária do conteúdo fecal pelo ânus, com impossibilidade de controlar a expulsão desse material. A incontinência anal pode referir-se desde a eliminação involuntária de flatos até a eliminação do conteúdo fecal, com consistência líquida ou sólida. Como consequência, essa patologia responsabiliza-se por significativo prejuízo social ao paciente, incluindo depressão, constituindo-se em uma das principais causas de institucionalização. A prevalência da incontinência varia de 2,2% a 18,4% em estudos, porém esse valor é subestimado devido ao constrangimento dos pacientes em relatar o sintoma e pelo fato de muitas vezes o referirem erroneamente como diarreia. Pode ocorrer em todas as faixas etárias, porém com predomínio em mulheres de meia-idade e em indivíduos idosos.

## Etiopatogenia

Para manter a continência fecal, a integridade física e funcional da região anorretal é fundamental. A atividade tônica do esfíncter anal interno tem importante função na manutenção na continência de repouso. O esfíncter anal externo reforça o fechamento anal durante a contração voluntária. O músculo puborretal contribui para a continência ao aumentar o ângulo anorretal, que na contração se torna mais agudo e na evacuação mais obtuso. As pregas da mucosa anal e a complexa vasculatura dessa região finalizam a vedação. A integridade da inervação anorretal mostra-se essencial, sendo o nervo pudendo, que tem origem nos nervos sacrais S2, S3 e S4, o principal responsável, preservando funções motoras e sensoriais.

A etiologia da incontinência fecal é comumente multifatorial, com sobreposição dos mecanismos patogênicos. Em geral, a perda de um dos mecanismos compensatórios da continência anal não é suficiente para desencadear a incontinência, haja vista sua compensação pelos demais mecanismos. Assim, na falha de um ou mais elementos estruturais ou funcionais da região pélvica e anorretal, ou na incapacidade de compensação, ocorrerá a incontinência.

Os mecanismos da incontinência envolvem alterações das estruturas anorretais e do assoalho pélvico, envolvem alterações das estruturas anorretais e do assoalho pélvico e de sua função ou modificação da característica das fezes com diarreia associada.

Um dos principais fatores de risco para a incontinência é o trauma obstétrico com lesão estrutural do esfíncter anal ou do nervo pudendo. Ocorre, aproximadamente, em um terço das mulheres, principalmente multíparas. Cirurgias anorretais são, também, causas de lesão estrutural com consequente fraqueza da musculatura do esfíncter.

Anomalias congênitas, como a espinha bífida e a mielomeningocele, podem resultar em incontinência fecal devido à lesão medular.

O envelhecimento, também, pode desencadear desde fraqueza até atrofia da musculatura do assoalho pélvico, acarretando diminuição da pressão do esfíncter anal e, mesmo, descida excessiva do períneo durante o esforço, contribuindo para lesão esfincteriana.

Neuropatias, como as causadas por trauma, diabetes mellitus ou por doenças desmielinizantes podem ocasionar comprometimento sensorial, com alteração da percepção do enchimento do reto ou dos reflexos dos músculos do assoalho pélvico, assim como da acomodação e do armazenamento das fezes e gases, levando à incontinência.

Condições em que surge perda da percepção das fezes e/ou dos reflexos anorretais podem proporcionar acúmulo de fezes no reto, impactação fecal ou mesmo megarreto, ocasionando constante inibição do tônus do esfíncter anal interno, permitindo, até, o transbordamento de fezes líquidas em torno do fecaloma. Estas, geralmente, decorrem de distúrbios do sistema nervoso autonômico ou central, por esclerose múltipla, lesão medular e diabetes mellitus, mas também podem ser secundárias ao uso de medicamentos opioides e antidepressivos.

Lesões inflamatórias do reto podem levar a diminuição da complacência retal, com perda da capacidade de armazenamento das fezes e incontinência, tal como nas doenças inflamatórias, na retite actínica e na infiltração neoplásica.

A alteração da consistência ou do volume das fezes com diarreia é importante causa de incontinência fecal, por sobrecarregar os mecanismos da continência, comum na intolerância alimentar, na síndrome do intestino irritável, na síndrome de má absorção dos sais biliares, na doença inflamatória intestinal, nas neoplasias, no uso de medicações tais como os laxativos, antidepressivos, anticolinérgicos, assim como na presença de distúrbios metabólicos.

Situações como imobilidade, perda da função cognitiva, distúrbios psiquiátricos e ingestão inadequada de água e fibras podem ser causas distintas da incontinência fecal.

## Quadro clínico

A incontinência pode ser subdividida em três subtipos:

- Incontinência passiva: perda da consciência da necessidade da evacuação, com expulsão involuntária de fezes ou gases, que pode estar relacionada a diminuição da sensação retal ou comprometimento do reflexo;

- **Incontinência de urgência:** perda do conteúdo retal apesar da tentativa ativa de reter as fezes ou flatos, geralmente associada a hipotonia do esfíncter anal externo ou a diminuição da complacência retal;
- **Escape fecal, ou soiling:** perda de fezes em pequena quantidade sem percepção depois de uma evacuação, geralmente relacionada a esvaziamento incompleto ou a sensação retal prejudicada.

A história clínica é fundamental para a avaliação inicial do paciente, sendo importante conhecer o tempo de início dos sintomas, o subtipo clínico da incontinência, a presença de fatores precipitantes, a gravidade da incontinência, a necessidade do uso de almofadas, fraldas ou outros dispositivos, a identificação do material eliminado (flatos, fezes líquidas ou sólidas) e a capacidade do paciente em discriminar esses materiais.

É importante, também, determinar o impacto na qualidade de vida do paciente, histórias prévias de impactação fecal, doenças associadas, história obstétrica, cirurgias prévias, uso de medicação ou dieta. Os escores de Wexner e o FIQL (Fecal Incontinence Quality of Life) ajudam na avaliação do grau de incontinência.

Exame físico minucioso, incluindo exames abdominal, neurológico e proctológico, traz informações cruciais na avaliação da incontinência. É importante avaliar a presença de hemorroidas e outras lesões orificiais, cicatrizes, lesões na pele da região perianal, presença de prolapso retal, descida perineal excessiva, avaliação da abertura anal e da preservação das pregas.

Ao toque retal, devem ser observados a presença de fezes na ampola retal, impactação fecal, tônus esfincteriano, comprimento do canal anal, ângulo anorretal, força da alça puborretal, além do reflexo anocutâneo (*anal wink*). Deve-se ressaltar, no entanto, que a acurácia do exame retal depende da experiência do examinador e que o valor preditivo positivo do toque retal na avaliação do tônus esfincteriano é muito baixo.

## Exames complementares

Sintomas e história clínica do paciente nem sempre são suficientes para determinação da fisiopatologia da incontinência fecal, justificando-se a necessidade de exames complementares para adequado direcionamento do tratamento.

Nos casos de incontinência fecal relacionados à diarreia, fazem-se necessários exames como os exames endoscópicos, de fezes, para intolerâncias alimentares ou supercrescimento bacteriano, além de avaliação para má absorção de sais biliares, hipertireoidismo e diabetes mellitus. Nos casos de perda fecal com história de impactação, o estudo do trânsito colônico pode trazer informações adicionais.

Afastadas lesões orgânicas como causa da incontinência, é interessante proceder a avaliação funcional. Procedimentos como manometria anorretal e ultrassonografia endorretal são úteis na definição dos mecanismos responsáveis pela incontinência.

A manometria permite definir as pressões dos esfíncteres anais interno e externo, que se relacionam respectivamente à pressão de repouso e de contração voluntária. Outros achados incluem assimetria esfincteriana e incapacidade de contração voluntária sustentada. Ainda, é possível verificar a sensação e a complacência retal

*Capítulo 36 • Incontinência Fecal*

pela distensão por balão e também o reflexo anorretal. A ausência do reflexo de tosse durante o exame sugere lesão medular, da cauda equina ou do plexo sacral.

Exames de imagem do canal anal podem ser realizados por ultrassonografia ou ressonância nuclear magnética, fornecendo informações da integridade e espessura dos músculos que compõem os esfíncteres anais, além de servirem para detectar outras patologias locais como cicatrizes e fístulas.

A defecografia geralmente fica reservada para avaliação de pacientes refratários ao tratamento, principalmente aqueles candidatos ao tratamento cirúrgico. O exame analisa a morfologia do reto e do canal anal, com avaliação do ângulo anorretal, da descida do assoalho pélvico, do comprimento do canal anal, além de identificar problemas como retocele, prolapso retal ou intussuscepção da mucosa.

Outros testes disponíveis, porém menos utilizados, são o teste da expulsão do balão, útil para avaliar a presença de dissinergia evacuatória em pacientes com história de perda fecal e impactação, e a eletromiografia, útil na identificação da lesão do esfíncter de origem neurogênica ou miopática.

Exames como tempo de latência motora terminal do nervo pudendo e teste de infusão salina não são atualmente recomendados na avaliação habitual de incontinência fecal, de acordo com a Associação Americana de Gastroenterologia, podendo, algumas vezes, ter utilidade na avaliação anterior à abordagem cirúrgica.

## Tratamento

A abordagem do paciente com incontinência fecal tem como expectativa a melhora da qualidade de vida, com o restabelecimento da evacuação normal, se possível. Inicialmente, medidas de suporte devem ser adotadas e incluem medidas dietéticas, comportamentais e de higiene pessoal. (Figura 36.1)

As mudanças alimentares visam evitar os alimentos que desencadeiam diarreia, como a lactose e a frutose para os intolerantes, ou que aceleram o trânsito colônico, como a cafeína, por poder aumentar o reflexo gastrocólico e a motilidade intestinal. Geralmente é recomendada ingestão diária adequada de fibras, entretanto, pacientes com baixa complacência retal podem apresentar piora da incontinência devido ao aumento do volume fecal. O paciente deve ser orientado a escrever um diário alimentar observando os alimentos e fatores que pioram a incontinência ou a diarreia.

É importante estabelecer horário para evacuações, propiciando um condicionamento para o hábito intestinal. Deve-se evitar a prática de exercícios físicos logo após as refeições, pois eles também aumentam a motilidade colônica.

Medidas higiênicas são importantes, principalmente nos pacientes acamados, com limpeza local logo após as evacuações, usando de preferência lenços umedecidos e, em alguns casos, cremes de barreira à base de óxido de zinco para evitar lesões perianais. Desodorantes internos também podem ser usados para melhorar o odor.

A terapia farmacológica pode ser feita com agentes antidiarreicos para os pacientes que apresentam diarreia associada, sem causa definida após avaliação por exames. Alguns agentes utilizados são a loperamida, o cloridrato de difenoxilato/sulfato de atropina, em doses tituladas para evitar efeitos adversos como cólicas e constipação. O brometo de pinavério e o brometo de otilônio são medicações indicadas nos casos de síndrome do intestino irritável associados a diarreia. A amitriptilina também pode ser usada em pacientes com incontinência não relacionada a alterações estruturais ou neuropatia. A terapia de reposição hormonal mostra algum benefício para mulheres na menopausa. Para os pacientes com história de escape fecal por evacuação incompleta, são sugeridos os supositórios e enemas periódicos para melhorar a evacuação.

O treinamento neuromuscular, também chamado de *biofeedback*, é útil quando o tratamento clínico não apresenta resultado adequado. Baseia-se em técnica de aprendizagem e condicionamento, com repetição e *feedback*, que pode ser visual, auditivo ou verbal, a fim de corrigir o processo fisiológico anorretal. O *biofeedback* pode ser acoplado à manometria ou à eletroneuromiografia. Como resultados, o *biofeedback* melhora a força e o tônus dos músculos do esfíncter anal, melhora a coordenação dos músculos abdominais, glúteos e esfincterianos durante a contração voluntária e aumenta a percepção sensorial anorretal. Geralmente são necessárias 4 a 6 sessões de treinamento, com orientação para realização em ambiente domiciliar, e, idealmente, deve-se associar exercícios para o fortalecimento da musculatura pélvica (exercícios de Kegel modificados). A taxa de sucesso do treinamento de *biofeedback* é, em média, de 67%, sendo que a incontinência grave, a presença de neuropatia pudenda e a presença de um distúrbio neurológico associado relacionam-se a baixa resposta ao tratamento.

O tratamento cirúrgico restringe-se aos pacientes que não responderam às medidas conservadoras e ao treinamento neuromuscular. As técnicas cirúrgicas são recomendadas de acordo com as características dos pacientes e incluem esfincteroplastia, com reparação do esfíncter por sobreposição ou reparação anal posterior, neoesfíncter dinâmico do grácil (graciloplastia), esfíncter intestinal artificial e aumento retal. A realização de colostomia definitiva pode ser indicada, caso haja falha das terapias anteriores ou nos casos de pacientes com lesão medular, imobilizados ou com complicações presentes.

Outro método considerado no manejo do paciente com incontinência é a utilização de tampões anais descartáveis, com recomendação de uso de até 12 horas, com indicação principalmente para os pacientes com comprometimento da sensação anal, com doença neurológica ou imobilizados.

Novos tratamentos estão sendo propostos, como a eletroestimulação do nervo sacral, que consiste na implantação de eletrodos nas raízes do segundo ou terceiro nervos sacrais, acoplados a um dispositivo neuroestimulador. Também estão em estudo técnicas de expansão do esfíncter anal, com injeção de gordura autóloga, colágeno e moléculas sintéticas na submucosa, com resultados favoráveis em curto prazo. Outros focos de estudos são a estimulação elétrica do músculo estriado e a terapia por radiofrequência.

*Capítulo 36 • Incontinência Fecal*

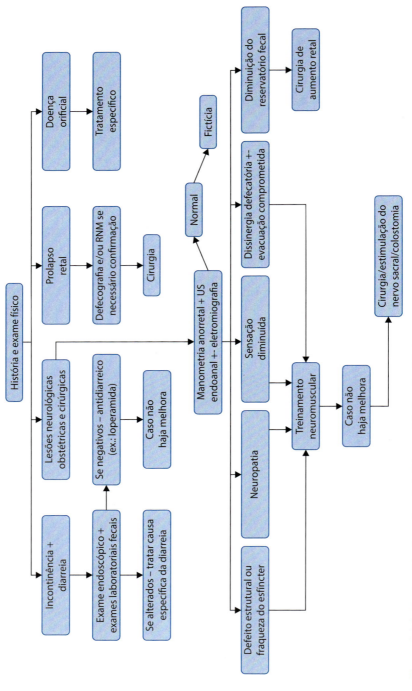

**Figura 36.1.** Algoritmo (algoritmo adaptado de Sleisenger & Fordtran 9ª edição).

# Bibliografia

Feldman M, Friedman LS, Brandt LJ. Sleisenger and Fordtran's Gastrointestinal and Liver Disease. 9th ed Cáp 17; 241-259. Saunders, 2010.

Ferzandi TR, Strohbehn K, et. al. Medscape 2016. Disponível em: <http://emedicine.medscape.com/article/268674-overview?src=emailthis>. Acesso em 18/07/16.

Robson K, Lembo A. Fecal incontinence in adults: etiology and evaluation. UpToDate, 2016. Disponível em: <https://www.uptodate.com/contents/fecal-incontinence-in-adults-etiology-and-evaluation>. Acesso em 15/06/16.

Robson K, Lembo A. Fecal incontinence in adults: management. UpToDate, 2016. Disponível em: <https://www.uptodate.com/contents/fecal-incontinence-in-adults-management>. Acesso em 15/06/16.

Wald A, Bharucha AE, Cosman BC, Whitehead WE. ACG clinical guideline: management of benign anorectal disorders. Am J Gastroenterology 2014; 109:1141.

Zaterka S, Natan Eisig J. Tratado de Gastroenterologia: da graduação à pós-graduação. São Paulo: Atheneu, 2011.

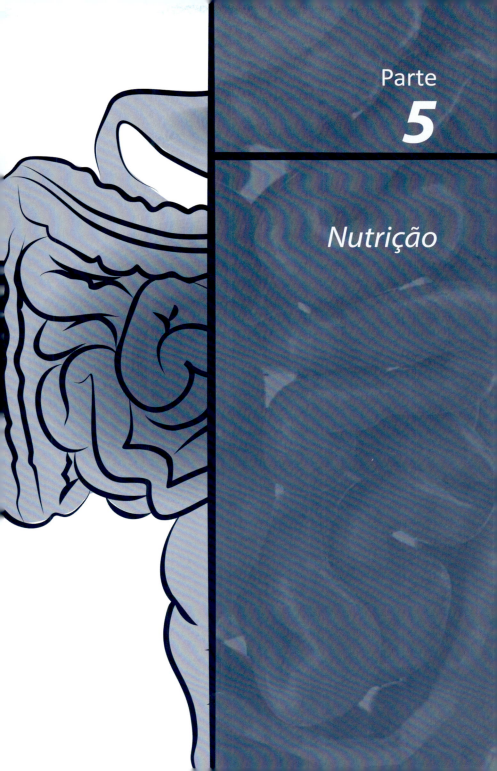

# Parte 5

# Nutrição

# Capítulo 37
# Nutrição nas Doenças Inflamatórias Intestinais

*Bruna dos Santos Silva Azevedo*
*Carlos Fischer de Toledo*

## Introdução

Os objetivos do cuidado nutricional compreendem não só aliviar os sintomas, mas também manter o paciente bem nutrido. Desordens gastrintestinais como distúrbios de deglutição, insuficiência hepática, insuficiência pancreática, doença inflamatória intestinal, síndrome do intestino curto e fístulas digestivas, entre outras, prejudicam as capacidades individuais para consumir, digerir, absorver e utilizar os nutrientes. Neste capítulo será abordado o papel da terapia nutricional nas doenças inflamatórias intestinais (DII).

As DII, cujas entidades mais comuns são a retocolite ulcerativa (RCU) e a doença de Crohn (DC), afetam o trato gastrintestinal e são frequentemente associadas à desnutrição proteicoenergética. As alterações nutricionais dependem da extensão e da gravidade com que se manifestam essas condições mórbidas. A terapia nutricional (TN) tem se mostrado um recurso terapêutico extremamente útil, atuando diretamente sobre o estado nutricional, recuperando-o e mantendo-o, com consequente benefício na evolução e tratamento das DII.

O curso clínico das DII varia com o tempo de evolução, o local de acometimento e outros fatores. Podem surgir complicações decorrentes da má absorção intestinal, como anemia e doenças ósseas metabólicas, além do risco aumentado de neoplasia intestinal. O processo inflamatório das lesões intestinais pode levar o paciente à desnutrição, não só pela atividade da doença, mas também por anorexia, má absorção de nutrientes, estresse oxidativo, necessidades nutricionais aumentadas e uso de medicamentos.

Cerca de 70 a 80% dos pacientes perdem peso durante a doença, levando a algum grau de comprometimento nutricional. A desnutrição está associada ao retardo da melhora clínica e da recuperação pós-operatória, bem como à maior mortalidade e elevados índices de complicações cirúrgicas. O suporte nutricional oral, entérico e parentérico tem se mostrado bastante eficaz na indução e na manutenção da remissão das DII, pelo fornecimento de nutrientes com funcoes fisiologicas especificas. Esses nutrientes atuam modulando a resposta imune e inflamatoria, mantendo a integridade da mucosa intestinal, melhorando a situacao clinica e, consequentemente, o estado nutricional destes pacientes.

## Aspectos gerais

A dieta pode influenciar na inflamação do intestino por meio de vários mecanismos, incluindo apresentação de antígenos, mudança no equilíbrio das prostaglandinas e alteração da microflora. No entanto, a associação entre a dieta e o risco de DII ainda não foi claramente demonstrada.

Verificou-se que dietas com baixo teor de fibras insolúveis e com alto conteú- do de açúcares, gorduras de origem animal (em especial ácido linoleico – ácido graxo poli-insaturado n–6, ou ácidos graxos ω–6 ou ácidos graxos ômega-6) e proteína animal (carne vermelha e peixe) possam constituir fatores de risco para essas doenças. Por meio de recente metanálise, observou-se que a ingestão de alto teor de fibras e frutas foi associada com a diminuição no risco de DC e que elevada ingestão de vegetais se associou à redução no risco de RCU.

Embora muitos estudos tenham analisado a terapia dietética nas DII, diferentes opiniões existem quanto à importância que a intolerância alimentar desempenha na fisiopatologia da DII. Em inúmeros estudos, os autores demonstraram a sensibilidade a diferentes tipos de alimentos, como milho, trigo, leite, fermento, ovo, batata, centeio, chá, café, cogumelos, aveia, chocolate, certos vegetais (especialmente cebolas e couve), frutas (maçãs, morangos e frutas cítricas) e carne (principalmente vermelha). Aventou-se a possibilidade de reatividade a antígenos presentes nos alimentos tendo em vista que pacientes que apresentam intolerância alimentar ingerem mais determinados tipos de alimentos em relação aos indivíduos-controles. Em geral, a intolerância alimentar não é tão frequente como atribuído em diferentes estudos e é variável em sua intensidade. A melhor conduta nos casos de intolerância alimentar é evitar os alimentos que os pacientes associam com seus sintomas, embora, até o momento, não haja comprovação científica de que essas restrições sejam úteis nas DII.

A terapia nutricional tem como objetivo impedir ou corrigir a desnutrição, repor deficiências de macro e micronutrientes e reverter parte das consequências metabólicas patológicas dessas doenças. A dieta é utilizada na forma de favorecer a digestão dos alimentos, facilitar a absorção dos nutrientes, controlar a diarreia, manter ou recuperar o estado nutricional dos pacientes. Na maior parte dos pacientes, a terapia nutricional atua como coadjuvante quando combinada ao tratamento clínico ou cirúrgico, embora em algumas situações específicas possa ser o principal tratamento.

Durante a realização de uma dieta restrita, torna-se imperativa a suplementação de vitaminas, minerais e oligoelementos para que sejam supridas as necessidades diárias do paciente, que estão habitualmente aumentadas. A corticosteroideterapia, disabsorção, inflamação sistêmica e baixo consumo de produtos lácteos justificam a recomendação de suplementação em cálcio e vitamina D, cujas necessidades diárias são de 800 a 1.500 mg/dia e de 400 UI/dia, respectivamente, pelo risco aumentado de osteoporose nestes pacientes. Com a diarreia podem ocorrer baixas concentrações séricas de potássio, magnésio, cálcio e fosfato, sendo necessária a sua suplementação. Os níveis séricos de zinco, elemento importante para a cicatrização, também podem estar diminuídos, devendo-se assegurar a necessidade média diária de 11 mg/dia para homens e 8 mg/dia para mulheres, eventualmente com suplementação.

## Fase ativa da doença

Nesta fase, é importante que o plano alimentar auxilie no controle dos sintomas como diarreia, distensão e dor abdominal e que previna ou reverta a perda de peso por meio do uso de suplementos nutricionais adequados. Recomenda-se aporte calórico de 25 a 30 kcal por kg de peso ideal/dia, pelo aumento das necessidades energéticas durante o processo de inflamação. Além disso, é recomendada a ingestão de 1 a 1,5 g de proteínas por kg de peso ideal/dia, com menos de 20% das calorias totais em lipídeos. Na fase aguda, deve-se restringir hidratos de carbono simples e de alimentos que causem flatulência. O teor de fibras insolúveis e de resíduos, como a lactose, por exemplo, poderá ser restrito e a alimentação deverá ser fracionada em seis a oito refeições/dia, com pouco volume (Tabela 37.1).

Quando o consumo de calorias e proteínas não atender às necessidades nutricionais do indivíduo, a administração de suplementos orais deve ser iniciada, com o objetivo de manter a massa corporal.

## Fase de remissão da doença

Com a evolução clínica do paciente e o início da fase de remissão, pode-se incluir progressivamente na dieta desses pacientes os carboidratos simples, como a sacarose em quantidade moderada, e a lactose. Deve-se aumentar gradativamente o conteúdo de fibras totais e insolúveis da dieta, mantendo-se moderado o teor de gordura, especialmente de ácidos graxos poli-insaturados ômega-6. As calorias devem ser adequadas ao estado nutricional do paciente (Tabela 37.1).

O uso de suplemento nutricional oral em complemento à dieta habitual é seguro, bem tolerado e efetivo na manutenção da remissão na DC. A ingestão diária de suplemento oral de 600 kcal é possível em pacientes com DC inativa, enquanto quantidades superiores de calorias são aceitáveis na fase aguda da DC apenas por curto período.

## Nutrição enteral e parenteral

A via oral é a 1ª escolha para administração de dieta nos pacientes com DII. Entretanto, quando bem indicada a nutrição enteral (NE) proporciona melhora do estado nutricional e da qualidade de vida nos pacientes com DC em atividade, bem como no pré-operatório e na fase de remissão da doença. Além disso, é indicada nos casos em que a alimentação oral não é possível. Entre os benefícios, pode induzir a remissão da doença intestinal, recuperar a composição corporal, atuar na cicatrização de lesões da mucosa, melhorar o mecanismo de defesa imunológica,

Capítulo 37 • Nutrição nas Doenças Inflamatórias Intestinais **311**

**Tabela 37.1.** Recomendações dietéticas nas doenças inflamatórias intestinais de acordo com a atividade da doença

| Grupos alimentares | Fase Ativa | | Fase de Remissão | |
|---|---|---|---|---|
| | Consumir | Evitar | Consumir | Evitar |
| Vegetais | Cenoura, chuchu, abóbora, batata, aipim, inhame. Todos sem cascas e cozidos | Todos os outros principalmente os verdes crus ou cozidos | Todos | Os que aumentam a flatulência; se o paciente não tolerar |
| Leguminosas | Caldos | Grãos | Todos | Colocar carnes, *bacon* e linguiças como temperos |
| Frutas | Banana, maça, pera. Sem casca e cozidos | Todas as outras inclusive as secas | Todas | Evitar excessos de açaí e coco |
| Cereais | Brancos ou refinados | Integrais | Todos | Nenhum, em principio |
| Leites e derivados | Leites de soja *light*, iogurte de soja light, leites com baixo teor de lactose, desnatados ou semidesnatados e queijos brancos magros (avaliar tolerância) | Leite de vaca comum, integral, iogurte comum, queijos amarelos | Todos os desnatados ou *light* | Evitar excesso dos gordurosos. Pode-se restringir lactose se intolerância ou flatulência excessiva |
| Gorduras | Margarina *light*/creme vegetal, azeite e óleo vegetal em pouca quantidade; preferir assar, grelhar ou cozinhar os alimentos | Carnes gordas, linguiças, defumados, vísceras, embutidos, frutos do mar | Todos | Excesso de gorduras e frituras |
| Carnes e ovos | Carnes magras, frango sem pele, peixe (filé), ovo (gema, 3×/semana) *blanquet* de peru *light* | | Todos | |
| Açúcares e doces | Adoçante e gelatina *diet* | Açúcar, mel e melado | Todos | Excessos |
| Temperos | Alho, cebola, sal e ervas naturais em pouca quantidade, molho de tomate feito em casa (sem pele e sem semente) ou polpa de tomate | Pimenta, temperos prontos, mostarda, *catchup*, *shoyu*, molhos de tomates prontos | Alho, cebola, sal e ervas na-turais em maior quantidade | Pimenta, temperos prontos, mostarda, *catchup*, *shoyu* |

Fonte: Adaptado de Pinto Junior PE, Habr-Gama A, Teixeira MG (2004).

preservar a integridade da mucosa intestinal (prevenindo a translocação bacteriana) e reduzir níveis de citocinas inflamatórias. A NE exclusiva fornecida por sonda pode ser mantida pelo período de 6 a 8 semanas.

O uso de NE em crianças é considerado a 1ª opção de tratamento na DC, por evitar os efeitos colaterais dos corticosteroides, embora não existam diferenças significativas em termos de eficácia terapêutica. Outros benefícios potenciais na DC incluem recuperação da mucosa, redução das alterações da microbiota intestinal, ganho de peso, elevação dos níveis séricos de vitamina D e aumento do tempo de remissão.

Em adultos, os consensos não indicam a NE na fase aguda de DC como terapia primária, mas sim em casos nos quais o paciente recusa o tratamento com corticosteroides, ou como forma complementar à alimentação. Uma revisão sistemática da Cochrane não revelou superioridade da NE em adultos (exclusiva ou associada), quando comparada com o uso de corticosteroides. Na RCUI, a NE não deve ser recomendada como terapia primária, mas deve nos casos de baixa ingestão alimentar, para recuperação nutricional.

Vários estudos compararam as eficácias de diferentes tipos de fórmulas enterais (dieta elementar, semielementar ou polimérica) no manuseio da DC em atividade. Os resultados não mostraram melhora pelo uso dessas dietas poliméricas ou oligoméricas. Portanto, não há diferença significativa no uso da NE com aminoácidos, peptídeos e proteínas íntegras nas DII. A composição e quantidade de gordura nas dietas entéricas tem demonstrado discreto efeito terapêutico em pacientes com DC em atividade, quando são utilizadas pequenas quantidades de gordura (< 3 g/1.000 kcal), incluindo triglicerídeos de cadeia longa.

Na ausência de deficiências nutricionais, a NE ou o uso de suplementos não demonstraram benefícios em prolongar a remissão clínica nos pacientes com DC. Entretanto, alguns trabalhos demonstraram que a NE elementar, semielementar, ou polimérica em pacientes com DC em remissão, complementando a dieta livre (com ou sem restrições), pode prolongar o período de remissão da doença.

Está indicada a nutrição parenteral (NP) quando existe impossibilidade de uso de NE, como em casos de obstrução intestinal, síndrome do intestino curto, dismotilidade grave, fístulas intestinais de alto débito, anastomoses cirúrgicas com risco de deiscência ou no jejum pré-operatório, além de outras situações clínicas que devem ser avaliadas individualmente. Não há indicação comprovada para o uso de NP no controle da atividade ou na indução de remissão da doença. A NP total é onerosa, invasiva e tem inúmeros efeitos colaterais.

## Suplementação de vitaminas, minerais e oligoelementos

Durante o tratamento com dieta restrita, como ocorre nos períodos de atividade de doença, a suplementação de vitaminas e minerais é importante para que sejam atingidas as necessidades diárias, que estão aumentadas nesse período. A anemia atinge aproximadamente 60 a 80% dos pacientes com DC e 66% dos pacientes com RCU. Além disso, são comuns as deficiências de vitaminas e oligoelementos, em especial vitamina D3, vitamina B12, ácido fólico, magnésio, potássio, cálcio, fosfato, zinco e ferro.

*Capítulo 37 • Nutrição nas Doenças Inflamatórias Intestinais*

Na fase aguda da DC, pode-se encontrar deficiência de vitamina A causando prejuízos na integridade da mucosa, modificando a função imunológica intestinal e aumentando a exposição de antígenos e patógenos intestinais.

Em portadores de DC, a deficiência de vitamina B12 pode ocorrer em diversas situações, tais como atividade inflamatória no íleo terminal, ressecções ileais (particularmente nas com extensão superior a 60 cm) e supercrescimento bacteriano. Nesses casos, deve-se repor a vitamina B12 por via intramuscular (IM). O esquema habitual de reposição é: 1.000 µg/dia por 1 semana, 1.000 µg/semana por 4 semanas e, se persistirem fatores de risco para a deficiência da vitamina, 1.000 µg/mês, por toda a vida. Recomenda-se a suplementação profilática na dose de 100 µg/dia por via oral (VO) ou 1.000 µg/mês por via IM.

A deficiência de ácido fólico pode ocorrer em pacientes em uso de sulfassalazina, sendo sempre indicado, nesses pacientes, a suplementação oral concomitante de pelo menos 1 mg/dia.

Devido ao uso de corticosteroides, a baixa ingestão de nutrientes (inclusive de produtos lácteos), má absorção intestinal e inflamação sistêmica, além da desnutrição, idade, atividade física limitada, alterações hormonais e fatores genéticos, recomenda-se suplementar cálcio para atingir uma ingestão diária de 1.500 a 2.000 mg/dia. Se necessário para garantir os níveis de normalidade, a vitamina D também deve ser suplementada, principalmente nos pacientes com má absorção intestinal, na dose de 2.000 a 4.000 UI/dia, por VO, devido ao risco aumentado de osteopenia e osteoporose nesses pacientes.

Na vigência de diarreia crônica, fístulas, síndrome do intestino curto, supercrescimento bacteriano e má absorção podem ocorrer perdas de cobre, magnésio, zinco, fósforo e cálcio. Além disso, na esteatorreia ocorre também má absorção de vitaminas lipossolúveis (A, D, E, K). A perda crônica de sangue (oculta ou não), descamação do epitélio e má absorção levam à deficiência de ferro, causando anemia microcítica e hipocrômica. O zinco, já citado anteriormente, é fundamental para a cicatrização de feridas e sua deficiência pode ocorrer em pacientes com fístulas persistentes, sendo reposto com sulfato de zinco na dose de 50 mg/dia, por VO. A anemia é tratada com sulfato ferroso na dose de 300 a 900 mg, por VO. O magnésio poderá ser suplementado por VO na dose de 150 mg, quatro vezes/dia.

## Outras modalidades de terapia nutricional

Atualmente, várias intervenções dietéticas e suplementos estão disponíveis no manejo de pacientes com DII. Embora existam estudos mostrando bons resultados em diferentes tratamentos, ainda não há consenso a respeito do uso destas modalidades.

Tem sido estudada a terapia nutricional com prebióticos, probióticos e simbióticos. Prebióticos, carboidratos não digeríveis que promovem o crescimento de certas bactérias benéficas no colo, têm mostrado efeito favorável no curso das DII por meio da preservação da mucosa intestinal, manutenção de eletrólitos e fluidos intestinais, defesa contra microrganismos patogênicos e estimulação da imunidade no trato gastrintestinal. Os probióticos são microrganismos vivos presentes em suplementos alimentares como o iogurte e leites fermentados, que podem afetar beneficamente o hospedeiro, melhorando o equilíbrio microbiano intestinal, a função da barreira intestinal e a resposta imune local, especialmente na prevenção e tratamento de bolsite (*pouchitis*) após a cirurgia para a colite ulcerativa. O simbiótico é a junção de probióticos com prebióticos. Alguns exemplos são bifidobactérias com galacto-oligossacarídeos, bifidobactérias com frutooli gossacarídeos e Lactobacillus com lactitol. Embora existam relatos demonstrando resultados promissores na DC e na RCU, mais pesquisas são necessárias para determinar a eficácia dos simbióticos nas DII.

O ômega-3 (w-3) é um ácido graxo de cadeia longa, composto pelos ácidos eicosapentanóico (EPA) e docosahexaenóico (DHA). A principal fonte natural são peixes marinhos de águas profundas. São considerados importantes modulado- res da imunidade, cuja principal função é produzir eicosanoides, leucotrienos e tromboxanos, que promovem diminuição da ação dos leucócitos e das citocinas inflamatórias TNF-α e interleucina-1, com ação antioxidante e anti-inflamatória. Ainda que alguns desses estudos apontem benefícios (principalmente na RCU), não há evidências suficientes que deem suporte ao uso do w-3 na prática clínica como tratamento das DII, seja na indução ou na manutenção da remissão.

Ainda não há evidências suficientes para apoiar o uso de suplemento alimentar com glutamina e dieta de carboidratos no tratamento de DII em atividade.

O fator transformador de crescimento beta 2 (TGF-β2) é um polipeptídio presente no leite e tem ação oposta ao fator de necrose tumoral-alfa (TNF-α), que é o responsável por parte dos sintomas nas DII. Quando utilizado em dieta enteral, o TGF-β2 pode induzir remissão clínica por meio da redução das citocinas pró-inflamatórias e melhorar a cicatrização da mucosa em pacientes com DC.

A NP enriquecida com emulsões lipídicas, óleo de soja, triglicerídeos de cadeia média, azeite e óleo de peixe poderiam ser usados para reduzir a resposta inflamatória, preservando a imunidade, além de seus efeitos antioxidantes. Apesar dos aparentes benefícios do uso de NP com emulsões lipídicas, não há evidências suficientes que justifiquem seu uso em DII, seja para induzir a remissão da doença ou para mantê-la em remissão.

## Bibliografia

Barclay AR, Russell RK, Wilson ML, et al. Systematic review: the role of breastfeeding in the development of pediatric inflammatory bowel disease. J Pediatric. 2009;155(3):421-6.

DeLegge MH. UpToDate. Nutrition and dietary interventions in adults with inflammatory bowel disease. Site: <http://www.uptodate.com/contents/nutrition-and-dietary-interventions-in-adults--with-inflammatory-bowel-disease>. Acesso em: 20 jun. 2016.

Farrel RJ, Peppercorn MA. Arquivos de consensus: guidelines for the management of inflamma- tory bowel. Gastroenterologia. 2010;47:313-25.

Forbes A, Goldesgeyme E, Paulon E. Nutrition in inflammatory bowel disease. J Parenter Enteral Nutr. 2011;35(5):571-80.

Hou JK, Abraham B, El-Serag H. Dietary intake and risk of developing inflammatory bowel dise- ase: a systematic review of the literature. Am J Gastroenterol. 2011;106(4):563-73.

Lucendo AJ, De Rezende LC. Importance of nutrition in inflammatory bowel disease. World J Gastroenterol. 2009;15(17):2081-8.

*Capítulo 37 • Nutrição nas Doenças Inflamatórias Intestinais*

Pinto Júnior PE, Habr-Gama A, Teixeira MG. Moléstia inflamatória intestinal. In: Waitzber DL (ed). Nutrição oral, enteral e parenteral na prática clínica. 3 ed. São Paulo: Atheneu, 2004. p.1361-70.

Rajendran N, Kumar D. Role of diet in the management of inflammatory bowel disease. World J Gastroenterol. 2010; 16(12): 1442-8.

Sarbagili-Shabat C, Sigall-Boneh R, Levine A. Nutritional therapy in inflammatory bowel disease. Curr Opin Gastroenterol. 2015;31(4):303-8.

Yamamoto T. Nutrition and diet in inflammatory bowel disease. Curr Opin Gastroenterol. 2013, 29:216-221.

Zachos M, Tondeur M, Griffiths AM. Enteral nutritional therapy for induction of remission in Crohn's disease. Cochrane Database Syst Rev. 2007;(1):CD000542.

# Capítulo 38

# Obesidade

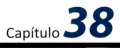

*Glauco Najas Sammarco*
*Carlos Fischer de Toledo*

## Introdução

A obesidade é uma doença crônica com notório aumento de incidência e prevalência nas últimas décadas em muitos países. Algumas entidades, como a Organização Mundial de Saúde (OMS), classificam a obesidade como uma verdadeira epidemia mundial, responsável por aumento substancial da morbimortalidade, em parte relacionada ao alto consumo de bebidas adoçadas com sacarose ou frutose. Nos Estados Unidos, sua prevalência em crianças e adultos aumentou mais de 50% na última década, com aumento direto na prevalência de outras doenças, como o diabetes.

De acordo com o Vigitel Brasil 2013 (Vigilância de Fatores de Risco e Proteção para Doenças Crônicas por Inquérito Telefônico), 50,8% dos brasileiros têm sobrepeso ou obesidade e destes, 17,5% são obesos. Homens têm mais excesso de peso do que as mulheres (54,7% contra 47,4%, respectivamente). Já segundo o Instituto Brasileiro de Geografia e Estatística (IBGE, 2015), 60% da população tem sobrepeso, com prevalência maior no gênero feminino (58,2%) do que no gênero masculino (55,6%). Nas mulheres, a partir de 35 a 44 anos, a prevalência do excesso de peso (63,6%) ultrapassa a dos homens (62,3%), chegando a mais de 70% na faixa etária de 55 a 64 anos.

## Definição

É definida pelo índice de massa corporal (IMC), calculado pela divisão do peso em quilogramas pela altura em metros, elevada ao quadrado. Sobrepeso é identificado se o IMC estiver entre 25 e 29,9 kg/m²; obesidade grau I se entre 30 e 34,9 kg/m², obesidade grau II entre 35 e 39,9 kg/m² e obesidade grau III (ou obesidade mórbida) se IMC maior ou igual a 40 kg/m².

Importante ressaltar que o padrão de distribuição da gordura é melhor indicador do risco de morbidade associado à obesidade do que a quantidade de gordura corporal em termos absolutos. De fato, a obesidade androide (gordura depositada em nível central, abdominal ou visceral) é fator de risco independente para doença coronariana, hipertensão arterial, diabetes melito e dislipidemias. Já a obesidade ginoide é menos grave, isto é, não está associada a tais fatores de risco.

Avalia-se a obesidade visceral por meio da medida da circunferência abdominal, que oferece maior valor preditivo de síndrome metabólica quando superior a 88 cm nas mulheres e 102 cm nos homens.

## Causas

Atualmente, além do desequilíbrio na balança consumo *versus* gasto energético como causa da doença, existem também vários outros agentes contribuintes, compondo uma etiologia multifatorial. Para hospedeiros geneticamente suscetíveis, além do excesso de energia alimentar, a ação de toxinas ambientais, determinados vírus e sedentarismo formam a combinação perfeita para o desenvolvimento de obesidade em sua plenitude (Figura 38.1).

Sabe-se que filhos de mães diabéticas ou que fumam durante a gravidez têm maior risco de ganho de peso. Amamentação por mais de 3 meses reduz o risco da doença e quanto maior o tempo assistindo televisão, maior é o risco de sobrepeso na criança. Vários fatores genéticos têm sido relacionados à obesidade, como polimorfismos do gene da leptina (responsável por reduzir a fome e aumentar o gasto de energia) e do gene do receptor 4 da melanocortina. Na verdade, mais de 50 genes têm sido implicados na fisiopatogenia da obesidade.

## Complicações

A célula adiposa aumentada, principalmente na gordura abdominal, acaba produzindo menos adiponectina, um peptídeo responsável por sensibilização à insulina, resultando em resistência à ação da mesma. Desse modo, o indivíduo obeso frequentemente se enquadra em um cenário de síndrome metabólica (Tabela 38.1). De fato, o risco de diabetes melito, dislipidemia, hipertensão arterial e morte por doença cardiovascular são diretamente proporcionais ao IMC. O estudo multicêntrico INTERHEART mostrou que a gordura abdominal corresponde a 20% do risco atribuído da população a um primeiro infarto do miocárdio. O IMC também está associado à doença renal e colelitíase, esta última secundária ao aumento do metabolismo do colesterol.

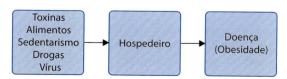

**Figura 38.1.** Modelo epidemiológico da obesidade. Fonte: Adaptado de Sleisenger & Fordtran. Tratado gastrointestinal e doenças do fígado. 9 ed.

**Tabela 38.1.** Critérios modificados de síndrome metabólica

| Fator de risco | Nível limite |
|---|---|
| Circunferência abdominal | |
| Homens | > 102 cm |
| Mulheres | > 88 cm |
| Pressão arterial | ≥ 130/85 mmHg |
| Colesterol HDL | |
| Homens<br>Mulheres | < 40 mg/dL<br>< 50 mg/dL |
| Triglicerídeos | ≥ 150 mg/dL |
| Glicemia de jejum | ≥ 110 mg/dL |
| Se ≥ 3 componentes alterados: | Positivo |

Fonte: Adaptado do Expert Panel on Detection, Evaluation and Treatment of High Blood Cholesterol in Adults (NCEP-ATPIII).

Estudos mostram prevalência de mais de 75% de esteatose hepática em obesos. Assim, a obesidade está fortemente associada à doença hepática gordurosa não alcoólica (DHGNA), a hepatopatia mais comum do mundo ocidental, principalmente atribuída à resistência insulínica. Cerca de 20% dos casos de DHGNA apresentam-se com alterações degenerativas hepatocelulares, atividade inflamatória e diferentes graus de fibrose, caracterizando a chamada esteato-hepatite não alcoólica ou NASH (do inglês *non alcoholic steatohepatitis*), a qual pode progredir para a cirrose e até carcinoma hepatocelular.

Além disso, a obesidade se relaciona a doença do refluxo gastresofágico, neoplasias de cólon, próstata e endométrio, síndrome da apneia e hipopneia do sono e osteoartrose.

Dessa maneira, a perda de peso reduz o risco de diversas afecções e complicações associadas à obesidade, além de redução de mortalidade.

## Abordagem inicial

Uma vez identificado o sobrepeso ou obesidade, torna-se importante esclarecer ao paciente quão importante é a perda de peso para a sua saúde. É necessário entender o contexto familiar do indivíduo, se há história familiar de obesidade, buscar fatores ambientais que possam estar contribuindo para o ganho de peso, com especial atenção a hábitos alimentares e medicamentos que produzem incremento de peso (tais como quetiapina, risperidona, amitriptilina, nortriptilina, carbamazepina, insulina, sulfonilureias, tiazolidinedionas, propranolol, contraceptivos hormonais e glicocorticoides). Nesses casos, se possível, é recomendada a troca dos fármacos por outros alternativos.

O exame físico deve conter peso e estatura, cálculo do IMC, níveis de pressão arterial e circunferência abdominal (medida ao nível do umbigo ou no ponto médio

*Capítulo 38 • Obesidade*

entre o rebordo costal e crista ilíaca superior). Exames laboratoriais são necessários para avaliação de dislipidemia, resistência insulínica e função tireoidiana, além de outros testes solicitados conforme suspeita clínica. Atenção a causas secundárias de obesidade como injúrias cerebrais, obesidade hipotalâmica, hipotireoidismo, síndrome de Cushing, deficiência de hormônio de crescimento, depressão, desordens alimentares e ganho ponderal induzido por medicamentos. Tomografia computadorizada (TC) ou ressonância magnética (RM) podem ser métodos auxiliares para medição de gordura visceral.

## Tratamento

### Mudanças no estilo de vida

Objetivos e estratégias para perder peso e controlar os fatores de risco devem ser estabelecidos e é importante o alinhamento de ideias com o paciente em relação à meta a ser alcançada. A perda inicial de 10% do peso é considerada mais realista e associada à redução significativa dos riscos à saúde.

Existem várias dietas conhecidas mundialmente. Entre elas, as dietas de baixo teor de gordura (Jenny Craig, Ornish) produzem perda de peso comparável às outras dietas. Já as dietas de baixo teor de carboidrato (Atkins) geram cetose e perda de peso mais acentuada nos primeiros 6 meses. Várias metanálises compararam tais dietas e concluíram que o conteúdo específico de carboidratos, gorduras e proteínas teve pouca influência na magnitude da perda de peso durante 2 anos em indivíduos obesos.

O paciente tem de ser encorajado a realizar exercícios físicos regularmente, salvo alguma contraindicação maior. Exercícios de resistência ajudam a manter a massa magra. Caminhar gasta cerca de 100 kcal/1,6 km. A adoção de dieta associada à farmacoterapia tem efeito aditivo. É importante também que esses pacientes tenham acompanhamento nutricional e psicológico.

### Medidas farmacológicas

O tratamento farmacológico é indicado em pacientes com IMC superior a 27 kg/m² com comorbidades, IMC superior a 30 kg/m² ou quando há indicação de cirurgia bariátrica (IMC superior a 35 kg/m² com comorbidades ou IMC superior a 40 kg/m²). Utilizado em associação com dieta e modificações no estilo de vida, o tratamento medicamentoso pode reduzir a ingestão alimentar e melhorar a adesão às orientações gerais e à prática de atividade física.

Atualmente, os três principais grupos de fármacos utilizados para controlar a obesidade são os seguintes:

- Medicamentos de ação central que interferem com a ingestão alimentar;
- Medicamentos que atuam perifericamente interferindo na absorção;
- Medicamentos que aumentam o gasto de energia.

Em geral, os medicamentos utilizados para o tratamento da obesidade agem no mecanismo do apetite. Uma vez que a estimulação de receptores de serotonina no núcleo paraventricular reduz a ingestão de gordura e a estimulação de receptores alfa-1 adrenérgicos reduz a ingestão de alimentos, medicamentos que interferem nesse circuito têm papel importante no controle do peso. Alguns dos fármacos mais utilizados são descritos na Tabela 38.2.

O orlistat é disponível no Brasil (Xenical ®) e nos Estados Unidos, mas não na Europa. Quando utilizado por longo período (por até 4 anos), auxilia no controle da fração LDL do colesterol, além de promover perda ponderal. A fentermina e o topiramato foram aprovados em 2012 pela agência americana Food and Drug Administration (FDA) para uso crônico em obesos, inclusive para uso em combinação. Mais recentemente, em 2014 a FDA aprovou o uso de naltrexone, bupropiona (também para uso em combinação) e liraglutide para o tratamento da obesidade, todos disponíveis no Brasil. A bupropiona apresenta melhores resultados em indivíduos sem depressão associada. O liraglutide tem ação agonista GLP-1 (peptídeo semelhante a glucagon 1 [do inglês *glucagon-like peptide-1*]), o que aumenta a secreção de insulina, retarda o esvaziamento gástrico, reduz a liberação de glucagon e a ingestão alimentar.

No Brasil, um dos medicamentos mais utilizados para o controle de peso é a sibutramina. Trata-se de um inibidor seletivo da recaptação de serotonina e norepinefrina, promovendo saciedade e aumentando o gasto de energia por aumento do metabolismo. Usada na dose de 10 mg ao dia, mostra uma perda de 5 a 10% do peso inicial, na maioria dos estudos. Também é usada para a manutenção do peso. Cerca de 5% dos pacientes não toleram a sibutramina devido aos seus efeitos colaterais. A fluoxetina, um inibidor seletivo da recaptação de serotonina (ISRS), usada na dose de 60 mg/dia, promove redução de ingestão alimentar, porém com resultados modestos na perda de peso. Pode ser útil em obesos com transtorno depressivo.

## Tratamento cirúrgico

Em geral, a realização de cirurgia bariátrica para o tratamento da obesidade deve respeitar as indicações do consenso do *National Institute of Health* (Estados Unidos, 1991):

- IMC superior a 40 kg/m² ou IMC superior a 35 kg/m² com comorbidades;
- Pelo menos 6 meses de tentativa de redução de peso supervisionada por um médico.

Os procedimentos cirúrgicos para tratamento da obesidade utilizam duas estratégias principais: má absorção (cirurgias disabsortivas) e restrição volumétrica do estômago (cirurgia restritiva) (Tabela 38.3). A derivação em Y de Roux (cirurgia de Fobi-Capella) é um tipo de cirurgia restritiva e disabsortiva e atualmente é a cirurgia mais realizada para o tratamento da obesidade. A banda gástrica ajustável e a gastroplastia vertical (*sleeve* gástrico) são procedimentos puramente restritivos. Já as derivações biliopancreáticas (cirurgia de Scopinaro e switch duodenal) promovem má absorção e maior perda de peso, porém com maior morbimortalidade em comparação às demais técnicas. Tais cirurgias têm eficácia comprovada com perda de peso bem-sucedida e redução de mortalidade (Figura 38.2). Todas podem ser realizadas por videolaparoscopia, com menor tempo de internação, menores taxas de complicações pós-operatórias.

*Capítulo 38 • Obesidade*

**Tabela 38.2.** Principais medicamentos utilizados no tratamento da obesidade

| Medicamento e dose diária padrão | Mecanismo de ação | Efeitos adversos | Contraindicações |
| --- | --- | --- | --- |
| Orlistat 60 a 120 mg 2 a 3 vezes/dia | Inibe a lipase pancreática | Diarreia, distensão abdominal, incontinência fecal e hipovitaminose lipossolúvel | Gravidez ou amamentação; colestase |
| Sibutramina 10 mg/dia | Inibidor seletivo da recaptação de serotonina e norepinefrina | Xerostomia, insônia, astenia, hipertensão arterial, taquicardia | Doença cardiovascular; uso de inibidor seletivo da recaptação de serotonina; uso de outros agentes noradrenérgicos |
| Fentermina 15 a 30 mg/dia | Agente liberador de norepinefrina | Insônia, xerostomia, agitação e ansiedade | História de ansiedade; doença cardíaca ou hipertensão arterial não controlada; uso de outras aminas simpatomiméticas |
| Topiramato 23 a 92 mg/dia | Modulador de receptor GABA | Parestesia e sonolência | Gravidez ou amamentação; hipertireoidismo; uso de inibidores da MAO; uso de outras aminas |
| Naltrexone 32 mg 2 vezes/dia | Antagonista opioide | Náuseas, vômitos, cefaleia e constipação | Hipertensão arterial não controlada; epilepsia; uso de inibidores da MAO |
| Bupropiona 360 mg 1 a 2 vezes/dia | Inibidor da recaptação de noradrenalina e dopamina | Náuseas, vômitos, cefaleia e constipação | Hipertensão descontrolada; epilepsia; uso de inibidores da MAO |
| Liraglutide 3 mg/ dia | Agonista GLP-1 | Náuseas, vômitos e pancreatite. | Pancreatite; história de câncer medular de tireoide; neoplasia endócrina múltipla tipo 2. |

GABA: ácido gama-aminobutírico; MAO: monoaminoxidase; GLP-1: peptídeo semelhante a glucagon 1 (do inglês *glucagon-like peptide-1*).

**Tabela 38.3.** Opções cirúrgicas e endoscópica no tratamento da obesidade.

| Classificação | Técnica |
|---|---|
| Restritiva | ▪ Bandagem gástrica<br>▪ Gastrectomia vertical com ou sem bandagem<br>▪ Balão intragástrico |
| Predominantemente restritiva | ▪ Derivações gástricas em Y de Roux com ou sem anel de contenção |
| Predominantemente disabsortiva | ▪ Derivação biliopancreática com gastrectomia horizontal com ou sem preservação gástrica distal<br>▪ Derivação biliopancreática com gastrectomia vertical e preservação pilórica |

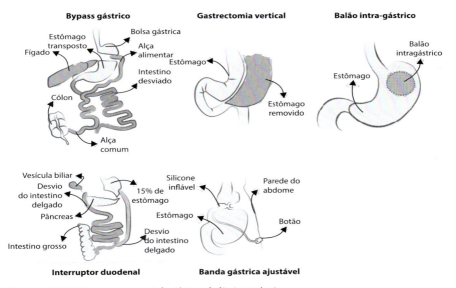

**Figura 38.2.** Técnicas em cirurgia bariátrica e balão intragástrico.

# Bibliografia

Apovian CM, Aronne LJ, Bessesen DH, et al. Pharmacological management of obesity: an Endocrine Society Clinical Practice Guideline. J Clin Endocrinol Metab. 2015;100(2):342-62.
Bray GA. The metabolic syndrome and obesity. Totowa, NJ: Humana Press, 2007.
Buchwald H, Avidor Y, Braunwald E, et al. Bariatric surgery: a systematic review and meta-analysis. JAMA 2004; 292:1724-37.
Dados do Instituto Brasileiro de geografia e estatística. Disponível em: <http://www.ibge.gov.br/html>.
DomecqJP, Prutsky G, Leppin A, et al. Drugs commonly associated with weight change: a systematic review and meta-analysis. J Clin Endocrinol Metab. 2015; 100:363-70.
Expert Panel on Detection, Evaluation and Treatment of High Blood Cholesterol in Adults. Executive summary of the Third Report of the National Cholesterol Education Program (NCEP) Expert Panel on Detection, Evaluation and Treatment of High Cholesterol. JAMA. 2001; 285:2486-97.

Feldman M, Friedman LS, Brandt LJ (eds.). Sleisenger & Fordtran – tratado gastrointestinal e doenças do fígado. 9 ed. Rio de Janeiro: Elsevier, 2014. p. 99-119.

Obesidade sem marcas. Sociedade Brasileira de Cirurgia Bariátrica e Metabólica. 2011. Disponível em: <http://www.sbcbm.org.br/imagens/PressKit_SBCBM.pdf>.

Sociedade Brasileira de Cirurgia Bariátrica e Metabólica. Consenso Bariátrico; 2008. Disponível em: <http://www.sbcb.org.br/arquivos/download/consenso_bariatrico.pdf>.

Vigitel Brasil 2013 - Vigilância de Fatores de Risco e Proteção para Doenças Crônicas por Inquérito Telefônico. Disponível em: <http://www.prefeitura.sp.gov.br/cidade/secretarias/upload/saude/arquivos/morbidade/Vigitel-2013.pdf.html>.

# Capítulo 39

# Transtornos Alimentares

*Jéssica Felício Abegão*
*Felippe Ricardo Estima Jesus*
*Marcel Higa Kaio*

## Introdução

Os transtornos alimentares (TA) são relatados ao longo da história da humanidade e estão globalmente distribuídos, manifestando-se em diferentes culturas, etnias e condições socioeconômicas. Sua frequência parece ter aumentado ao longo dos anos. Isso pode estar relacionado com o aumento da incidência, bem como por influência de expectativas culturais e da melhora do reconhecimento entre os profissionais de saúde. As mulheres jovens são mais afetadas e a prevalência na vida adulta é de respectivamente: 1%, 2% e 3,5% para anorexia nervosa (AN), bulimia nervosa (BN) e transtorno de compulsão alimentar (TCA) em mulheres; e 0,5 %, 0,5% e 2,0% em homens. O pico de incidência na AN é entre os 10 e os 19 anos. Na BN, é mais comum o início do quadro no final da adolescência, com alta prevalência em adultos jovens (20 a 24 anos). O TCA é mais comum entre pessoas mais velhas (30 a 50 anos) e atinge ambos os gêneros de forma mais homogênea. Entre todos os TA, a AN apresenta maior risco de mortalidade, consequente às complicações clínicas graves da desnutrição e ao suicídio.

## Etiologia

A etiologia dos TA é tipicamente multifatorial, estando envolvidos:

- Fatores biológicos: gênero feminino, fator neurotrófico cerebral (BDNF), sistemas cerebrais reguladores do apetite, alterações em neurotransmissores como dopamina e opioides endógenos;
- Fatores genéticos: herdabilidade estimada entre 50 e 83%;
- Fatores ambientais: estresse na gestação, parto prematuro e complicações no parto;
- Fatores familiares: dinâmica familiar conflituosa, críticas excessivas sobre peso e corpo;

- **Fatores socioculturais:** valorização da magreza, *bullying*;
- **Fatores psicológicos:** negligência, abuso físico ou sexual.

## Quadro clínico

A AN caracteriza-se por importante diminuição da ingestão calórica, medo intenso do ganho de peso, perturbação da imagem corporal, com falta da capacidade de reconhecer (negar ou minimizar) a gravidade do seu estado de saúde. Pode haver comportamento de checagem corporal (pesar-se repetidamente, medir partes do corpo, olhar-se no espelho, entre outros), de evitação (p. ex.: usar roupas folgadas e recusa em pesar-se), associado a distorções da imagem corporal (percepção alterada do peso e corpo) e sobrevalorização deste como determinante da autoestima; intenso medo do ganho ponderal, mesmo abaixo do peso normal. Deve-se perguntar sobre traumas prévios, abuso, transtornos afetivos e *bullying*.

Tanto a BN quanto o TCA são caracterizados por episódios repetidos de compulsão alimentar (ingestão de grande quantidade de comida em um curto período de tempo, geralmente inferior a 2 horas, com sentimento de falta de controle); porém, apenas na BN esses episódios são seguidos por comportamentos compensatórios recorrentes para evitar o ganho de peso. Os comportamentos compensatórios incluem não apenas os vômitos induzidos, mas também uso de laxantes, diuréticos ou exercício físico excessivo. Os transtornos alimentares não especificados (TANE, observados em 60 a 70% dos casos) são variantes ou síndromes parciais dos outros TA descritos, sendo que muitos casos já preencheram critérios para os TA clássicos no passado.

A depender do TA, alterações antropométricas são percebidas, tipicamente por meio de gráficos específicos para crianças e adolescentes ou do índice de massa corporal em adultos. Assim, baixo peso e falha para atingir o crescimento esperado são típicos na AN. Disfunções hormonais-sexuais (diminuição da libido, alterações do ciclo menstrual), hipersensibilidade ao frio, fraqueza e fadiga são sintomas frequentes na AN. Hipotermia, hipotensão arterial e bradicardia surgem, principalmente, em casos com evolução para desnutrição grave. Contudo, sobrepeso ou obesidade são mais comuns no TCA, decorrentes da alta ingestão calórica nos episódios de compulsão. Na BN, o peso pode estar dentro da normalidade ou acima do normal e as anormalidades secundárias à purgação são as mais impactantes (Tabela 39.1).

Nos TA, é comum a associação com transtorno depressivo maior e transtornos de ansiedade (fobia social e ansiedade generalizada), assim como associações relevantes com transtorno de déficit de atenção e hiperatividade, além de estresse pós-traumático. Na AN, é comum a identificação de traços de personalidade obsessivo-compulsivos, enquanto a personalidade tipo impulsiva é mais frequente na BN. É importante investigar a associação de BN com abuso ou dependência de álcool e outras substâncias.

Os diagnósticos diferenciais psiquiátricos são: transtorno dismórfico corporal; depressão (como diagnóstico principal); transtornos do espectro autista (seletividade alimentar); e dependência de substâncias (que causam náusea e inapetência). Já as doenças clínicas que devem ser diferenciadas são aquelas responsáveis por

**Tabela 39.1.** Anormalidades clinicolaboratoriais, diagnóstico e tratamento

| Anormalidades clínicas | Sintomas e alterações laboratoriais | Diagnóstico e tratamento |
|---|---|---|
| Cardiovascular | Bradicardia, taquicardia, hipotensão, prolongamento QT e/ou arritmia (AN) | Monitoramento cardíaco e ECG; avaliação cardiológica; hidratação preferencialmente por VO (devido ao risco de insuficiência cardíaca); obs: glicose pode aumentar risco de síndrome de realimentação |
| Temperatura | Hipotermia pode mascarar infecções (AN) | Observação, aquecimento |
| Endocrinológicas | Descompensação de diabetes melito tipo I, amenorreia, hiperaldosteronismo secundário, $\downarrow$ FSH/LH e estradiol, $\downarrow$ T3 e T4L com TSH normal, $\uparrow$ discreto de cortisol plasmático e GH, aumento de colesterol (AN) | 1ª semana: tiamina 100 mg/dia (continuar se IMC inferior a 13 kg/m²); garantir suplementação estável de carboidratos, monitorar glicemia; avaliação endocrinológica; administrar lentamente as administrações intravenosas |
| Eletrolíticas e metabólicas | Hipoglicemia, hipocalemia, hipocloremia, alcalose metabólica (BN); hipofosfatemia, hipomagnesemia, hiponatremia, aumento de enzimas hepáticas e hipoalbuminemia (AN) | Suspeitar de purgação, repor K⁺ (lentamente) e Mg (inicialmente por VO) e corrigir alcalose; dosar eletrólitos diariamente; administrar fosfato 500 mg 2 vezes/dia, dosar nível sérico e repor até normalidade; restrição hídrica de 1,5 L/dia |
| Hematológicas | Anemia, neutropenia, discreta linfocitose, trombocitopenia (AN) | Verificar e repor ferro sérico, vitamina B$_{12}$ e folato |
| Gastrintestinais | Pancreatite aguda grave, hipertrofia de parótida e de glândulas salivares, hipomotilidade gástrica e saciedade precoce, lacerações de Mallory-Weiss, esofagite, constipação (BN) | Repouso intestinal, sucção nasogástrica e reposição intravenosa; refeições menores e frequentes; avaliação cirúrgica de urgência, caso necessário; IBP; amolecedores de fezes (não utilizar laxativos estimulantes) |
| Ossos, pele e anexos | Osteopenia e fraturas; cabelos quebradiços, queda capilar ou lanugo (AN); escoriação no dorso das mãos, púrpura facial, hemorragia de conjuntiva (BN) | Densitometria óssea, cálcio sérico, vitamina D; reposição nutricional até retorno menstrual |
| Dentárias | Erosão dentária e perimólise (BN) | Avaliação odontológica |

VO: via oral; ECG: eletrocardiograma; IMC: índice de massa corporal; IBP: inibidor de bomba de prótons; NA: anorexia nervosa; BN: bulimia nervosa.

emagrecimento ou aumento de peso, tais como diabetes melito tipo I (omissão proposital da insulina ou descompensação glicêmica), fibrose cística (cronicidade e gravidade da doença, ou subtratamento proposital), doenças gastrintestinais, epilepsia, neoplasias, hipo ou hipertireoidismo, síndrome da imunodeficiência adquirida (AIDS), síndrome de Kluver-Bucy e síndrome de Kleine-Levin.

## Exames complementares

Na maioria dos casos, exames laboratoriais não são necessários para se fazer o diagnóstico, podendo não haver alterações significativas. A Tabela 39.1 especifica as anormalidades clínicas ou laboratoriais que podem ser encontradas.

## Classificação e critérios diagnósticos

Há dois subtipos de anorexia nervosa:

- Tipo restritivo: ausência de episódios recorrentes de compulsão alimentar ou purgação nos últimos 3 meses, sendo a perda de peso resultante de dieta, jejum e/ou exercício excessivo;
- Tipo purgativo: presença de episódios recorrentes de compulsão alimentar e/ou purgação nos últimos 3 meses.

O especificador de subtipos na BN não é mais utilizado na quinta edição do manual diagnóstico e estatístico de transtornos mentais (DSM-V). Não serão abordados os critérios diagnósticos formais dos TA; para mais informações sugerimos consulta ao DSM-V. As Tabelas 39.2 e 39.3 especificam a classificação de gravidade da AN e BN.

**Tabela 39.2.** Classificação de gravidade da anorexia nervosa (de acordo com DSM-V)

| Classificação de gravidade | Índice de massa corporal |
|---|---|
| Leve | IMC ≥ 17 kg/m$^2$ |
| Moderado | IMC entre 16-16,99 kg/m$^2$ |
| Severo | IMC entre 15-15,99 kg/m$^2$ |
| Extremo | IMC ≤ 15 kg/m$^2$ |

**Tabela 39.3.** Classificação de gravidade da bulimia nervosa (de acordo com DSM-V)

| Classificação de Gravidade | Frequência de Comportamentos Compensatórios Semanais |
|---|---|
| Leve | Média de 1-3 episódios |
| Moderado | Média de 4-7 episódios |
| Severo | Média de 8-13 episódios |
| Extremo | Média de 14 ou mais episódios |

# Tratamento

Deve ser preferencialmente ambulatorial, sendo a internação hospitalar indicada para alguns casos de AN com maior gravidade (Tabela 39.4).

## Terapia dietético-comportamental

O principal objetivo é a recuperação do peso ideal. Em crianças e adolescentes, deve ser utilizado o valor de percentil ideal para idade e sexo (geralmente 50%). Em adultos, utiliza-se valores de IMC ideais, entre 19 e 25 kg/m². Nos indivíduos com baixo peso (como na AN), a reintrodução calórica deve ser gradual, preferencialmente por VO e individualizada de acordo com a gravidade em virtude de risco de síndrome de realimentação. Essa síndrome é um quadro potencialmente fatal de desequilíbrio eletrolítico (hipomagnesemia, hipocalemia e hipofosfatemia), secundário à reintrodução rápida de dieta em desnutridos por longo período. Na BN e no TCA, o alvo é a abstinência de episódios de compulsão alimentar. A remissão dos episódios purgativos (BN) e a perda de peso (TCA) também são objetivos fundamentais no tratamento.

- **Recomendação dietética:** na AN, recomenda-se inicialmente dieta leve (40 a 60 kcal/kg/dia em crianças; em adultos, 30 a 40 kcal/kg/dia se hospitalizados e 20 a 30 kcal/kg/dia em ambulatório) com alimentos ricos em fósforo (leite e derivados), fracionada em pequenas porções ao longo do dia. Em adultos internados, adicionar 500 kcal/dia a cada 2 a 3 dias, e 1.000 a 1.500 kcal/dia em caso de tratamento ambulatorial, até encontrar ingestão adequada. Entre as refeições, pode-se incorporar suplementos alimentares líquidos de alto valor energético para auxiliar no ganho de peso. Nos casos com IMC ≤ 14,5 kg/m², iniciar com dieta de 600 a 1.000 kcal/dia, associada à tiamina intramuscular ou intravenosa. Em casos graves, começar com alimentação por sonda nasogástrica com baixa taxa de carboidratos (40 a 50% da energia). Atentar para a obtenção adequada de ácidos graxos essenciais pela dieta ou por meio de suplementos. O ganho de peso esperado, no caso da AN, é de 250 g a 500 g semanais em pacientes não internados e em torno de 1.000 g/semana nos casos hospitalizados. O valor calórico inicial é de 1.200 a 1.500 kcal/dia na BN e ≥ 1.500 kcal/dia no TCA.

- **Vias de administração:** dar preferência para a VO ou por sonda nasogástrica. Temporariamente, pode ser indicada nutrição enteral ou parenteral em indivíduos criticamente abaixo do peso, que não estejam ganhando peso adequadamente; no entanto, deve haver precaução quanto ao risco maior de síndrome de realimentação. A nutrição parenteral total (NPT) somente deve ser utilizada caso o trato gastrintestinal não seja viável ou na presença de potencial risco de vida.

- **Vitaminas e minerais:** respeitar as recomendações de ingestão diárias para idade e gênero, avaliar necessidade de uso de polivitamínicos e/ou multiminerais (consultar Tabela 39.1 para mais informações).

*Capítulo 39 • Transtornos Alimentares*

**329**

**Tabela 39.4.** Indicação de admissão hospitalar na anorexia nervosa

| Parâmetro | Indicação de admissão em unidade psiquiátrica | Indicação de admissão em unidade clínica |
|---|---|---|
| Risco psiquiátrico | Ideação ou tentativa de suicídio | - |
| Peso | IMC < 13,5 kg/m$^2$ | IMC < 12 kg/m$^2$<br>Em crianças, peso esperado com percentil < 75% ou rápida perda de peso |
| Velocidade de perda de peso | 1 kg/semana por várias semanas, ingestão nutricional inadequada (< 100 kcal/dia) ou emagrecimento contínuo, apesar de tratamento ambulatorial | - |
| Pressão arterial (PA)<br>■ PA Sistólica (PAS)<br>■ Hipotensão ortostática (HO) | ■ PAS < 90 mmHg<br>■ HO > 10 mmhg | ■ PAS < 80 mmHg (em crianças PA < 80/50 mmHg)<br>■ HO > 20 mmhg |
| Frequência cardíaca (FC) | - | ■ FC ≤ 40 bpm (em crianças < 50 bpm ou > 120 bpm)<br>■ Taquicardia postural > 20 batimentos por minuto |
| Eletrocardiograma (ECG) 12 derivações | - | Qualquer arritmia (aumento do intervalo QT, alterações do segmento ST e onda T) |
| Temperatura corporal | < 35,5 ºC ou extremidades frias ou cianóticas | < 35,5 ºC ou extremidades frias ou cianóticas |
| Função renal (calculada por meio da taxa de filtração estimada – eGFR) | - | < 60 mL/min/1,73 m$^2$ ou queda maior do que 25% em 1 semana |
| Parâmetros laboratoriais | ■ Glicose abaixo do valor normal<br>■ Sódio < 130 mEq/L<br>■ Potássio abaixo do valor normal<br>■ Albumina abaixo do valor normal<br>■ Aumento leve das aminotransferases<br>■ Neutrófilos < 1,5 × 10$^9$/L | ■ Glicose < 45 mg/dL<br>■ Sódio < 125 mEq/L<br>■ Potássio < 3 mEq/L (em crianças, caso esteja abaixo do valor normal)<br>■ Magnésio abaixo do valor normal<br>■ Fosfato abaixo do valor normal<br>■ Albumina < 3 g/dL<br>■ Aumento expressivo das aminotransferases (AST ou ALT > 500 U/L)<br>■ Neutrófilos < 1 × 10$^9$/L |

## Terapia farmacológica

- **Anorexia nervosa:** há poucas evidências para o tratamento farmacológico; porém, antipsicóticos atípicos (como olanzapina em doses baixas, ou seja, 2,5 a 5 mg/dia) podem ser úteis em diminuir as distorções cognitivas e ansiedade.

- **Bulimia nervosa:** a única medicação aprovada pelas agências reguladoras de saúde é o ISRS fluoxetina (20 a 60 mg/dia), pois promove diminuição da frequência de comportamentos purgatórios. Estudos demonstram que o anticonvulsivante topiramato (25 a 150 mg/dia) pode melhorar episódios de compulsão e purgação.

- **Transtorno de compulsão alimentar:** os ISRS podem ser usados e alguns estudos encontraram resultados positivos na redução e remissão de episódios de compulsão alimentar, em curto prazo. Taxas maiores de remissão foram encontradas em estudos com topiramato e sibutramina (10 a 15 mg/dia). Recentemente, a lisdexanfetamina (30 a 70 mg/dia) foi aprovada pela agência americana Food and Drug Administration (FDA).

## Psicoterapias

- **Anorexia nervosa:** a psicoterapia familiar é eficaz, por no mínimo 6 meses (única evidência científica).

- **Bulemia nervosa:** terapia cognitivo-comportamental (TCC) é a 1ª linha de tratamento, embora seja observada redução de apenas 30 a 40% dos episódios de compulsão e comportamentos compensatórios. Terapia interpessoal também é utilizada.

- **TANE:** terapia cognitiva-comportamental (TCC).

- **Transtorno de compulsão alimentar:** houve resultados positivos com TCC, terapia interpessoal e terapia dialética-comportamental; porém, até o momento, não demonstraram impacto importante sobre o peso.

## Bibliografia

IACAPAP Textbook of Child and Adolescent Mental Health. Geneva: International Association for Child and Adolescent Psychiatry and Allied Professions, 2015.

Marzola E, Nasser JA, Hashim SA, Shih PB, Kaye WH. Nutritional rehabilitation in anorexia nervosa: review of the literature and implications for treatment. BMC Psychiatry 2013; 13:290.

Royal Australian and New Zealand College of Psychiatrists Clinical Practice Guidelines for the Treatment of Eating Disorders. Australian & New Zealand Journal of Psychiatry 2014; 48(11) 977-1008.

Sangvai D. Eating disorders in the primary care setting. Prim Care Clin Office Pract 2016; 43: 301-312.

Smink FRE, Hoeken, DV e Hoek HW. Epidemiology of eating disorders: incidence, prevalence and mortality rates. Curr Psychiatry Rep 2012; 14:406-414.

Treasure J, Claudino AM, Zucker N. Seminar: eating disorders. Lancet 2010; 375: 583-93.

*Capítulo 39 • Transtornos Alimentares*

# Parte 6

# Endoscopia

# Capítulo 40

# Hemorragia Digestiva Alta

Cláudia Utsch Braga
Matheus Cavalcanti Franco
Ermelindo Della Libera Junior

## Introdução

A hemorragia digestiva alta (HDA) é definida como sangramento intraluminal proximal ao ligamento de Treitz. É a emergência mais comum na Gastrenterologia com importantes repercussões clínicas e econômicas.

Quanto à etiologia, é classificada em HDA varicosa e HDA não varicosa. As causas mais frequentes são úlceras pépticas (gástrica e duodenal), lesões agudas da mucosa gastroduodenal, varizes de esôfago (VE), varizes gástricas (VG) e esofagites. Outras menos frequentes incluem tumores benignos e malignos do esôfago, estômago e duodeno, Mallory-Weiss (laceração da mucosa na transição esofagogástrica após náuseas/vômitos repetidos), malformações vasculares (Dieulafoy, angiodisplasias e angiomas), úlceras de esôfago e úlceras de Cameron, gastropatia hipertensiva portal e ectasia vascular antral, fístula aortoentérica, hemobilia e sangramento pancreático.

A mortalidade é de 3,5 a 10% em pacientes com HDA não varicosa e de 15 a 20% em até 6 semanas após HDA varicosa (até 40% nos casos com cirrose avançada).

O sangramento digestivo alto geralmente apresenta-se com um quadro de hematêmese (vômito com sangue) e/ou melena (fezes enegrecidas e fétidas). Nos casos de sangramento maciço ou trânsito intestinal acelerado, sintomas como hematoquezia (fezes misturadas com sangue) e enterorragia (evacuação de sangue vermelho vivo) podem ser referidos.

## Abordagem clínica inicial

As características do sangramento, os sintomas que precedem a hemorragia, a revisão das medicações em uso, doenças associadas e episódios prévios de HDA são importantes para a definição da etiologia, gravidade e prognóstico. Atenção especial para identificar pacientes com hepatopatia crônica, cardiopatia (especialmente coronariopatas), história prévia de úlcera péptica, uso de anticoagulantes, antiagregantes plaquetários e anti-inflamatórios.

Exame físico completo com atenção especial para sinais de hipovolemia (hipotensão, taquicardia, rebaixamento do nível de consciência, extremidades frias e sudorese). Toque retal deve ser realizado (sangue vivo sem instabilidade hemodinâmica sugere sítio de sangramento mais distal).

Laboratório inicial deve incluir hemograma, tipagem sanguínea, coagulograma, ureia, creatinina e eletrólitos. Pacientes idosos ou com coronariopatia devem fazer eletrocardiograma (ECG) e marcadores de isquemia/necrose miocárdica.

## Estratificação de risco

Cerca de 80% dos sangramentos do trato digestivo superior cessam espontaneamente e 20% restantes evoluem com sangramento persistente ou recorrente. São considerados fatores clínicos de risco para pior evolução, necessidade de cirurgia e morbidade: idade acima de 60 anos; choque hipovolêmico; hematêmese ou hematoquezia; varizes esofagogástricas como fonte do sangramento; doenças crônicas associadas (insuficiência cardíaca, insuficiência renal crônica, doença pulmonar obstrutiva crônica, neoplasia); sangramento recorrente; pacientes internados que desenvolvem HDA; uso pregresso de ácido acetilsalicílico; antiagregantes plaquetários; e anticoagulantes. A estratificação do risco pode ser feita mediante escores clínicos, laboratoriais e endoscópicos, sendo útil para selecionar os pacientes de baixo risco que podem receber alta precoce ou mesmo realizar a endoscopia em regime ambulatorial. O escore de Glasgow-Blatchford (EGB), apenas com parâmetros clínicos e laboratoriais, é proposto para predizer a necessidade de hemotransfusão, hemostasia endoscópica ou intervenção cirúrgica, e para identificar pacientes que necessitam de endoscopia precoce (Tabela 40.1).

Pacientes com EGB ≥ 1 são de alto risco e devem ser internados, realizar endoscopia digestiva alta (EDA) nas primeiras 24 horas (idealmente até 12 horas da admissão). Os pacientes de baixo risco (EGB = zero) podem receber alta precoce, com posterior realização da EDA em regime ambulatorial.

## Tratamento clínico na admissão (antes da endoscopia)

Pacientes idosos, com doenças associadas, pacientes cirróticos ou com suspeita de etiologia varicosa, apresentação inicial com sangramento ativo e/ou instabilidade hemodinâmica, devem ser idealmente tratados em unidades de terapia intensiva (UTI). Deve ser mantido o jejum pela necessidade de realizar EDA e pela possibilidade de intervenção cirúrgica. Aqueles com sangramento volumoso, hematêmese, choque, insuficiência respiratória, rebaixamento do nível de consciência (incluindo encefalopatia hepática) devem ser considerados para intubação orotraqueal e ventilação mecânica para proteção das vias aéreas, adequada oxigenação tecidual e como medida preventiva antes da EDA para evitar aspiração.

- Ressuscitação hemodinâmica: após admissão e avaliação inicial, o paciente deve receber ressuscitação hemodinâmica visando corrigir a hipovolemia e restaurar a adequada perfusão tecidual, com monitorização da pressão arterial,

**Tabela 40.1.** Escore de Glasgow-Blatchford (EGB)

| Fatores de risco | Achados | Pontuação |
|---|---|---|
| Ureia (mg/dL) | < 39 | 0 |
| | ≥ 39 e < 48 | 2 |
| | ≥ 48 e < 60 | 3 |
| | ≥ 60 e < 150 | 4 |
| | ≥ 150 | 6 |
| Hemoglobina (g/dL) | Homem ≥ 13 | 0 |
| | Homem ≥ 12 e < 13 | 1 |
| | Homem ≥ 10 e < 12 | 3 |
| | Mulher ≥ 12 | 0 |
| | Mulher ≥ 10 e < 12 | 1 |
| | Homem ou mulher < 10 | 6 |
| PA sistólica (mmHg) | ≥ 110 | 0 |
| | 100-109 | 1 |
| | 90-99 | 2 |
| | < 90 | 3 |
| Pulso (bpm) | < 100 | 0 |
| | ≥ 100 | 1 |
| Melena | Não | 0 |
| | Sim | 1 |
| Síncope | Não | 0 |
| | Sim | 2 |
| Cirrose | Não | 0 |
| | Sim | 2 |
| Insuficiência cardíaca | Não | 0 |
| | Sim | 2 |

oximetria e frequência cardíaca. Recomenda-se obter dois acessos venosos periféricos calibrosos para infusão de soluções cristaloides (solução salina ou Ringer), com o objetivo de alcançar uma pressão arterial sistólica (PAS) de 90 a 100 mmHg e frequência cardíaca (FC) abaixo de 100 bpm.

- **Transfusão sanguínea:** é recomendável transfusão de concentrado de hemácias para manter a hemoglobina entre 7 e 9 g/dL. Idosos ou cardiopatas podem necessitar de níveis mais elevados. Transfusão de plaquetas e de plasma fresco está indicada nos pacientes com sangramento ativo, com plaquetopenia ou coagulopatia. Não há consenso para a correção rotineira da coagulopatia e plaquetopenia nos pacientes cirróticos com HDA.
- **Antitrombóticos (anticoagulantes e agentes antiplaquetários):** em pacientes em uso de antagonista de vitamina K (varfarina), recomendam-se a suspensão

*Capítulo 40 • Hemorragia Digestiva Alta*

**337**

e correção da coagulopatia, levando em consideração o risco cardiovascular. Em pacientes estáveis sem sangramento ativo, vitamina K intravenosa (IV) é uma opção. Para pacientes que necessitam de reversão urgente, administração de plasma fresco congelado ou concentrado de complexo protrombínico é necessário com concomitante uso de vitamina K (5-10 mg). Nível de INR < 2,5 é sugerido para a realização do exame endoscópico. Os anticoagulantes de ação direta (dabigatrana, rivaroxaban etc.) e antiagregantes plaquetários devem ser suspensos.

- **Sonda nasogástrica (SNG):** a lavagem com SNG não deve ser usada como rotina. Pode ser considerado seu uso apenas na necessidade de lavagem da câmara gástrica para remoção de resíduos, sangue e coágulos para facilitar o exame endoscópico.

- **Procinéticos:** recomendados para pacientes com sangramento volumoso ou ativo antes da EDA, pois melhoram a visualização da mucosa e a eficácia dos procedimentos hemostáticos. Eritromicina intravenosa é administrada na dose de 250 mg, diluída em 100 mL de soro fisiológico cerca de 30 a 120 minutos antes da EDA.

- **Inibidores de bomba de prótons (IBP):** sempre indicados na suspeita de HDA não varicosa, pois são responsáveis por melhor estabilização do coágulo e manutenção da hemostasia, reduzindo a incidência de estigmas de alto risco de hemorragia no momento da endoscopia. Deve-se iniciar a infusão do IBP previamente à EDA da seguinte maneira: omeprazol endovenoso em altas doses (bólus de 80 mg, seguido por 8 mg/h em bomba de infusão contínua). Manter o IBP endovenoso em altas doses por 72 horas nos casos de úlcera péptica com estigmas de sangramento recente ou ativo.

## Na suspeita de sangramento varicoso

- **Antibioticoprofliaxia:** deve ser instituída na admissão dos pacientes cirróticos que apresentam HDA. Pode ser utilizado o norfloxacino 400 mg, duas vezes/dia, via oral (VO) se for possível. Ceftriaxone 1 g por via endovenosa (EV), uma vez/dia é mais efetiva na prevenção de infecções em pacientes com cirrose avançada, em centros com alta prevalência de bactérias resistentes às quinolonas e em pacientes com uso prévio de quinolona profilática.

- **Medicamentos vasoativos:** diminuem o fluxo varicoso por meio da constrição dos vasos esplâncnicos. A droga vasoativa deve ser iniciada antes da EDA, após a admissão hospitalar. Duas classes de medicamentos estão disponíveis: vasopressina e seus análogos; e somatostatina e seus análogos. A terlipressina, um derivado sintético da vasopressina, apresenta menores frequência e gravidade de efeitos colaterais. É o único agente que mostrou redução na mortalidade, sendo o medicamento preferencial para HDA varicosa. É usada com dose de ataque intravenosa de 2 mg, seguido de manutenção a cada 4 horas conforme o peso corporal: 1 mg (até 50 kg); 1,5 mg (entre 50 e 70 kg); ou 2 mg (mais de 70 kg). Deve ser mantida até 24 horas após o controle efetivo do sangramento com o tratamento endoscópico. A duração do seu uso poderá estender-se por até 5 dias após controle do sangramento.

- Betabloqueadores: devem ser suspensos na admissão hospitalar.

## Momento para realização da EDA

A EDA deve ser realizada preferencialmente nas primeiras 24 horas. Na suspeita de hemorragia varicosa, pacientes cirróticos ou nos pacientes de alto risco, a EDA deve ser realizada nas primeiras 12 horas. A endoscopia deve ser realizada após a adoção das medidas clínicas iniciais já descritas, especialmente a estabilização hemodinâmica do paciente.

## Tratamento endoscópico

### Hemorragia não varicosa

A classificação endoscópica de Forrest para úlcera hemorrágica deve ser utilizada a fim de estratificar os pacientes em baixo ou alto risco para recorrência de sangramento. A terapia endoscópica é orientada conforme os estigmas endoscópicos de sangramento observados no momento da endoscopia (Tabela 40.2).

As úlceras com sangramento ativo em jato (Forrest IA) e babação (Forrest IB), vaso visível (Forrest IIA) e coágulo aderido (Forrest IIB) são agrupadas como alto risco de sangramento recorrente. As úlceras com base com hematina (Forrest IIC) ou limpa (Forrest III) são de baixo risco.

A terapia endoscópica está indicada quando há sangramento ativo (Forrest IA e IB) ou vaso visível (Forrest IIA). Naqueles com úlcera e coágulo aderido (Forrest IIB), a terapia deve ser considerada de forma individualizada. Nesses casos, sempre que possível, o coágulo deve ser removido para exame da base da úlcera e assim proceder com a terapia indicada. Nos pacientes com úlcera sem sangramento (Forrest IIC ou Forrest III), não há necessidade de terapia endoscópica.

**Tabela 40.2.** Classificação de Forrest

| | Classificação | Prevalência (%) | Sangramento recorrente (%) |
|---|---|---|---|
| Sangramento ativo | IA – Sangramento em jato | 10 | 90 |
| | IB – Sangramento em babação | 10 | 10 a 20 |
| Estigmas de sangramento recente | IIA – Vaso visível sem sangramento ativo | 25 | 50 |
| | IIB – Coágulo aderido | 10 | 25 a 30 |
| | IIC – Hematina na base | 10 | 7 a 10 |
| | III – Base limpa | 35 | 3 a 5 |

*Capítulo 40 • Hemorragia Digestiva Alta*

Geralmente, a terapia endoscópica deve ser feita com a combinação de duas técnicas: injeção (solução de epinefrina ou agente esclerosante), seguido por um segundo método – que pode ser térmico (eletrocoagulação) ou mecânico (clipe). O tratamento endoscópico realizado de forma combinada com duas técnicas está relacionado com melhores resultados terapêuticos.

A repetição de rotina da EDA (*second-look* endoscópico) nas primeiras 24 horas após a terapia endoscópica inicial não está indicada, exceto na suspeita clínica de sangramento recorrente ou nos casos em que a terapia de hemostasia endoscópica não foi adequadamente realizada no primeiro procedimento.

Infecção por *Helicobacter pylori* é o principal fator etiológico da úlcera péptica e sua erradicação diminui a taxa de recorrência do sangramento. Sempre que possível, ainda no primeiro exame, deve ser feita a pesquisa da infecção. O tratamento para erradicação nos pacientes com úlcera péptica hemorrágica está sempre indicado, preferencialmente antes da alta hospitalar.

Pacientes com outras causas de HDA não varicosa (lesões de Dieulafoy, malformações vasculares, ectasia vascular antral) podem também se beneficiar com a terapia endoscópica. Lesões de Dieulafoy e malformações vasculares podem ser tratadas pela combinação de técnicas de injeção e eletrocoagulação ou injeção associada com método mecânico (clipe). Na ectasia vascular antral, normalmente observada em cirróticos, está indicada a coagulação com plasma de argônio. Pacientes com neoplasia geralmente apresentam resposta insatisfatória ao tratamento endoscópico, sendo, muitas vezes, necessária angiografia terapêutica ou mesmo cirurgia. Outras causas como esofagites, Mallory-Weiss, erosões gástricas e duodenais, geralmente são autolimitadas e não necessitam de terapia endoscópica específica.

## Hemorragia varicosa

O calibre da variz, a gravidade da doença hepática (classificação de Child-Pugh) e a presença de sinais endoscópicos da cor vermelha são preditores de sangramento. A principal causa de sangramento varicoso são as VE. O sangramento por VG é menos frequente, entretanto é geralmente mais grave do que o sangramento por VE.

- Hemorragia digestiva alta por varizes de esôfago: o tratamento deve ser feito, preferencialmente, por ligadura elástica (LE) ou, na sua impossibilidade, por escleroterapia (EE). As duas técnicas são eficazes com controle imediato do sangramento em mais de 90% dos casos e com redução significativa da recorrência do sangramento. A ligadura é superior em relação à EE em virtude de menor taxa de complicações, sangramento recorrente e mortalidade.

  Após o controle do episódio agudo de HDA por VE, os pacientes devem ser encaminhados para tratamento (profilaxia secundária), preferencialmente com sessões repetidas de LE até erradicação das varizes, associado com betabloqueador, o qual deve ser iniciado assim que haja compensação hemodinâmica e clínica do paciente.

- Hemorragia digestiva alta por varizes gástricas: o tratamento deve ser feito com injeção de um adesivo tissular (cianoacrilato) nos casos de VG isoladas sem varizes esofágicas (tipo IGV) e para as varizes de fundo gástrico associadas com VE (tipo GOV2). A injeção do cianoacrilato na variz induz imediata trombose e interrupção do sangramento, com sucesso em 90% dos casos.

## Sangramento persistente e recorrente

Até 20% dos pacientes apresentam falha ou sangramento recorrente após a primeira terapia endoscópica. Um segundo tratamento endoscópico deve ser feito. Nos casos sem resposta ao segundo tratamento endoscópico, deve-se realizar medidas de resgate.

## Medidas de resgate na hemorragia digestiva alta não varicosa

Incluem a arteriografia intervencionista com embolização transarterial e a cirurgia. A escolha deverá ser orientada pela condição clínica do paciente (risco cirúrgico) e pela disponibilidade no hospital.

## Medidas de resgate na HDA varicosa

O balão de tamponamento (balão de *Sengstaken-Blakemore*) tem alta efetividade no controle imediato do sangramento varicoso, com sucesso em 80% dos casos. Entretanto, deve ser usado apenas de forma temporária (máximo de 24 horas) e na ausência de outras opções terapêuticas em razão de elevada taxa de recorrência do sangramento e de complicações. A intubação orotraqueal para proteção de vias áreas é recomendada antes do uso do balão.

A *derivação* intra-hepática *portossistêmica transjugular* (TIPS, do inglês *transjugular intrahepatic portosystemic shunt*) é atualmente recomendada como terapia de resgate de eleição no sangramento varicoso, com taxa de sucesso em cerca de 90%. Também pode ser indicada precocemente para cirróticos com doença avançada após o tratamento endoscópico das VE.

As cirurgias com derivações portossistêmicas são raramente utilizadas como forma de resgate para tratamento do sangramento varicoso em pacientes cirróticos por causa da elevada taxa de morbidade e mortalidade.

Outras opções terapêuticas mais recentes incluem a colocação de próteses esofágicas e um pó hemostático aplicado pela endoscopia. As próteses metálicas recobertas autoexpansíveis, em casos de HDA por VE refratária ao tratamento endoscópico, funcionam como medida temporária eficaz, assim como o balão, para o controle do sangramento, servindo como uma terapia de "ponte" até uma medida mais definitiva. Recentemente, resultados promissores foram observados no controle da HDA varicosa e não varicosa com o uso de um pó (Hemospray®) com efeito hemostático imediato, administrado durante a endoscopia e aplicado diretamente no local do sangramento. Entretanto, ainda não está disponível em nosso meio.

Um fluxograma do atendimento resume a abordagem e tratamento ao paciente com hemorragia digestiva alta (Figura 40.1).

*Capítulo 40 • Hemorragia Digestiva Alta*

**341**

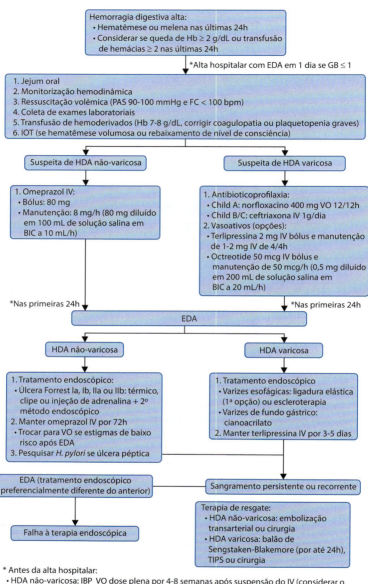

**Figura 40.1.** Fluxograma de atendimento para pacientes com hemorragia digestiva alta. HDA: hemorragia digestiva alta; IOT: intubação orotraqueal; PAS: pressão arterial sistólica; GB: escore de Glasgow-Blatchford; IV: intravenosa; TIPS: *derivação* intra-hepática *portossistêmica transjugular,* do inglês *transjugular intrahepatic portosystemic shunt*; VO: via oral; EDA: endoscopia digestiva alta.

# Bibliografia

Feldman, M, Friedman LS, Brandt LJ. Sleisenger and Fordtran's gastrointestinal and liver disease: pathophysiology, diagnosis, management. 10 ed. Philadelphia: Elsevier Health Sciences, jan. 2015, 2616.

Franchis R, et al. Baveno VI Faculty. Expanding consensus in portal hypertension: Report of the Baveno VI Consensus Workshop: Stratifying risk and individualizing care for portal hypertension, J Hepatol. 2015 Set; 63(3):743-52.

Franco MC, Nakao FS, Rodrigues R, Maluf-Filho F, Paulo GA, Libera ED. Proposal of a clinical care pathway for the management of acute upper gastrointestinal bleeding. Arq Gastroenterol. 2015 Dec;52(4):283-92.

Franco MC. Proposta de Modelo de Atendimento da Hemorragia Digestiva Alta para o Hospital Universitário da UNIFESP/EPM. São Paulo. Tese [Mestrado em Tecnologia em Saúde] – Universidade Federal de São Paulo; 2013.

Hwang JH, et al. Standards of Practice Committee of the American Society for Gastrointestinal Endoscopy. The role of endoscopy in the management of acute non-variceal upper gi bleeding. Gastrointest Endosc. 2012:75:1132-1138.

Hwang JH, et al. Standards of Practice Committee of the American Society for Gastrointestinal Endoscopy. The role of endoscopy in the management of variceal hemorrhage. Gastrointest Endosc. 2014:80:221-227.

# Capítulo 41

# Hemorragia Digestiva Baixa

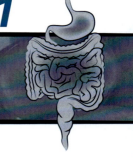

Mariana Alves de Moura Lima
Ermelindo Della Libera Júnior

## Introdução

A hemorragia digestiva baixa (HDB) é definida classicamente por sangramento com origem no trato digestivo, distal ao ângulo de Treitz. Com o advento de procedimentos endoscópicos, especialmente a enteroscopia, tem sido recomendada uma nova classificação para hemorragia digestiva, sendo a hemorragia digestiva alta (HDA) o sangramento com origem proximal à papila duodenal – e ao alcance na endoscopia digestiva alta – a hemorragia digestiva média com origem entre a papila duodenal e a válvula ileocecal – que pode ser investigada diretamente pela enteroscopia ou cápsula endoscópica – e a hemorragia digestiva baixa com origem distal a válvula ileocecal – acessível à colonoscopia. Neste capítulo, abordaremos a HDB conforme a definição clássica.

A HDB é menos frequente do que a HDA, sendo geralmente autolimitada e com interrupção espontânea em cerca de 80% dos pacientes nas primeiras 48 horas, com poucas repercussões clínicas nesses casos. Entretanto, nos 20% restantes, medidas terapêuticas mais agressivas por endoscopia, arteriografia ou cirurgia podem ser necessárias em virtude de sangramento recorrente, persistente e grave. É mais frequente em pacientes idosos (média de 60 anos de idade), com incidência maior no sexo masculino. Mesmo com todos os meios disponíveis para investigação diagnóstica, em 8 a 12% dos casos, a origem do sangramento não fica clara após exame endoscópico alto e baixo com endoscopia e colonoscopia.

## Etiologia

A principal causa do sangramento digestivo baixo é a doença diverticular do cólon. Outras causas incluem as colites (colite isquêmica, colite por anti-inflamatório não esteroidal [AINE], colite por doença inflamatória intestinal [DII], entre outras) e as malformações vasculares. Além disso, mais de uma etiologia podem ser identificadas em um mesmo paciente, como divertículos do cólon e malformações vasculares. Nem sempre é possível identificar a causa do sangramento, já que a maioria cessa espontaneamente e a colonoscopia geralmente é feita após preparo do cólon, em condições eletivas após a interrupção do sangramento. A frequência da etiologia da HDB costuma variar entre os diferentes centros. As principais causas e frequências da HDB podem ser identificadas na Tabela 41.1.

**Tabela 41.1.** Principais causas de HDB diagnosticadas

| Causa | Frequência (%) |
| --- | --- |
| Doença diverticular do cólon | 20-50 |
| Ectasias vasculares | 3-30 |
| Colites (isquemia, AINE, DII) | 6-21 |
| Pólipos e neoplasias | 3-21 |
| Anorretais (incluindo retite actínica) | 3-10 |
| Hemorragia digestiva alta | 11 |
| Lesão no intestino delgado | 2-10 |

AINE: anti-inflamatórios não esteroidais; DII: doenças inflamatórias intestinais.

## Quadro clínico

A apresentação clínica da HDB é variável, podendo se apresentar com hematoquezia, enterorragia ou, mais raramente, melena (em casos de trânsito intestinal mais lento). Algumas características na história clínica podem sugerir a etiologia: na doença diverticular, o sangramento é geralmente no colo direito e comumente apresenta-se com um sangramento súbito, volumoso e autolimitado; já nas doenças hemorroidárias, frequentemente ocorre hematoquezia de pequena monta e não misturada às fezes.

Além das características do sangramento, deve-se averiguar: duração dos sintomas; dor abdominal e emagrecimento; história prévia de divertículos ou DII; uso de AINE; antiagregantes plaquetários ou anticoagulantes; antecedente de radioterapia; e doenças crônicas associadas. Ao exame físico, deve-se dar atenção especial aos sinais vitais para identificar sinais de hipovolemia (taquicardia, hipotensão), ao nível de consciência, aos sinais de insuficiência hepática e à dor abdominal (que pode sugerir quadros inflamatórios, isquêmicos ou infecciosos).

São considerados preditores de gravidade na HDB nas primeiras horas de admissão hospitalar: taquicardia; hipotensão; síncope; sangramento retal contínuo nas primeiras horas da admissão; uso de ácido acetilsalicílico; e presença de pelo menos duas comorbidades.

## Exames complementares

- Laboratoriais: tipagem sanguínea; hematócrito; hemoglobina; coagulograma; bioquímica renal. Pacientes cardiopatas ou idosos devem também fazer marcadores de isquemia/necrose miocárdica e eletrocardiograma. Nos sangramentos agudos e severos, hematócrito e hemoglobina devem ser realizados de forma seriada (a cada 4 a 6 horas) até que o paciente tenha o quadro clínico estabilizado.

- **Endoscopia digestiva alta:** geralmente está indicada quando há hemorragia com repercussão clínica (hipotensão ou choque), já que a HDA pode se manifestar com enterorragia franca.

- **Anuscopia:** sempre que possível, deve ser realizada para identificar doenças orificiais, especialmente hemorroidas. Atenção ao fato de que este exame só será conclusivo se puder identificar sangramento ativo, vaso visível ou coágulo aderido; do contrário, poderá tratar-se de lesão incidental, e exame do cólon com colonoscopia ou sigmoidoscopia flexível deverá ser feito.

- **Retossigmoidoscopia flexível:** ocasionalmente poderá ser indicada pela maior facilidade na realização e no preparo em relação à colonoscopia. Pode ser útil para identificar sangramento por doença diverticular e colite isquêmica, mais frequentes no cólon esquerdo. Assim como na anuscopia, eventualmente haverá necessidade de exame colonoscópico se a lesão encontrada não puder ser confirmada como a fonte do sangramento.

- **Colonoscopia:** é o exame de escolha frente ao quadro de HDB, tendo em vista seu alto valor diagnóstico e terapêutico. Apesar de não haver consenso, acredita-se que o exame deva ser realizado dentro de 12 a 24 horas do início do quadro. Sua principal desvantagem é que a sensibilidade está intimamente ligada à qualidade do preparo intestinal. Por isso, deve-se sempre fazer algum tipo de preparo de cólon para aumentar a acurácia do procedimento, seja preparo anterógrado ou, em situações de emergência, o preparo retrógrado. Durante o procedimento de colonoscopia, deve-se ter, na sala de exame, todos os acessórios necessários para a terapia de hemostasia.

- **Tomografia computadorizada (TC):** a tomografia de abdome simples permite identificar massas abdominais. Além disso, a angiografia por TC é uma opção pouco invasiva, de alta sensibilidade e especificidade para o sangramento ativo, com a vantagem de ter um alto valor preditivo negativo nesta situação. Esta é uma ferramenta diagnóstica para guiar o exame endoscópico, angiográfico ou a avaliação cirúrgica, já que pode identificar o local do sangramento; entretanto, perde espaço no sangramento intermitente ou crônico, além da desvantagem de necessitar de contraste iodado. A colonografia por TC (colonoscopia virtual) é outra técnica tomográfica que pode identificar tumores e pólipos em condições eletivas após a parada do sangramento.

- **Cintilografia com hemácias marcadas:** exame com alta sensibilidade, com capacidade de detectar sangramentos mínimos, como aqueles com 0,1 mL/ minuto de intensidade. Entretanto, não oferece possibilidade terapêutica e tem baixa precisão em detectar o local exato do sangramento. Assim, frequentemente costuma ser utilizada como um exame de rastreio do sangramento antes da realização da arteriografia ou cirurgia.

*Capítulo 41 • Hemorragia Digestiva Baixa*

- **Arteriografia (ou angiografia):** exame frequentemente utilizado quando a colonoscopia falha em identificar e/ou tratar a hemorragia. Geralmente é feita após um exame positivo por angiotomografia ou cintilografia. É menos sensível do que a cintilografia, com capacidade de detectar sangramento ativos com fluxos sanguíneos de no mínimo 0,5-1 mL/minuto, porém com alta precisão para detectar a localização do sangramento. Tem a vantagem de permitir a terapêutica de hemostasia. Entretanto, traz alguns riscos, tais como insuficiência renal e reações pelo contraste, hematoma, trombose de artéria femoral, isquemia coronária, entre outros.
- **Cápsula endoscópica:** exame indicado para investigação ambulatorial de HDB com EDA e colonoscopia negativas (hemorragia digestiva média), nos casos de evolução intermitente, sem repercussão clínica ou com anemia ferropriva.
- **Enteroscopia:** também está indicada para avaliação de HDB com EDA e colonoscopia negativas (hemorragia digestiva média); entretanto deve ser reservada para pacientes na vigência do sangramento, ou ainda para confirmação diagnóstica ou terapêutica após a realização da cápsula. Assim como a cápsula, é útil para causas de sangramento no intestino delgado. Nos pacientes com sangramento persistente e/ou grave e na impossibilidade de realizar enteroscopia (geralmente quando este exame não é disponível), uma alternativa é a enteroscopia no intraoperatório com a utilização de um colonoscópio.
- **Outros exames:** enterotomografia e enterorressonância são exames úteis na avaliação do sangramento por doença de Crohn, com papel incerto na HDB. Os exames radiológicos baritados devem ser evitados, pois além de não confirmar que a lesão encontrada é a origem do sangramento, o bário utilizado atrapalha a realização de exames endoscópicos.

# Tratamento

## Medidas gerais

Apenas os pacientes com sangramento pequeno (intermitente ou crônico), sem anemia, sem hipotensão e sem os fatores preditores de risco descritos acima, não necessitam de internação e podem ser investigados em regime ambulatorial. Os demais devem ser internados para investigação e tratamento.

Medidas iniciais incluindo monitorização rigorosa de parâmetros respiratórios, hemodinâmicos e diurese são fundamentais. Deve-se estabelecer acesso venoso adequado para ressuscitação volêmica com cristaloides e, caso necessário, hemoderivados. Objetiva-se a manutenção dos níveis de hemoglobina em torno de 8 g/dL (maior que 7 g/dL em indivíduos jovens sem comorbidades e maior do que 9 g/dL em idosos ou com comorbidades, principalmente em pacientes portadores de doença coronariana). Plaquetopenia ($< 50.000/mm^3$) e coagulopatia (INR > 1,5) devem ser corrigidos com concentrado de plaquetas e plasma fresco congelado, respectivamente.

A investigação diagnóstica deve ser iniciada após a realização das medidas de estabilização hemodinâmica, suporte respiratório e transfusão de hemoderivados (quando necessário).

## Tratamento específico da causa do sangramento

- **Terapia endoscópica:** vários métodos de terapia disponíveis podem ser empregados no momento da colonoscopia para a hemostasia do sangramento: métodos térmicos (*heater probe, laser*, plasma de argônio, eletrocoagulação monopolar ou bipolar); métodos de injeção por meio de cateter (adrenalina, álcool absoluto, etanolamina, polidocanol, cola de cianoacrilato); e métodos mecânicos (clipe, ligadura elástica). A escolha do método deve ser baseada no tipo de lesão hemorrágica, na disponibilidade do método e na experiência da equipe (Tabela 41.2).
- **Terapia angiográfica:** a angiografia oferece duas opções terapêuticas: a embolização seletiva; e a infusão intra-arterial de vasopressina. A primeira tem alta taxa de sucesso para controle do sangramento, com raras complicações relacionadas a infusão do contraste iodado e risco de isquemia intestinal. A infusão de vasopressina apresenta menor taxa de sucesso e risco maior de recorrência do sangramento. Sempre que possível, a embolização seletiva deve ser a 1ª opção durante a arteriografia.
- **Tratamento cirúrgico:** o tratamento cirúrgico é raramente necessário na HDB já que a maioria dos sangramentos é autolimitada. Mesmo nos casos de sangramento persistente ou recorrente, na maioria das vezes, é possível o tratamento por meio de medidas clínicas, endoscópicas ou por radiologia intervencionista. As principais indicações para cirurgia são neoplasias, sangramento recorrente de divertículos, persistência do sangramento por 72

**Tabela 41.2.** Terapias endoscópicas conforme a causa da HDB

| Fonte da HDB | Métodos endoscópicos recomendados |
|---|---|
| Divertículo de cólon | Injeção de epinefrina associada ou não à termocoagulação, endoclipe, coagulação com plasma de argônio. |
| Angiodisplasia | Termocoagulação, injeção de agentes esclerosantes, coagulação com plasma de argônio. |
| Doença hemorroidária | Ligadura elástica, escleroterapia, crioterapia, laser, eletrocoagulação e termocoagulação bipolar. |
| Úlcera retal solitária | Termocoagulação associada ou não à injeção de epinefrina. |
| Proctite actínica | Laser, coagulação com plasma de argônio, termocoagulação com *heater probe* ou eletrocoagulação bipolar. |
| Sangramento pós-polipectomia | Injeção de adrenalina associada à termocoagulação bipolar ou *heater probe*, endoclipe. |

*Capítulo 41 • Hemorragia Digestiva Baixa*

horas, presença de instabilidade hemodinâmica, politransfusão, sangramento de origem indeterminada após extensa avaliação, insucesso na terapia endoscópica ou angiográfica e recorrência do sangramento.

Um algoritmo de manejo da HDB é apresentado na Figura 41.1.

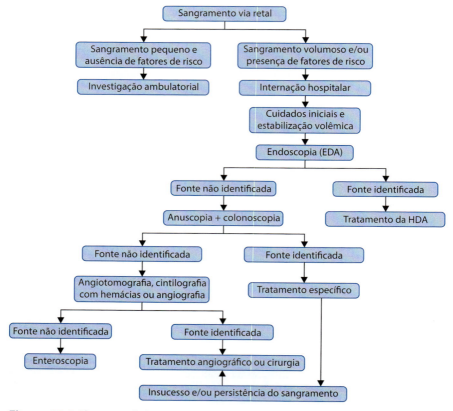

**Figura 41.1.** Fluxograma de investigação e tratamento na HDB. EDA; endoscopia digestiva alta; HDA: hemorragia digestiva alta.

## Bibliografia

Bounds BC, Kelsey PB. Lower Gastrointestinal bleeding. Gastrointest Endosc Clin North Am. 2007; 17(2): 273-288.

Cardoso Filho CAM, Marques Junior OW, Popoutchi P, Averbach M. Hemorragia digestiva baixa. Proj diretrizes – Soc Bras Endosc Dig. 2010;1–31.

Davila RE, Rajan E, Adler DG, Egan J, Hirota WK, Leighton JA, et al. ASGE Guideline: the role of endoscopy in the patient with lower-GI bleeding. Gastrointest Endosc. 2005 Nov;62(5):656-60.

Edelman DA, Sugawa C. Lower gastrointestinal bleeding: a review. Surg Endosc 2007 Apr;21(4):514-20.

Federação Brasileira de Gastroenterologia. Hemorragias Digestivas. Projeto Diretrizes. 2008.

Feinman M, Haut ER. Lower Gastrointestinal bleeding. Surg Clin North Am. Elsevier Inc; 2014;94(1):55-63.

Feldman M, Friedman LS, Brandt LJ. Sleisenger and Fordtrans's gastrointestinal and liver disease. 9 ed. Philadelphia: Elsevier Saunders, 2010.

Lee J, Costantini TW, Coimbra R. Acute lower GI bleeding for the acute care surgeon: current diagnosis and management. Scand J Surg. 2009;98(3):135-42.

Marion Y, Lebreton G, Le Pennec V, Hourna E, Viennot S, Alves A. The management of lower gastrointestinal bleeding. J Visc Surg. Elsevier Masson SAS; 2014;151(3):191-201.

Saperas E. Hemorragia digestiva baja: esa gran desconocida. Gastroenterol Hepatol. 2007;30(2):93-100.

Sociedade Brasileira de Endoscopia Digestiva. Consenso de Hemorragia Digestiva. GED. 2002;21(1):33-42.

Strate L. Approach to acute lower gastrointestinal bleeding in adults. Waltham (MA): UpToDate, 2016.

# Capítulo 42
# Sedação em Endoscopia Digestiva

*Tárcia Nogueira Ferreira Gomes*
*Ermelindo Della Libera Júnior*

## Introdução

A sedação é definida como uma depressão do nível de consciência induzida por fármacos. Segundo o Conselho Federal de Medicina, a sedação é um ato médico realizado mediante a utilização de medicamentos, tendo como objetivo proporcionar conforto ao paciente para a realização de procedimentos médicos ou odontológicos. Em endoscopia digestiva, seu objetivo é minimizar a ansiedade e o desconforto, aumentar a efetividade do procedimento, permitindo a sua realização de forma mais segura. A sedação deve ser oferecida a todos os pacientes que se submetem a procedimentos endoscópicos já que aumenta a taxa de aceitação pelo paciente e aumenta o grau de satisfação do endoscopista.

São descritos quatro níveis de sedação: sedação leve ou ansiólise; sedação moderada (anteriormente chamada de consciente); sedação profunda; e anestesia geral. Para cada estágio, há comprometimento da vigília e da função cardiorrespiratória, conforme demonstrado na Tabela 42.1. A sedação é um *continuum*, o que significa que o paciente pode flutuar de um nível de sedação para outro durante o procedimento. Portanto, todos os profissionais que utilizam sedação em endoscopia devem estar habilitados para resgatar os pacientes de planos mais profundos de sedação que o pretendido e manejar as eventuais complicações.

Para garantir a segurança e qualidade nos procedimentos em endoscopia digestiva, é importante realizar uma avaliação detalhada antes do procedimento e assegurar algumas pré-condições: estrutura adequada para o tipo de exame a ser realizado; indicação correta do procedimento (relação entre risco e benefício); aplicação do termo de consentimento livre e esclarecido e acompanhante; condições clínicas do paciente.

- Estrutura: depende do tipo de procedimento e complexidade e deve seguir a Resolução da Agência Nacional de Vigilância Sanitária, segundo a

**Tabela 42.1.** Níveis de sedação relacionados ao grau de vigília e necessidade de suporte respiratório e cardiovascular

| | Sedação leve | Sedação moderada | Sedação profunda | Anestesia geral |
|---|---|---|---|---|
| Responsividade | Resposta normal ao estímulo verbal | Resposta intencional ao estímulo verbal ou tátil | Resposta intencional após estímulo repetido ou doloroso | Não desperta mesmo com estímulo doloroso |
| Vias aéreas | Não afetada | Não necessita de intervenção | Intervenção pode ser necessária | Intervenção normalmente é necessária |
| Ventilação espontânea | Não afetada | Adequada | Pode ser inadequada | Frequentemente inadequada |
| Função cardiovascular | Não afetada | Geralmente mantida | Geralmente mantida | Pode estar afetada |

Fonte: Adaptada ASGE.

qual os serviços que fazem procedimentos com sedação devem dispor de artigos de monitorização (termômetro, esfigmomanômetro, estetoscópio, oxímetro de pulso com alarme), fonte de oxigênio e material de suporte para emergência cardiorrespiratória (oxigênio a 100%, ambu com máscara e reservatório, cânulas naso e orofaríngeas, laringoscópios com lâmina, tubos endotraqueais, sonda de aspiração, aspirador, desfibrilador, materiais e medicações emergenciais) e sala de recuperação. Além disso, os serviços que também realizam procedimento com auxílio de anestesiologista devem oferecer todo equipamento necessário para o ato anestésico e a recuperação pós-anestésica.

- Indicação: a endoscopia deve ser indicada sempre que a informação adquirida com o exame ou a terapia realizada por via endoscópica melhorar as condições do paciente e não deve ser indicada quando o risco se sobrepõe ao benefício do procedimento.
- Termo de Consentimento Livre e Esclarecido: paciente e acompanhante (obrigatório), devem ser informados a respeito da sedação, do procedimento e potenciais riscos e autorizar o procedimento.
- Condições clínicas do paciente: geralmente a história clínica e exame físico são suficientes para avaliar e estratificar o paciente para endoscopia, sem necessidade de exames complementares. A Tabela 42.2 detalha os principais aspectos da história clínica e exame físico que devem ser pesquisados. Alguns exames, eventualmente, podem ser necessários dependendo da condição clínica do paciente (radiografia de tórax e eletrocardiograma [ECG], tipagem sanguínea, hematócrito e hemoglobina, creatinina, eletrólitos, bioquímica hepática, β-HCG e testes de coagulação).

**Tabela 42.2.** Anamnese dirigida para uso de sedação em endoscopia gastrintestinal

| História Clínica | Exame Físico |
|---|---|
| ■ Comorbidades (cardiovasculares, renais, pulmonares, neurológicas, hepáticas)<br>■ Ronco, estridor e apneia do sono<br>■ História de intubação orotraqueal difícil<br>■ Medicações em uso<br>■ Reação adversa a sedativos ou anestésicos<br>■ Alergias medicamentosas ou alimentares<br>■ Tabagismo, etilismo, drogas ilícitas<br>■ Jejum (2 h para líquidos claros; 6-8 h para sólidos; mais prolongado na gastroparesia)<br>■ Risco de aspiração (gastroparesia, disfagia, hérnia hiatal volumosa)<br>■ Gestação | ■ Nível consciência de base<br>■ Sinais vitais<br>■ Peso e IMC<br>■ Ausculta cardiopulmonar<br>■ Ascite, íleo ou distensão abdominal<br>■ Avaliação de vias aéreas (via aérea difícil)<br>  • Obesidade<br>  • Classificação Mallampati III/IV<br>  • Pescoço curto<br>  • Doença medular cervical<br>  • Anormalidades da boca, da mandibula ou da cavidade oral<br>  • Abertura bucal < 3 cm<br>  • Distância hioide-mento < 3 cm |

IMC: índice de massa corporal.

Na maioria das vezes, a sedacão pode ser realizada pelo mesmo médico que executa a endoscopia. Em algumas situações, é recomendável a presença de um anestesiologista durante o procedimento, conforme a estratificacão do risco para sedação. Os pacientes devem ser estratificados conforme a classificação ASA da *American Society of Anesthesiologists*. Segundo a *American Society for Gastrointestinal Endoscopy* (ASGE), a assistência do anestesiologista deve ser considerada nas seguintes situações: pacientes classificados como ASA IV e V; procedimentos endoscópicos complexos e prolongados; procedimentos de emergência como hemorragia digestiva; histórico de reações adversas a sedativos; resposta inadequada à sedação moderada; abuso de álcool ou drogas ilícitas; pacientes com via aérea difícil; obesidade mórbida; ou apneia do sono. Aqueles classificados como ASA I, II e III são candidatos à sedação pelo médico endoscopista.

Alguns pacientes podem optar pela realização de procedimentos endoscópicos sem sedação. Endoscópios de menor calibre e anestesia tópica melhoram o conforto do paciente durante o exame. Entretanto, o preparo deve ser similar ao descrito quando realizado com sedação, já que, durante o procedimento, alguns pacientes podem requerer uso dessas medicações.

## Monitorização e oxigênio suplementar

Alterações cardiovasculares ou depressão respiratória são os eventos adversos geralmente associados com a sedação. Não são frequentes, mas são potencialmente graves, devendo ser prontamente reconhecidos e tratados. A sedação moderada é suficiente para maioria, sendo este o nível de sedação intencionado na maioria dos pacientes. Entretanto, em virtude da flutuação do nível de sedação descrito, muitas vezes os pacientes podem passar para um nível profundo de sedação rapidamente,

*Capítulo 42 • Sedação em Endoscopia Digestiva*

**355**

com comprometimento respiratório e/ou cardiovascular. Assim, a monitorização é necessária, inclusive após o término do procedimento. Deve ser feita, para todos os pacientes, com oximetria de pulso e monitorização não invasiva da pressão arterial e frequencia cardíaca. Monitorização com ECG contínuo deve ser reservada para pacientes com doença cardiovascular e/ou pulmonar, idosos ou para aqueles que serão submetidos a procedimentos muito prolongados. Capnografia e a avaliação da profundidade da sedação baseada na monitorização contínua de eletroencefalografia (Bispectral Index – BIS® e Narcotrend^tm) não apresentam vantagens e não são necessárias na rotina.

Para realizar a sedação profunda, geralmente com utilização do propofol, recomenda-se a presença de um segundo profissional dedicado exclusivamente ao cuidado do paciente sedado. Em geral, deve ser um médico treinado em procedimentos de ressuscitação cardiopulmonar, não necessariamente um anestesiologista. Todo paciente submetido à sedação deve receber suplementação de oxigênio por catéter nasal (2-3 L/minuto).

## Fármacos rotineiramente utilizados para sedação

A escolha das substâncias para analgesia e sedação, bem como as doses necessárias, deve levar em consideração o efeito esperado, características relacionadas ao paciente e ao procedimento e o conhecimento das possíveis complicações, além da habilidade do médico em manejá-las. As informações detalhadas sobre os fármacos rotineiramente utilizados em endoscopia encontram-se na Tabela 42.3.

## Anestésicos tópicos

A anestesia tópica é feita pela administração de benzocaína, tetracaína ou lidocaína na região do cávum, com o intuito de diminuir o reflexo de náusea e o desconforto durante os procedimentos endoscópicos de trato gastrintestinal superior. A anestesia tópica pode ser dispensada nos pacientes submetidos à sedação intravenosa mais profunda, normalmente com utilização do propofol. A lidocaína é a substância mais utilizada, sendo administrada sob forma de *spray*. O evento adverso mais grave, felizmente raro, é a metemoglobinemia. O tratamento tem como base a administração intravenosa de 1-2 mg/kg de azul de metileno a 1%.

## Medicações intravenosas

Em geral, opta-se pela combinação de agentes analgésicos opioides (meperidina ou fentanil) com sedativos do tipo benzodiazepínicos (diazepam ou midazolam) e/ou medicamentos hipnóticos como propofol. As doses iniciais devem ser baixas e tituladas por apresentarem efeito sinérgico. Atualmente, midazolam, fentanil e propofol são os principais medicamentos utilizados. Administra-se inicialmente o fentanil. Após pelo menos 1 a 2 minutos, é adminsitrado o midazolam e/ou propofol. Caso haja necessidade de complementação da dose, esta deve ser feita separadamente, aguardando-se o tempo necessário de ação para novos *bólus* de cada fármaco.

**356**  *Parte 6 • Endoscopia*

**Tabela 42.3.** Fármacos rotineiramente utilizados em endoscopia digestiva

| Fármaco | Ação | Apresentação Farmacêutica | Dose Inicial | Início de ação (min) | Pico de ação (min) | Duração (min) | Titulação (dose e tempo) | Efeitos Colaterais | Cuidados | Gestação Lactação |
|---|---|---|---|---|---|---|---|---|---|---|
| Lidocaína | Anestésico tópico | 10% (1 jato = 10 mg) Máx: 200 mg | 6-10 jatos | 1-3 | - | 60 | - | Metemoglobinemia Anafilaxia Toxicidade SNC Aspiração | Diminuir dose em idosos | FDA B Lactação: sem dados |
| Fentanil | Analgésico opióide | 50 µg/mL | 0,5-2 µg/kg (50-100 µg) | 1-3 | 5-15 | 30-60 | 25 µg 2-5 min | Bradicardia, hipotensão, náuseas, vômitos, convulsão, depressão respiratória, rigidez torácica | Reduzir ≥ 50% em idosos Evitar: DPOC, restrição pulmonar | FDA C Lactação: segura |
| Meperidina | Analgésico opióide | 50 mg/mL | 25-50 mg | 3-6 | 5-7 | 60-180 | 25 mg 5-10 min | = Fentanil, prurido | Interação com IMAO | FDA B Lactação: evitar em 24h |
| Midazolam | Sedativo Benzodiazepínico | 5 mg/mL 1 mg/mL | 0,02-0,03 mg/kg (1-2 mg) | 1-2 | 3-4 | 15-80 | 1 mg 2-5 min (até 0,1 mg/ kg ou 10 mg) | Hipotensão, depressão respiratória, agitação psicomotora | Reduzir ≥ 20% em > 60a, ASA ≥ 3, Insuf. Hepática ou renal | FDA D (permitido no 2 e 3º trimestres em baixas doses) Lactação: após 4h do uso |
| Diazepam | Sedativo Benzodiazepínico | 5 mg/mL | 0,03-0,1 mg/kg (5-10 mg) | 2-3 | 3-5 | 360-480 | 5 mg 15-20 min | Tosse, depressão respiratória, flebite | Reduzir dose se associado a opioide | FDA D (fenda palatina) Lactação: evitar |

Continua

Continuação

| Propofol | Sedativo Hipnótico | 10 mg/mL | 0,5-1mg/ kg (10-60 mg) | 0,5 -0,7 (30-45 s) | 1-2 | 4-8 | 10-20 mg 20-30 s | Hipotensão, bradicardia, depressão respiratória, dor no local da infusão | Não usar: alergia à ovo e soja Cuidado: idosos, Insuf. cardíaca e respiratória, hipovolemia. | FDA B Lactação: segura |
|---|---|---|---|---|---|---|---|---|---|---|
| Naloxone | Antagonista Opióide | 0,02 mg/mL 0,4 mg/mL | 0,1-0,4 mg | 1-3 | 5 | 30-45 | 0,2 mg 2-3 min | Náuseas, vômitos Sd. Abstinência | Usuários crônicos de opioides | FDA B Lactação: sem dados |
| Flumazenil | Antagonista Benzodiazepínico | 0,1 mg/mL | 0,2mg | 1-3 | 6-10 | 60 | 0,1 mg 1 min (máx 1 mg) | Agitação psicomotora Convulsão Sd. Abstinência | Usuários de altas doses de benzodiazepínicos, carbamazepina, antidepressivos. tricíclicos | FDA C Lactação: sem dados |

DPOC: doença pulmonar obstrutiva crônica; FDA: Food and Drug Administration.

Em algumas situações especiais (p. ex.: pacientes idosos, insuficiência renal, hepatopatia crônica, doença pulmonar obstrutiva crônica), é recomendado administrar doses reduzidas e aumentar o intervalo de tempo entre as doses subsequentes, em virtude de maior risco de eventos adversos neste grupo de pacientes. Em gestantes, a sedação preferencial deve ser feita com meperidina e midazolam (evitar no 1º trimestre) e/ou propofol. Lactantes podem utilizar fentanil e midazolam e/ou propofol.

- **Opióides:** analgésicos potentes que também têm leve efeito sedativo. Eles se ligam aos receptores opioides presentes no sistema nervoso central (SNC) e tecidos periféricos. Em endoscopia, utilizam-se, com maior frequência, o fentanil e a meperidina, com preferência pelo fentanil por seu tempo de ação mais curto (início e meia-vida) e por provocar menos náuseas que a meperidina. Além disso, o fentanil é mais potente do que a meperidina. Pacientes usuários de depressores do SNC (opioides, sedativos, tranquilizantes, fenotiazinas ou anti-histamínicos) devem ter administração cautelosa de opioides. A meperidina deve ser evitada em usuários de inibidores de monoamina oxidase (IMAO). Os eventos adversos relacionados aos opioides vão desde prurido, náusea e vômito até depressão respiratória, bradicardia, hipotensão, convulsão e, mais raramente, rigidez do tórax e da musculatura esquelética. Por esse motivo, deve-se reduzir a dose pela metade nos pacientes idosos, portadores de doença pulmonar obstrutiva crônica (DPOC) ou outras doenças com comprometimento da função respiratória. Tanto o fentanil como a meperidina podem ser usados com segurança na gestação (Food and Drug Administration [FDA], classes C e B, respectivamente), porém apenas o fentanil é seguro na amamentação. Na prática, o fentanil é o mais utilizado e a dose inicial varia entre 50 e 100 µg.

- **Benzodiazepínicos:** agem aumentando a atividade inibitória do neurotransmissor GABA, por meio da ligação ao receptor GABA, e têm propriedades sedativa, amnéstica, ansiolítica e anticonvulsivante, porém não apresentam efeito analgésico. O efeito amnéstico pode persistir mesmo após recuperação do efeito sedativo. Os mais utilizados em endoscopia são midazolam e diazepam, com preferência para o midazolam pelo menor tempo de ação e maior potência. Alguns pacientes de difícil sedação podem apresentar agitação paradoxal ao uso de benzodiazepínicos, sendo necessária adjuvância de outras substâncias, como o propofol. Em idosos, hepatopatas e nefropatas, sugere-se reduzir a dose pela metade e até considerar uso não associado ao opioide. O midazolam, apesar de considerado pela FDA classe D por ser um benzodiazepínico, pode ser utilizado a partir do 2º trimestre da gestação em baixas doses. Já o diazepam é proscrito na gestação. Atualmente, o diazepam raramente é utilizado em endoscopia digestiva.

- **Propofol:** propofol (2,6-diisopropofol) é uma solução lipídica que age aumentando a atividade do ácido gama-amino-butírico no cérebro, ocasionando hipnose, sedação e amnésia, sem efeito analgésico. É um hipnótico com ação rápida, ultracurta, com efeito em torno de 4 a 8 minutos. Seu maior inconveniente é o estreito limite entre as doses sedativas e doses anestésicas, podendo

*Capítulo 42 • Sedação em Endoscopia Digestiva*

**359**

rapidamente levar à sedação profunda, mesmo em doses menores, causando hipotensão (diminuição do débito cardíaco e da resistência vascular periférica) e depressão respiratória. Por esse motivo, a ASGE e o Conselho Federal de Medicina recomendam que, para sedação profunda, é necessária a presença de dois médicos em sala, um deles responsável exclusivamente pela sedação. Apesar disso, estudos recentes mostraram que o uso do propofol na prática endoscópica é muito seguro, com poucas taxas de complicação, podendo este sedativo ser administrado por médicos que tenham treinamento em reanimação cardiopulmonar, mesmo não sendo anestesiologistas.

A administração de propofol associado a outras substâncias de ação no SNC pode potencializar o seu efeito sedativo. A farmacocinética do fármaco pode sofrer influência de vários fatores (idade, sexo e peso). Entretanto, a presença de cirrose e insuficiência renal não altera significativamente a metabolização da medicação. Propofol é seguro para pacientes cirróticos submetidos à endoscopia digestiva alta. Pelos efeitos cardiovasculares provocados, o propofol deve ser utilizado com muito cuidado em pacientes debilitados, com hipovolemia, insuficiência cardíaca e/ou respiratória. A infusão venosa do propofol pode causar dor em até 30% dos pacientes, podendo ser minimizada com a utilização de acesso venoso mais calibroso e o uso de lidocaína. Em virtude da composição lipofílica à base de ovo e soja, pacientes alérgicos a esses alimentos não devem usar o medicamento. O propofol é considerado seguro tanto na gestação quanto na lactação, sendo considerado classe B segundo a FDA.

Em nosso meio, basicamente dois esquemas para administração de propofol em procedimentos endoscópicos podem ser realizados:

- Propofol pode ser usado como única substância administrada pelo anestesiologista, independentemente do nível de sedação a ser atingido (sedação moderada ou profunda);
- Propofol pode ser usado associado a midazolam ou fentanil, ou ambos, e a sedação é realizada por médico não anestesiologista, dedicado ao acompanhamento do paciente, enquanto o endoscopista tem atenção exclusiva ao procedimento endoscópico. Nessa situação, o benzodiazepínico e o opioide são administrados em dose única, seguidos de doses pequenas de propofol até atingir o efeito desejado. Nesse esquema, a dose total utilizada do propofol é menor, o que reduz o risco de sedação excessiva e de eventos adversos, já que a combinação de fármacos promove um efeito sinérgico entre os medicamentos.

## Antagonistas

### Naloxone

Antagonista dos receptores opioides no SNC, o naloxone é capaz de reverter, rapidamente, a ação dos opioides, tais como depressão ventilatória e sedação excessiva. Não tem efeito contra outras substâncias. É considerada medicação segura, entretanto pode levar a aumento da atividade simpática, provocando arritmias, hipertensão e edema pulmonar, especialmente em pacientes idosos e cardiopatas. Deve ser evitado em pacientes que fazem uso crônico de opioides, pois pode desencadear a síndrome de abstinência. O naloxone é considerado seguro na gestação e lactação (classe B da FDA), entretanto deve-se ter cuidado em gestantes dependentes de opioide. Deve estar disponível quando se utilizam fármacos opioides em endoscopia, mas seu uso deve ser restrito para condições mais graves.

## Flumazenil

O flumazenil antagoniza, competitivamente, os receptores dos benzodiazepínicos no SNC, revertendo a sedação, o comprometimento psicomotor e a perda de memória. Tem pouco efeito para reverter a depressão respiratória. Deve-se evitar a administração de flumazenil em usuários de hidrato de cloral, carbamazepina, altas doses de antidepressivos tricíclicos ou uso crônico de benzodiazepínicos pelo risco de induzir convulsões ou síndrome de abstinência. O uso rotineiro não é recomendado e, se utilizado, o paciente deve ser observado por, pelo menos, 2 horas após a administração em virtude do risco de sedação recorrente, já que a meia-vida do flumazenil é menor do que a meia-vida do midazolam. Possíveis reações adversas são sudorese, náuseas, vômitos, soluços, agitação, alterações visuais, parestesias e convulsões. Na gestação, o flumazenil é considerada classe C pela FDA e, portanto, não é considerado seguro.

## Critérios de alta após procedimento endoscópico com sedação

Após o procedimento, o paciente deverá ser clinicamente observado e monitorizado na sala de recuperação, já que o risco de eventos adversos persiste até o término do efeito dos sedativos. Atenção especial deve ser dada a pacientes que receberam antagonistas opioides ou benzodiazepínicos, já que o efeito dessas substâncias é mais curto que dos sedativos, tornando real o risco de recorrência da sedação.

A alta do setor de endoscopia deve ser dada quando houver normalidade dos sinais vitais, padrão respiratório adequado e recuperação completa do nível de consciência, na presença de um acompanhante legalmente competente. Deve-se fornecer toda a orientação de alta.

## Bibliografia

Agência Nacional de Vigilância Sanitária (Brasil). Resolução nº 6, de 10 de março de 2013. Dispõe sobre os requisitos de Boas Práticas de Funcionamento para os serviços de endoscopia com via de acesso ao organismo por orifícios exclusivamente naturais. Reunião da Diretoria Colegiada, realizada em 21 de fevereiro de 2013.

Amornyotin S. Sedation and monitoring for gastrointestinal endoscopy. World J Gastrointest Endosc. 2013; 5(2): 47-55.

Cohen J, et al. Adverse events related to sedatives and analgesics. [acesso em 16 jun 2016]. Disponível em: <www.uptodate.com>.

Cohen J, et al. Overview of procedural sedation for gastrointestinal endoscopy. Acesso em: 16 jun. 2016. Disponível em <www.uptodate.com>.

*Capítulo 42 • Sedação em Endoscopia Digestiva*

Conselho Federal de Medicina (Brasil). Resolução nº 1.670, de 13 de junho de 2003. Sedação profunda só pode ser realizada por médicos qualificados e em ambientes que ofereçam condições seguras para sua realização, ficando os cuidados do paciente a cargo do médico que não esteja realizando o procedimento que exige sedação. Diário Oficial da União 14 jul 2003; Seção I, pg. 78.

Correia LM, Bonilha DQ, Gomes GF, Brito JR, Nakao FS, Lenz L, Rohr MRS, Ferrari AP, Libera, ED. Sedation during upper GI endoscopy in cirrhotic outpatients: a randomized, controlled trial comparing propofol and fentanyl with midazolam and fentanyl. Gastroint Endosc. 2011; 73 (1): 45-51; doi:10.1016/j.gie.2010.09.025.

Standard of Practice Committee of the American Society of Gastrointestinal Endoscopy (ASGE). Guidelines for endoscopy in pregnant and lactating women. Gastrointest Endosc. 2012; 76 (1):18-24 doi:10.1016/j.gie.2012.02.029.

Standard of Practice Committee of the American Society of Gastrointestinal Endoscopy (ASGE). Sedation and anesthesia in GI endoscopy. Gastrointest Endosc. 2008; 68 (5):815-26 doi: doi:10.1016/j.gie.2008.09.029.

Vargo JJ, DeLegge MH, Feld AD, et al. Multisociety Sedation Curriculum for Gastrointestinal Endoscopy. Am J Gastroenterol 2012 advance online publication; doi: 10.1038/ajg.2012.112.

# Capítulo 43

# Manejo de Antitrombóticos

*Charliana Uchôa Cristovão*
*Ermelindo Della Libera Júnior*

## Introdução

Terapia antitrombótica é usada para reduzir o risco de eventos tromboembólicos em pacientes com condições como fibrilação atrial (FA), síndrome coronária aguda (SCA), trombose venosa profunda, estados de hipercoagulabilidade ou portadores de prótese vascular. Os agentes antitrombóticos incluem antiplaquetários (ácido acetilsalicílico, anti-inflamatórios não esterodais [AINE], tienopiridinas, inibidores da glicoproteína IIb/IIIa) e anticoagulantes (antagonistas da vitamina K, derivados da heparina, inibidores do fator Xa e inibidores da trombina). A duração de ação e formas para reversão estão descritos na Tabela 43.1.

Procedimentos endoscópicos são realizados em pacientes que fazem uso de agentes antitrombóticos, entretanto dados sobre risco de sangramento, neste contexto, são limitados na literatura. Eventos tromboembólicos resultantes da suspensão temporária dos antitrombóticos podem levar a danos irreversíveis e algumas vezes fatais, enquanto sangramentos após procedimentos endoscópicos, apesar de mais frequentes em pacientes que usam terapia antitrombótica, raramente são associados à morbimortalidade. Portanto, é necessário considerar: a urgência do procedimento endoscópico; o risco de sangramento do procedimento; o risco de sangramento relacionado com as substâncias antitrombóticas; e o risco de evento tromboembólico relacionado com a suspensão da medicação.

Este capítulo tem por objetivo orientar o médico gastrenterologista e endoscopista no melhor manejo das situações periprocedimento endoscópico, minimizando assim os riscos para o paciente.

## Risco de sangramento dos procedimentos endoscópicos

Os procedimentos endoscópicos são classificados em baixo e alto risco para sangramento. Procedimentos de alto risco são associados com potencial de sangramento

**Tabela 43.1.** Duração e reversão de antitrombóticos

| Classificação | Agentes | Duração da ação | Formas de reversão |
|---|---|---|---|
| Antiplaquetários | Ácido acetilsalicílico | 7-10 dias | Transfusão de plaquetas |
| | AINE | Variável | Transfusão de plaquetas |
| | Dipiridamol | 2-3 dias | Transfusão de plaquetas |
| | Tienopiridinas: Clopidrogrel Prasugrel Ticlodipine Ticagrelor | Clopidogrel e Prasugrel (5-7 dias) Ticlopidina (10-14 dias) Ticagrelor (3-5 dias) | Transfusão de plaquetas +/- desmopressina |
| | Inibidores da GP IIb/IIIa: Tirofiban Abciximab Eptifibatide | Tirofiban (2 segundos) Abciximab (24 h) Eptifibatide (4 h) | Transfusão de plaquetas +/- diálise (tirofiban é removido por diálise em caso de overdose) |
| Anticoagulantes | Varfarina | 5 dias | Vitamina K, plasma fresco congelado, complexo protrombínico |
| | HNF | Uso EV (2-6 h) Uso SC (12-24 h) | Sulfato de protamina* |
| | HBPM | 24 h | Sulfato de protamina*, considerar fator rVIIa |
| | Fondaparinux | 36-48 h | Sulfato de protamina*, considerar Fator rVIIa |
| | Inibidor do Fator Xa: Rivaroxabana, Apixaban | 1-2 dias | Carvão vegetal (ingestão até 2-3 h), Complexo protrombínico |
| | Inibidor da trombina: Dabigatrana | 2-3 dias | Carvão vegetal (ingestão até 2-3 h), complexo protrombínico, hemodiálise |

HNF: heparina não fracionada; HBPM: heparina de baixo peso molecular. * Risco de hipotensão e anafilaxia.

que pode necessitar de intervenção (hospitalização, transfusão sanguínea, tratamento endoscópico ou cirurgia), conforme Tabela 43.2.

**Tabela 43.2.** Estratificação do risco de sangramento em procedimentos endoscópicos

| Procedimentos de ALTO risco | Procedimentos de BAIXO risco |
| --- | --- |
| Polipectomia | EDA diagnóstica com biópsia |
| Esfincterotomia pancreática ou biliar | Colonoscopia diagnóstica com biópsia |
| Tratamento de varizes | Retossigmoidoscopia flexível com biópsia |
| Hemostasia endoscópica | CPRE sem esfincterotomia, com colocação de prótese (biliar ou pancreática) ou dilatação com balão |
| Gastrostomia/jejunostomia percutânea | Ecoendoscopia sem punção |
| Enteroscopia terapêutica | Enteroscopia diagnóstica |
| Ecoendoscopia com punção | Cápsula endoscópica |
| Ablação de mucosa ou tumor | |
| Mucosectomia ou dissecção submucosa (ESD) | |
| Dilatação pneumática ou com sonda | |
| Colocação de prótese enteral | |

CPRE: colangiopancreatografia retrógrada endoscópica; EDA: endoscopia digestiva alta.

# Risco de evento tromboembólico

O risco de evento tromboembólico relacionado com a suspensão temporária da terapia antitrombótica para a realização de procedimento endoscópico depende da indicação para o seu uso, conforme Tabela 43.3. Quando a terapia antitrombótica é indicada por um curto período de tempo, por exemplo, após colocação de *stent* coronariano, procedimento eletivo deve ser adiado para o período em que não esteja mais indicada a terapia antitrombótica. O risco absoluto de evento embólico em pacientes em que a anticoagulação é suspensa por 4 a 7 dias é de aproximadamente 1%. Antes da realização do procedimento, a decisão sobre suspensão da terapia antitrombótica deve ser individualizada e discutida com o paciente e seu médico assistente (cardiologista, neurologista ou hematologista).

*Capítulo 43 • Manejo de Antitrombóticos*

**Tabela 43.3.** Risco de evento tromboembólico relacionado com a suspensão da terapia antitrombótica periprocedimento

| ALTO risco: | BAIXO risco: |
|---|---|
| FA com valvulopatia, idade > 75 anos, HAS e DM. | FA sem valvulopatia, paroxística ou não complicada |
| SCA (< 3 meses), Stent não farmacológico (< 1 mês) ou Stent farmacológico (< 1 ano) | Válvula biológica |
| História recente de TEV (últimos 3 meses) | Válvula mecânica aórtica |
| Válvula mecânica mitral | Trombose venosa profunda |
| AVE ou AIT recente (últimos 6 meses) | |

FA: fibrilação atrial; HAS: hipertensão arterial sistêmica; DM: diabetes melito, SCA: síndrome coronária aguda; TEV: tromboembolismo venoso; AVE: acidente vascular encefálico; AIT: ataque isquêmico transitório.

## Procedimentos endoscópicos durante hemorragia digestiva em pacientes com uso de antitrombóticos

A decisão de suspender, reduzir ou reverter o efeito da terapia antitrombótica deve levar em consideração as consequências do risco tromboembólico *versus* o risco de continuar sangrando e, sempre que possível, deve ser compartilhada com o médico assistente. Para pacientes em uso de agentes antiplaquetários com risco de vida ou importante sangramento, opta-se por suspender a medicação e/ou administrar plaquetas. Para reversão do efeito de agentes anticoagulantes dependentes da vitamina K, pode-se optar por vitamina K, plasma fresco congelado e complexo protrombínico. Altas doses de vitamina K não devem ser administradas de rotina por causa do risco de criar uma condição de hipercoagulabilidade. Estudos sugerem que a endoscopia terapêutica não deve ser retardada até a normalização da razão normalizada internacional (RNI) e que é razoável a sua realização com RNI < 2,5.

## Momento para reiniciar os agentes antitrombóticos após procedimentos endoscópicos

O tempo de reinício não é bem definido na literatura, sendo estabelecido pela maioria das sociedades que a medicação deve ser reiniciada após o alcance da hemostasia. Ácido acetilsalicílico não precisa ser suspenso na maioria dos casos. Agentes antiplaquetários podem ser reiniciados em até 48 horas após o procedimento desde que a hemostasia efetiva tenha sido alcançada.

É recomendado que a varfarina seja reiniciada 24 horas após o procedimento em pacientes com doença valvular cardíaca e baixo risco para tromboembolismo. Já pacientes com alto risco tromboembólico devem fazer uso de heparina após a suspensão do anticoagulante como "ponte" no período periprocedimento pela maior facilidade para suspensão e introdução após o procedimento endoscópico ou obtenção da hemostasia. A heparina não fracionada pode ser reiniciada 2 a 6 horas depois do procedimento terapêutico. Para heparina de baixo peso molecular, este tempo não foi estabelecido.

## Recomendações

Procedimentos endoscópicos eletivos:

- Indivíduos em uso de antitrombóticos por curto período, devem ter o procedimento adiado até que a terapia seja suspensa;
- Doses baixas de ácido acetilsalicílico e AINE podem ser continuadas com segurança;
- Tienopiridinas podem ser continuadas nos procedimentos endoscópicos de baixo risco para sangramento e devem ser suspensas por 5 a 7 dias antes de procedimentos endoscópicos de alto risco para sangramento (manter ácido acetilsalicílico em monoterapia);
- Descontinuar a anticoagulação (p. ex.: a varfarina) por intervalo de tempo específico no período periendoscopia se procedimentos endoscópicos de alto risco para sangramento em pacientes com baixo risco tromboembólico;
- Não suspender varfarina no período periendoscópico em pacientes que serão submetidos a procedimentos endoscópicos de baixo risco para sangramento;
- Realizar terapia com ponte de heparina para pacientes que apresentam alto risco tromboembólico e serão submetidos a procedimentos endoscópicos de alto risco para sangramento;
- Varfarina deve ser reiniciada no mesmo dia do procedimento se o paciente teve o sangramento controlado;
- O reinício dos novos anticoagulantes (inibidores do fator Xa e inibidores da trombina) após procedimentos endoscópicos de alto risco deve ser adiado até que hemostasia adequada seja assegurada, dado o seu rápido início de ação e falta de agentes de reversão. Se não puderem ser reiniciados até 12 a 24 horas, deve ser considerada ponte de heparina em pessoas com alto risco de tromboembolismo.

Procedimentos endoscópicos de urgência:

- Discutir com especialista antes de suspender antiplaquetários em situações de sangramento agudo se pacientes com recente síndrome coronária aguda (menos de 90 dias), *stent* coronário não farmacológico (< 30 dias) ou *stent* farmacológico (< 1 ano);
- Pacientes com hemorragia digestiva devem ter anticoagulação suspensa;
- Pacientes em terapia anticoagulante com varfarina devem receber complexo protrombínico e vitamina K ou plasma fresco congelado durante sangramento com risco de vida;
- Não adiar a terapia endoscópica nos pacientes com grave hemorragia gastrintestinal se RNI < 2,5;
- Pacientes que necessitam de anticoagulação devem receber heparina não fracionada em virtude de sua meia-vida relativamente curta, após bem-sucedida hemostasia endoscópica.

Na Tabela 43.4, há um resumo prático informando o tempo de suspensão dos principais antitrombóticos antes do procedimento endoscópico de alto risco.

*Capítulo 43 • Manejo de Antitrombóticos*

A Figura 43.1 demonstra de forma resumida o algoritmo para manejo em relação aos principais antitrombóticos (ácido acetilsalicílico, AINE, clopidogrel e varfarina).

**Tabela 43.4.** Tempo de suspensão de antitrombóticos antes do procedimento endoscópico de alto risco

| | |
|---|---|
| Não suspender | Ácido acetilsalicílico, AINE |
| 8 horas | HBPM (Enoxaparina®), HNF (Heparina®), Tirofiban (Agrastat®) |
| 48 horas (se DRC, suspender por 5 dias) | Rivaroxaban (Xarelto®), Apixaban (Eliquis®), Fondaparinux (Arixtra®), Dabigatran (Pradaxa®), Epitifibatide (Integrilin®) |
| 7 dias | Varfarina (Marevan/Coumadin®), Clopidogrel (Plavix®), Ticlopidina (Ticlid®), Ticagrelor (Brilinta®), Abciximab (Reopro®), Dipiridamol |

DRC: doença renal crônica; HBPM: heparina de baixo peso molecular; HNF: heparina não fracionada.

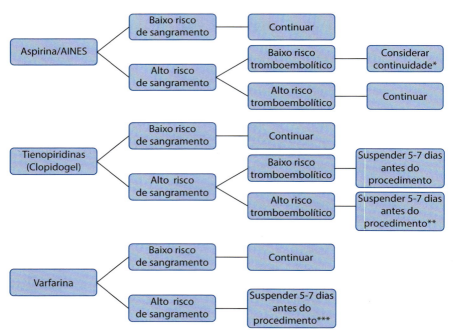

**Figura 43.1.** Algoritmo para manejo de antitrombóticos. *Se ESD ou mucosectomia > 2 cm, recomenda-se avaliar suspensão do ácido acetilsalicílico/AINE em pacientes com baixo risco tromboembólico; **Considerar adiar o procedimento para quando não for mais indicada terapia antitrombótica; ***Em pacientes com alto risco tromboembólico, considerar terapia com ponte de heparina.

# Bibliografia

Acosta RD, Abraham NS, Chandrasekhara V, et al. The management of antithrombotic agents for patients undergoing GI endoscopy. Gastrointest Endosc 2016; 83(1):3-16.

Anderson MA, Ben-Menachem T, Gan SI, et al. Management of antithrombotic agents for endoscopic procedures. Gastrointest Endosc 2009; 70:1060-1070.

Averbach M. Endoscopia digestiva – diagnóstico e tratamento, SOBED. Rio de Janeiro: Revinter, 2013.

Baron TH, Kamath PS, McBane RD. Management of antithrombotic therapy in patients undergoing invasive procedures. N Engl J Med 2013; 368:2113.

Kamath PS. Management of anticoagulants in patients undergoing endoscopic procedures. UpToDate. Feb, 2016. Disponível em: <http://www.uptodate.com/contents/management-of-anticoagulants-in-patients-undergoing-endoscopic-procedures>.

Parekh PJ, Merrell J, Clary M, et al. New anticoagulants and antiplatelet agents: a primer for the clinical gastroenterologist. Am J Gastroenterol 2014; 109:9-19.

Veitch AM, Vanbiervliet G, Gershlick AH, et al. Endoscopy in patients on antiplatelet or anticoagulant therapy, including direct oral anticoagulants: British Society of Gastroenterology (BSG) and European Society of Gastrointestinal Endoscopy (ESGE) guidelines. Endoscopy 2016; 48:1-18.

# Índice Remissivo

## A

Abscessos anorretais, 294

Ácido acetilsalicílico, indicação para teste e tratamento de infecção por *H. pylori*, 92

Acidose D-láctica, 237

Adenocarcinoma, 123
de vesícula biliar, 36
do esôfago, 116
ductal
diagnóstico, 142
estadiamento, 143
etiologia, 141
exames complementares, 142
quadro clínico, 142
tratamento, 143

Adenoma(s)
tubular, 286
tubuloviloso, 286
vilosos, 284, 286

Adenomiomatose, 35

Agentes
antidiarreicos, 252
antiespasmódicos, 227

Agrupamento (TNM), 127

Água
"de arroz", 183

função absortiva, 233

Álcool, abstinência ao, 21

Alimentação por sonda nasojejunal, 10

Alimentos fermentáveis pobremente digeríveis, 222

Alogamento intestinal, 236

Alta após procedimento endoscópico de sedação, critérios, 361

AMAG, 81

Ampola de Vater, 149

Analgesia, 9

Anestésicos tópicos, 356

Angina intestinal, 273

Angiodisplasia, 349

Anomalias congênitas, 300

Anorexia nervosa, 325
gravidade, classificação de, 328
indicação de admissão hospitalar, 330
psicoterapias, 331
terapia farmacológica, 331

Anormalidades clinicolaboratoriais, diagnóstico e tratamento, 327

Antagonistas
flumazenil, 361
naloxone, 360

Antibióticos, 10

Anticoagulação, 272

Anticorpo antigliadina, 215

Anti-inflamatórios não esteroidais, indicação para teste e tratamento de infecção por *H. pylori,* 92

Antitrombóticos, 337
    duração e reversão de, 364
    manejo de, 363-369
       algoritmo para, 368
    tempo de suspensão de, 368

Anuscopia, 292

Ascite, 125
    por carcinomatose peritoneal, 137

Aspirado jejunal, 241

Atrofia das vilosidades duodenais, causas, 217

Avaliação endoscópica flexível da deglutição, 107

## B

*Bacillus cereus*, ingestão de toxinas de, 182

Balão intragástrico, 323

Bebidas alcoólicas, ingestão abusiva de, 4

Benzodiazepínicos, 359

Bile, 27

Biópsia e anticorpos, resultados discordantes entre, 217

Bolsite, 315

Bormann, classficação de, 126

Bulimia nervosa, 325
    gravidade, classificação de, 328
    psicoterapias, 331
    terapia farmacológica, 331

## C

Calcificação
    na topografia pancreática, 18
    pancreática, tríade clássica de, 21

Cálcio, função absortiva, 233

Cálculo(s)
    biliares, 28, 236
       fatores de risco, 28
    de colesterol, 28
    de pigmento, 28
    mistos, 28
    na via biliar, 12
    pigmentares
       marrons, 28
       negros, 28
    renais, 237

Câncer
    colorretal, 133, 206
    de pâncreas, tratamento, doença
       *borderline*, 144
       irressecável, 144
       metastática, 144
       ressecável, 144
    do esôfago, tratamento
       de suporte, 120
       doença metastática, 119
       doença localizada ou localmente avançada, 118
    fatores de risco, 285
    gástrico, 123
       estadiamento do, 127
       indicação para teste e tratamento de infecção por *H. pylori*, 92
       precoce, 126

Carboidrato
    absorção de, 235
    função absortiva, 232

Carcinoma de vesícula biliar, 149

Células-tronco, transplante de, 203

Choque
    refratário à reposição volêmica, 11
    séptico, 11
    sirético, 11

Cirurgia
    bariátrica, 323
    de Whipple, 154
    na pancreatite aguda, papel da, 12

Citomegalovírus, esofagite por, 74

Classificação
    das neoplasias císticas pancreáticas, 42

de Ann Arbor, modificada por
Musschoff, 176
de Bismuth-Corlette para os
colangiocarcinomas peri-hilares, 150
de Bormann, 126
de Hinchey, 279
de Marsh modificada, 216
de Montreal, 205
de Truelove e Witts, 207
TNM da neoplasia de pâncreas, 143

*Clostridium*
*difficile*, infecção por, 255-259
*perfringens*, infecção por, 182

Colangiocarcinoma(s)
algoritmo para o diagnóstico de, 153
classificação, 149
quanto à localização, 150
intra-hepático, 151
peri-hilares, classificação de Bismuth
Corlette para, 150

Colangiopancreatografia retrógrada
endoscópica na avaliação da função
pancreática, 20

Coleção de fluidos peripancreáticos
agudos, 13

Colecistite, 154
aguda, 29, 33
enfisematosa, 33
icterícia obstrutiva, 36

Colecistectomia, 30
biliar, exames de imagem para
confirmação, 29
eletiva, 36
laparoscópica precoce, 12

Colectomia, tratamento, 209

Coledocolitíase, 29

Cólera pancreática, 146

Colesterolose, 34

Colite
esquerda/extensa, tratamento, 209
fulminante, 206
segmentar associada à
diverticulose, 277
diverticulite, 278

Colonografia por tomografia
computadorizada, 284

Colonoscopia, 284

Constipação
funcional, 263
definição, 261
induzida por medicamentos, 264
intestinal
classificação, 263
definição, 261
diagnóstico clínico e
complementar, 263
epidemiologia, 262
tratamento, 264
orgânica, 263

Coprocultura, 250

Corpo estranho retal, 297

Crise de dor biliar, 30

Critério(s)
de Bethesda revisados, 134
de Roma IV, 223
presença dos, fluxograma
da presença, 227

Cultura, 91

# D

Deficiência
de ácido fólico, 314
de vitaminas lipossolúveis, 234

"Dentes de serra", 286

Dermatite herpetiforme, 215

Descompressão por sonda nasográfica, 11

Diabetes melito, 17

Diarreia(s)
aguda(s)
algoritmo de atendimento à, 186
causas
infecciosas, 181
não infecciosas, 181
complicações, 184
etiologia, 181, 182
exame complementares, 184
prevenção, 186
quadro clínico, 182
tratamento, 185

aquosa, 183
associada à nutrição enteral, 249
causada por infecções, 248
crônica
etiologia, 189-191
investigação, 191
algoritmo para, 192
definição, 181
em pacientes hospitalizados
avaliação clínica, 250
diagnóstico, 250
etiologia, 247
prevenção, 253
terapêutica, 252
induzida por medicamentos, 248
induzida por quimioterapia e
radioterapia, 249, 253
nosocomial, algoritmo para
investigação, 251
Dieta no tratamento da pancreatite
crônica, 21
Dilatação esofágica, 71
Disfagia, 67
de condução, 104
esofágica, causas, 105
funcional, 104
investigação, fluxograma de, 110
orofaríngea, 103
causas, 105
paciente com, abordagem do, 104
queixa de, perguntas úteis para o
paciente com, 111
Dispepsia
funcional
categorias, 60
diagnóstico, 61
fisopatogenia, 59
indicação para teste e tratamento de
infecção por *H. pylori*, 93
manejo da, algoritmo para, 64
manejo inicial, 61
tratamento, 62
não investigada, indicação para teste e
tratamento de infecção por
*H. pylori*, 93
sintomas de alarme em pacientes
com, 61

Displasia, 206
de alto grau, fatores de risco, 285
Distúrbios hidroeletrolíticos, correção
de, 252
Diverticulite
aguda
complicada, 281
não complicada
características clínicas, 278
tratamento
ambulatorial, 280
hospitalar, 280
em imunocomprometidos,
características clínicas, 278
Divertículo, 277
de cólon, 349
Diverticulose, 277
Doença(s)
anorretais
abscessos e fístulas, 294
corpo estranho retal, 297
doença pilonidal, 297
dor anal inexplicável, 296
estenose anal, 296
fissura anal, 293
hemorroidas, 291
hidranite supurativa, 297
neoplasias anais, 296
prurido anal, 296
verrugas anais, 296
biliar alitiásica, 33
calculosa biliar etiologia, 27
exames complementares, 29
prevalência, 27
quadro clínico, 28
tratamento, 30
celíaca
algoritmo para diagnóstico da, 216
diagnóstico diferencial, 219
etiologia, 213
manifestações clínicas, 214
quadro clínico, 214
quem deve ser testado, 214
tratamento, 218
de Crohn
classificação, 197
diagnóstico, 196

etiologia, 195
fatores de mau prognóstico na, 202
índice de atividade, 197, 198
quadro clínico, 195
tratamento
cirúrgico, 202
farmacológico, 198
transplante de células-tronco, 203
de Crohn, 85
de Ménètrier, 87
de Whipple, 85
diverticular
do cólon
definição, 277
diagnóstico, 279
epidemiologia, 277
fatores de risco, 278
seguimento, 281
sinais e sintomas, 278
tratamento, 279
dos cólons, características clínicas, 278
não complicada
características clínicas, 278
tratamento, 279
do refluxo gastresofágico, 47, 116
exames complementares para
avaliação de, 50
fisiopatogenia, 47
fluxograma para manejo inicial da, 56
manifestações pelo consenso
Montreal, classificação, 49
refratária, 53
fluxograma para manejo da, 57
extragástricas, indicação para teste e
tratamento de infecção por
*H. pylori,* 92
grave de qualquer extensão,
tratamento, 209
hemorroidária, 291, 349
hepática, 237
inflamatórias intestinais, 195, 250
recomendações dietéticas, 312
pilonidal, 297
ulcerosa péptica
algoritmo para diagnóstico e
tratamento, 99
diagnóstico, 98
etiologia, 97

quadro clínico, 98
tratamento, 99
Dor
abdominal, 11, 16, 270
anal inexplicável, 296
associada à oclusão arterial mesentéria
aguda, 270
biliar, 29
crises de, 30
"em faixa", 16
epigástrica, 98
pancreática, manejo da, 22
refratária, manejo da, 22
retroesternal, 67
Droga com efeito constipante, 265

## E

Eixo cérebro-intestino, 222
Elastase fecal, 17
Eletrólitos, função absortiva, 233
ELISA, 91
Embolia, 269
Endoscopia digestiva alta, 67, 107
momento para realização da, 339
fármacos rotineiramente utilizados
em, 357
sedação em, 353-362
Enteropatia diabética, 250
Enteroplastia seriada transversa, 236
Envelhecimento, incontinência fecal e, 300
Enzimas pancreáticas, 22
Erosões nucleares reativas, 79
Escala de Bristol, 225, 262
Escape fecal, 301
Escore
BISAP, 8
de Glasgow-Blatchford, 337
de Mayo, 208
de Ranson, 8
Esofagite(s)
actínicas, 72
cáustica, 68

diagnóstico, 70
eosinofílica, 68
  em atividade, tratamento para, 71
etiologia, 69
exames complementares, 69
induzida por medicamentos, 67
infecciosas, 72
  raras, 74
não infecciosas, 67
por citomegalovírus, 74
por herpes simples, 73
quadro clínico, 69
tratamento, 70
Esôfago
adenocarcinoma do, 116
câncer do, tratamento, 118
de Barrett, 54
  classificação, 55
  rastreamento de, 55
neoplasias do, 115-121
Esofagografia convencional, 107
Espinha bífida, 300
Estase biliar, 33
Estadiamento do câncer gástrico, 127
Esteatorreia, 16
Estenose anal, 296
Estratégia testar e tratar, 93
Estrutura pancreática, avaliação, 18
Etilismo, 21
Exame histológico, 90

## F

Falência intestinal, 232
Fármacos rotineiramente utilizados em
  endoscopia digestiva, 357
Febre, 11
Fecaloma, 249
FEES (avaliação endoscópica flexível da
  deglutição), 107
Fibras, suplementação de, 264
Fissura
  aguda, tratamento, 294

anal
  classificação, 294
  etiologia, 293
  quadro clínico, 293
  tratamento, 294
crônica, tratamento, 294
Fístula(s), 294
  colecistoentérica, 29
  traqueoesofágicas, 117
Flumazenil, 361
*Flushing* cutâneo, 158
FODMAP's (*Fermentable Oligo-Di-
  -Monossaccharides and Polyols*), 222
Folículos linfoides, 79
Função
pancreática
  avaliação da
    dosagem de gordura fecal, 18
    estrutura pancreática, 18
    elastase fecal, 17
    tripsinogênio sérico, 17
  colangiopancreatografia retrógrada
    endoscópica, 20
  radiografia simples de abdome, 18
  ressonância magnética com
    colangiopancreatografia por
    ressonância magnética, 19
  teste de estimulação hormonal
    direta, 18
  tomografia computadorizada, 19
  ultrassonografia abdominal, 18
  ultrassonografia endoscópica, 20

## G

Gastrectomia total, 128
Gastrinoma, 146
Gastrite(s), 77
  algoritmo para manejo das, 78
  atrófica corporal difusa, 81
  atrófica metaplásica
    ambiental, 81
    autoimune, 81
  atrófica multifocal, 81
  crônica(s), 77

atróficas, 79
  infecciosas, 83
eosinofílica, 86
granulomatosas, 85
infecciosas, 82
linfocítica, 85
por *Helicobacter pylori,* 77

Gastroparesia, 25

Gastropatia, 77
  algoritmo para manejo das, 78
  hiperplásicas, 87
  hipertensiva portal, 86
  reativas, 86

Gene vacA, 90

Glândula pancreática, 3

Glicose, 241

GLP-1 (*glucacon like pepetide* 1), 17

Glucagonoma, 146

Glutamina, 235

*Gluten challenge,* 217

Glúten, 213

Gordura fecal, dosagem de, 18

## H

*Helicobacter pylori*
  algoritmo para tratamento, 95
  bacteriologia, 89
  controle de erradicação, 95
  diagnóstico, 90
  epidemiologia, 89
  gastrite por, 77
  infecção por/pelo, 77
    esquemas de tratamento para, 94
    indicações para pesquisa e
      tratamento da, 93
    indicações para teste e tratamento
      da, 91
  patogênese, 89
  testes endoscópicos, 90
  testes não invasivos, 91
  tratamento, 94

Hematêmese, 335

Hematoquezia, 135

Hemorragia
  digestiva
    alta
      abordagem clínica inicial, 335
      atendimento para pacientes com,
        fluxograma, 342
      não varicosa, medidas de resgate
        na, 341
      por varizes do esôfago, 340
      por varizes gástricas, 340
      tratamento clínico na admissão, 336
      varicosa, medidas de resgate na, 341
    baixa
      causas, 346
      etiologia, 345
      fluxograma de investigação e
        tratamento na, 350
      tratamento, 348
      tratamento específico da causa do
        sangramento, 349
    não varicosa, tratamento
      endoscópico, 339

Hemorroidas
  classificacção, 292
  etiologia, 291
  exames complementares, 292
  tratamento, 293

Hepatomegalia, 125

Herpes simples, esofagite por, 73

Hidranite supurativa, 297

Hidratação, 9
  endovenosa, 252

Hipergastrinemia, 82

Histiocitose de Langerhans, 85

HLA-DQ, 217

HPV, ver Papilomavírus humano

## I

Impactação fecal, 249

Imunobiológico, triagem de pacientes para
  tratamento com, 201

Incontinência
  de urgência, 301

*Índice Remissivo*

fecal
definição, 299
etiopatogenia, 299
exames complementares, 301
quadro clínico, 300
tratamento, 302
passiva, 300
Índice de atividade inflamatória na doença
de Crohn, 198
Infecção(ões)
diarreia causada por, 248
do tecido necrótico, 11
esofágica(s)
pela tuberculose, 75
pelo HPV, 75
pelo HSV, 73
na coleção necrótica, 12
por *Clostridium difficile*, 244
diagnóstico, 256
prevenção, 258
quadro clínico, 256
recorrente, 257
tratamento, 256, 258
por *Helicobacter pylori*, 340
por *Listeria monocytogenes*, 183
por *Salmonella* sp., 33
por *Shigella dysenteriae*, 183
Inflamação fisiológica, 239
Inibidores de bomba de prótons, 100, 338
Insuficiência
endócrina, 23
exócrina, 22
Insulinoma, 145
Intestino delgado, 231
biópsia do, 216
supercrescimento bacteriano
de, 25, 239-245
Intolerância
à lactose, 250
alimentar, 222
Isquemia
de cólon, tratamento, 273
intestinal, 249
algoritmo para diagnósstico emanejo
da, 274

anatomia arterial, 268
condições predisponentes, 269
diagnóstico e manejo, algoritmo
para, 274
etiologia, 268
exames complementares, 270
fatores de risco, 269
incidência, 269
quadro clínico, 269
tratamento, 272
mesentérica
aguda, tratamento, 272
crônica
tratamento, 273
algoritmo para, 276
tratamento, 273

# L

Lactulose, 241
Laxativos, 264
Lesão(ões)
cáusticas, 105
cística do pâncreas, 39
da superfície foveolar, 79
do epitélio foveolar, 79
epitelial, 287
gástricas, 86
hepáticas metastáticas, 135
por isquemia-perfusão, 33
ulcerada gástrica, 98
valvares cardíacas, 159
Leucocitose, 11
Linfadenectomia clássica, 127
Linfoma, 85, 123
de células do manto, 176
de células T relacionado à
enteropatia, 176
difuso de grandes células B de TGI, 178
folicular primário intestinal, 176
gástrico MALT, 177
gastrintestinais
algoritmo para diagnóstico e
tratamento dos, 177
estadiamento, 176
etiologia, 173

exames complementares, 175
tratamento, 177
intestinal de células T associado à enteropatia, 178
MALT, indicação para teste e tratamento de infecção por *H. pylori*, 92
não Hodgkin, 173

Lipídeos
absorção de, 235
função absortiva, 233

*Listeria monocytogenes*, infecção por, 183

Litíase biliar, 4
exames de imagem para confirmação, 29

# M

Manometria do esôfago, 107

Medicações intravenosas, 356

Medicamento, constipação induzida por, 264

Medicamento(s)
costipação induizda por, 264
diarreia induzida por, 248

Megacólon tóxico, 206

Melena, 335

Metabólito de fermentação bacteriana, 223

Metaplasia, 79

Microbiota
composição da, 239
intestinal, 239

Mielomenigocele, 300

Mucosa com aspecto "em pele de cobra", 87

*Mycobacterium tuberculosis*, 75

MYH (*muY homologue*), 288

# N

Naloxone, 360

Necrose
estéril, 12
pacreática, 12

Necrosectomia, 12

Neoplasia(s)
anais, 296
cística(s)
do pâncreas (pancreáticas)
algoritmo de diagnóstico e manejo das, 43
classificação histológica, 42
exames complementares, 40
quadro clínico, 39
seguimento, 42
tratamento, 42
mucinosas, 40
serosas, 39
colorretais
diagnóstico, 134
estadiamento, 135
etiologia, 133
quadro clínico, 134
seguimento, 138
tratamento
estádio IV, 136
estádios I e 0, 138
estádios III e II, 138
de pâncreas, 24
classificação TNM da, 143
conduta ao diagnóstico, algoritmo de, 145
de vias biliares, 149
do esôfago
etiologia, 116
exames complementares, 117
quadro clínico, 116
gástricas
estadiamento, 126
etiologia, 124
exames complementares, 125
quadro clínico, 125
tratamento
de suporte, 129
doença metastática, 128
doença localizada ou localmente avançada, 127
tratamento, 127
mucinosas papilares intraductais, 40
pancreáticas
adenocarcinoma ductal, 141
tumores endócrinos, 145
pseudopapilares sólidas, 40

Neuropatia, incontinência fecal e, 300

Nódulo
- da Irmã Maria José, 125
- de Virchow, 125
- irlandês, 125
- *sister Mary Joseph*, 125

Nutrição
- enteral, 311
- nas doenças inflamatórias intestinais
  - aspectos gerais, 310
  - fase ativa da doença, 311
  - fase de remissão da doença, 311
  - nutrição enteral e parenteral, 311
  - suplementação de vitaminas, minerais e oligoelementos, 313
- no tratamento de pancreatite aguda, 10
- parenteral, 311
  - domiciliar, 236

# O

Obesidade
- abordagem inicial, 319
- causas, 318
- complicações, 318
- definição, 317
- tratamento
  - cirúrgico, 321
  - medicamentos utilizados, 322
  - medidas farmacológicas, 320
  - mudanças no estilo de vida, 320

Obstrução
- da via biliar, 24
- duodenal, 24

Oclusão mesentérica arterial embólica, algoritmo para, 275

Odinofagia, 67
- causas, 104, 105

Opioides, 359

Osteopenia, 25

Osteoporose, 25

# P

Paciente(s)
- com maior risco de infecção por *Clostridium*, 255
- hospitalizados, diarreia em, 247
- imunossuprimido, causas infecciosas em, 248

Pâncreas
- lesões císticas do, 39
- neoplasias císticas do, 39-44

Pancreatite
- aguda
  - cirurgia na, papel da, 12
  - classificação, 4
  - diagnóstico, 5
  - edematosa, 4
  - etiologia, 4
  - grave, 4
  - incidência mundial, 3
  - intersticial, 4
  - leve, 4,
  - moderadamente grave, 4
  - mortalidade associada, 3
  - necro-hemorrágica, 4
  - necrosante, 4
  - prognóstico, 6
  - tratamento
    - analgesia, 9
    - antibióticos, 10
    - medidas invasivas, 12
    - nutrição, 10
    - ressuscitação volêmica, 9
- crítica, 3
- crônica
  - avaliação da função pancreática, 17
  - complicações, 24
  - diagnóstico, 21
  - etiologia, 15
  - evidências para diagnóstico segundo a American Pancreatic Association, 19
  - fluxograma para o diagnóstico de, 20
  - incidência mundial, 15
  - quadro clínico
    - dor abdominal, 16
    - esteatorreia, 16
  - sobrevida de pacientes com, 15

tratamento
dieta, 21
etilismo e tabagismo, 21
insuficiência
endócrina, 23
exócrina, 22
manejo da dor, 22

Papila de Vater, 149

Papilomavírus humano, 75
infecções esofágicas pelo, 75

Patógeno, diarreia por alguns, características clínicas, 183

Perfuração, 206

Perguntas úteis para o paciente com queixa de disfagia, 111

Pesquisa de antígenos fecais por ensaios imunoenzimáticos, 91

Pirose, 67

Plicomas, 292

Polipectomias, 285

Pólipo(s)
adenomatosos, 283
colorretais, exames complementares para investigação de, 284
de vesícula biliar
exames complementares, 36
quadro clínico, 36
tratamento, 36
fibroide inflamatório, 285
gastrointestinal, 283
hamartomatoso, 285
inflamatório, 285
juvenil, 285
não neoplásicos, 285
neoplásicos, 286
pseudopólipo, 285

Polipose
adenomatosa familiar, 287
forma atenuada, 288
hamartomatosa, 287, 289

Postura para melhorar/aumentar segurança da deglutição nos casos de disfagia orofaríngea, 108

Prebióticos, 245

Probióticos, 245

Procedimento(s)
de Bianchi, 236
endoscópico com sedação, critérios de alta após, 361
endoscópicos
com sedação, critérios de alta após, 361
durante hemorragia digestiva
em pacientes com uso de antitrombóticos, 366
momento para reiniciar os agentes antitrombóticos após, 366
risco de sangramento dos, 363

Procinéticos, 338

Proctalgia fugaz, 296

Proctite
actínica, 349
tratamento, 209

Prolapso, 292

Propofol, 359

Proteína(s)
absorção de, 235
antigênicas, 69
função absortiva, 233

Protoparasitológico de fezes, 250

Protrusão, 292

Prurido anal,  296

Pseudocisto, 24

## R

Radiografia simples de abdome, 18

Reposição volêmica, choque refratário à, 11

Resposta inflamatória sistêmica, 33

Ressecção
de intestino delgado extensa e colectomia parcial, 234
ileal exclusiva, 234

Ressonância magnética com colangiopancreatografia na avaliação da função pancreática, 19

Ressuscitação
hemodinâmica, 336

volêmica, 9

Retocolite
ulcerativa, 195
algoritmo de atendimento da, 211
apresentação clínica, 205
classificação, 207
critérios diagnósticos, 207
escore, 207
etiologia, 205
exames diagnósticos, 206
tratamento, 209, 210

Ringer-lactato, 9

Risco(s)
de evento tromboembólico, 365, 366
de sangramento em procedimentos
endoscópicos, 363
estratificação do, 365
estratificação de risco, 336

# S

Sangramento
gastrointestinal, 13
persistente e recorrente, 341
pós-polipectomia, 349
severo, 206
varicoso, na suspeita
antibioticoprofilaxia, 338
betabloqueadores, 339
medicamentos vasoativos, 338

Sarcoidose, 85

SDE (síndrome da dor epigástrica), 59

SDP (síndrome do desconforto
pós-prandial), 59

SDRA (síndrome do desconforto
respiratório do adulto), 11

Sedação
definição, 353
em endoscopia digestiva
anestésicos tópicos, 356
antagonistas, 360
critérios de alta após procedimento
endoscópico com sedação, 361
fármacos rotineiramente utilizados, 356
medicações intravenosas, 356

monitorização e oxigênio
suplementar, 355
em endoscopia gastrintestinal, anamnese
dirigida para uso de, 355
fármacos rotineiramente utilizados
para, 356
níveis relacionados ao grau de vigília, 354

Serrilhado, aspecto, 286

*Shigella dysenteriae*, infecção por, 183

Sigmoidoscopia, 284

Sinal
de Courvoisier-Terrier, 151
de Murphy, 34

Síndrome(s)
carcinoide, 157
da dor epigástrica, 59, 60
de Bouveret, 29
de Gardner, 288
de Lynch, 134
de Peutz-Jeghers, 289
de polipose familiar juvenil, 289
de resposta inflamatória sistêmica
(SIRS), 3
de Trousseau, 142
de Turcot, 288
de Verner-Morrison, 146
de Zollinger-Ellison, 87, 146
do desconforto pós-prandial, 59, 60
do desconforto respiratório do adulto
(SDRA), 11
do elevador do ânus, 296
do intestino curto
causas, 232
complicações, 236
etiologia, 231
fisiopatologia, 231
função absortiva específica, 232
quadro clínico, 234
tratamento, 234
cirúrgico, 236
clínico específico, 235
nutrição parenteral domiciliar, 236
do intestino irritável
classificação, 224
diagnóstico, 224
dor abdominal na, terapia para, 229
etiologia, 221

exames complementares, 226
fisiopatologia da, 221
mista, 224
predominantemente constipada, 224
predominantemente diarreica, 224
quadro clínico, 223
subtipos, 224, 225
terapia para a forma constipada, 229
terapia para a forma diarreica, 229
tratamento, 226
paraneoplásicas decorrentes do adenocarcinoma gástrico, 125
polipoides, 286
gastrointestinais hereditários, 287
Sistema
de classificação TIGAR-O, 16
OLGA, 79, 80
OLGIM, 79, 80
Sidney, 79
Sobrevida global em 5 anos, 143
*Soiling,* 301
Somatostatina, 235
Somatostatinoma, 146
Sonda
Dobhoff, 10
nasográfica, 338
Sopreposição SDP-SDE, 59
Sorotoninérgicos, 264
*Staphylococcus aureus,* ingestão de toxinas de, 182
*Streptococcus bovis,* 283
*Strongyloides stercoralis,* 82
Substâncias cáusticas, 68
Supercrescimento bacteriano de intestino delgado
bacteriano de intestino delgado, 239-245
fúngico de intestino delgado, 239

## T

Tabagismo cessação do, 21
Teduglutídeo, 235
Terapia
antitrombótica, 363

com soro de reposição oral, 234
dietético-comportamental, 329
endoscópicas conforme a causa da hemorragia digestiva baixa, 349
Teste(s)
bioquímicos, 159
da secretina-colecistocininina, 18
de estimulação hormonal direta, 18
de sangue oculto fecal, 284
endoscópicos, 90
não invasivos, 91
rápido da urease, 90
respiratório
com a lactulose, 244
da ureia com 13C, 91
do hidrogênio e metano expirados, princípio do, 243
TIGAR-O (*Toxic-Metabolic, Idiopathic, Genetic, Autoimmune, Recurrent and Severe Acute Pacreatitis Obstructive*), 15
sistema de classificação, 16
Tomografia computadorizada na avaliação da função pancreática, 19
Transfusão sanguínea, 337
Transplante
de células-tronco, 203
intestinal, 236
Transtorno(s)
alimentares
classificação e critérios diagnósticos, 328
etiologia, 325
exames complementares, 328
não especificados, psicoterapias, 331
quadro clínico, 326
tratamento, 329
de compulsão alimentar, 325
psicoterapias, 331
terapia farmacológica, 331
Trastuzumabe, 129
Triângulo de Admirand, 27
Tripsinogênio sérico, 17
Tromboembolismo, 206
Trombose
aguda, 269

*Índice Remissivo*

arterial mesentérica, 272
venosa, 206
mesentérica não oclusiva, 269

Truelove e Witts, classificação de, 207

Tuberculose, 33

Tumor(es)
da papila duodenal, 149
das vias biliares, tratamento cirúrgico e adjuvante, 154
de Krukenberg, 125
de papila duodenal, 151
endócrinos
algoritmo para conduta nos, 161
classificação, 145
diagnóstico laboratorial, 145
exames complementares, 146
quadro clínico, 145
tratamento, 147
estromais, 123
gastrintestinais, 165
classificação, 166
patogênese molecular, 166
tratamento da doença metastática, 168
localizada e localmente avançada, 168
neuroendócrinos, 123
classificação, 160
diagnóstico, 159
do pâncreas, 141
estadiamento, 160
exames complementares, 159
patologia, 157
quadro clínico, 158

terminologia, 157
tratamento, 160
polipoides pequenos, 127

## U

Úlcera
duodenal, 97
não *H. pylori*, não AINE, 98
péptica, 97
indicação para teste e tratamento de infecção por *H. pylori,* 91
retal solitária, 349

Ultrassonografia
abdominal na avaliação da função pancreática, 18
endoscópica na avaliação da função pancreática, 20

## V

Vasculite granulomatosa, 85

Verrugas anais, 296

Vesícula
biliar, carcinoma de, 149
"em porcelana", 151

Via(s) biliar(es)
cálculo na, 12
neoplasias de, 149

*Vibrio cholerae,* 183

Vigilância endoscópica, 55

Vipoma, 146